中国南方喀斯特地区大健康产业布局的分析与优化

李桥兴　吴俊芳　著

国家自然科学基金地区项目（项目编号：71663011）：我国南方喀斯特地区大健康产业的布局机制研究

贵州大学“研究基地及智库”重点专项课题（项目编号：GDZX2021030）：新型城镇化视角下贵州智慧养老机构的布局策略研究

贵州省高校人文社会科学研究项目（项目编号：2023GZGXRW152）：贵州社会保障和救助体系高质量发展研究

科学出版社

北　京

内 容 简 介

本书收集和整理了我国南方喀斯特地区大健康部分产业及其相关产业的经济发展数据和社会现象资料等，结合资料分析、专家访谈、实地考察、描述统计和系统建模等研究方法，对该区域的医疗医药、养生养老和体旅融合等主要健康产业逐一进行理论探析和问题剖析，从而获得相关省份健康产业的发展现状和存在的问题，并在系统思考和实践总结的基础上提出该区域大健康产业优化布局的理论探索和实践认知。本书是作者近十年来关注我国西部地区特别是喀斯特地区区域经济发展尤其是大健康产业发展的经验总结和成果汇总，对探索我国欠发达地区发展特色产业具有一定的理论指导意义和经验借鉴作用。

本书可作为产业经济管理、健康产业理论和管理系统工程等学科领域的科研人员、政府管理者和行业实践者的参考用书。

图书在版编目(CIP)数据

中国南方喀斯特地区大健康产业布局的分析与优化 / 李桥兴，吴俊芳著. —北京：科学出版社，2023.12

ISBN 978-7-03-070182-4

Ⅰ. ①中… Ⅱ. ①李… ②吴… Ⅲ. ①医疗保健事业-产业布局-研究-中国 Ⅳ. ①R199.2

中国版本图书馆 CIP 数据核字（2021）第 215010 号

责任编辑：万瑞达 / 责任校对：王万红
责任印制：吕春珉 / 封面设计：曹 来

科学出版社出版
北京东黄城根北街 16 号
邮政编码：100717
http://www.sciencep.com
北京中科印刷有限公司印刷
科学出版社发行 各地新华书店经销
*
2023 年 12 月第 一 版 开本：B5（720×1000）
2023 年 12 月第一次印刷 印张：14 1/2
字数：290 000

定价：148.00 元

（如有印装质量问题，我社负责调换）
销售部电话 010-62136230 编辑部电话 010-62135927-2036

前　言

美国经济学家保罗·皮尔杰（Paul Pilzer）早在2003年出版的 *The Wellness Revolution*（《财富第五波》）一书中预言：健康产业将成为全球第五波财富。近二十年来，随着我国全面建成小康社会和人均生活水平的不断提高，国内民众对健康的追求和需求日益提升，政府和实业界等越来越关注大健康产业的发展。党的十八大报告明确提出：加强社会建设，提高人民健康水平。党的十九大报告指出：支持社会办医，发展健康产业；加强和创新社会治理；实施健康中国战略。党的二十大报告进一步指出：促进中医药传承创新发展，健全公共卫生体系。在我国重大发展目标和发展战略的指导下，国务院及其相关机构相继出台了《国务院关于加快发展养老服务业的若干意见》（2013年9月）、《关于促进中医药健康旅游发展的指导意见》（2015年11月）、《“健康中国2030”规划纲要》（2016年10月）、《关于加快发展健身休闲产业的指导意见》（2016年10月）、《健康中国行动（2019—2030年）》（2019年7月）、《国务院办公厅关于促进养老托育服务健康发展的意见》（2020年12月）、《全民健身计划（2021—2025年）》（2021年7月）、《“十四五”国家老龄事业发展和养老服务体系规划》（2021年12月）、《“十四五”中医药发展规划》（2022年3月）、《“十四五”国民健康规划》（2022年4月）、《健康中国行动中医药健康促进专项活动实施方案》（2022年9月）和《关于进一步深化改革促进乡村医疗卫生体系健康发展的意见》（2023年2月）等一系列重要政策文件。另外，人工智能、物联网、5G网络和大数据分析等现代信息技术逐渐渗透到我国大健康产业的各个环节，正在催生并涌现出诸如智能制造、智慧医疗、智慧养生和智慧旅游等诸多智慧产业新业态。国务院及其地方政府和职能部门等也相继出台了若干重要文件，如《生态环境大数据建设总体方案》（2016年3月）、《关于促进和规范健康医疗大数据应用发展的指导意见》（2016年6月）、《“十三五”健康产业科技创新专项规划》（2017年6月）、《关于促进“互联网+医疗健康”发展的意见》（2018年4月）、《“十四五”大数据产业发展规划》（2021年11月）和《全国一体化政务大数据体系建设指南》（2022年10月）等。再者，大健康产业作为实体经济的重要组成部分，其发展壮大也是我国建设现代化经济体系的坚实物质基础和重要产业支撑，对促进我国经济高质量发展正发挥着日益重要的作用。相关资料显示，我国大健康产业的增加值占GDP的比重已超过10%以上，这表明国内的大健康产业正在培育壮大并不断向纵深发展。鉴于我国南方喀斯特地区基本属于西部欠发达地区，其经济发展长期受到党和国家的关注和重视；同时西部喀斯特地区在长期的历史发展进程中已经形成其特殊的民族风俗习惯和健康生活方式，因此西部喀斯特地区各省份在国务院及其职能部门的指导下相继提出和规划发展各具特色的健康产业类型。本书以我国南方喀斯特地区大健康产业为研究对象，分别采用统计分析和数量经济建模技术探讨该区域大健康产业的发展现状、功能角度、布局特征和存在问题等，并基于产业布局理论和区域经济理论等采用演绎和归纳等方式提出该区域大健康产业布局的调整思路和优化对策等。鉴于大健康产业的业态类型多样和发展规模不同，本书重点探讨我国南方喀斯特地区的中医药产业、养生养老产业和体旅融合产业等，对其他健康产业仅做简要论述。全书正是通过梳理和总结相关省份健康产业的发展现状和存在问题，在探讨和优化我国南方喀斯特地区大健康产业布局的基础上，实现进一步推动国内大健康产业的建设热潮并促进其发展壮大，也期望能够对喀斯特区域的健康产业发展发挥一定的实践指导作用。

本书是著者与研究生在长期关注和思考西部大健康产业发展的基础上所形成的研究总结。在书稿的撰写过程中，作者的研究生认真收集并细致整理了西部喀斯特地区各省份的研究资料，其具体情况是：杨勇、陈克杰、陈春丽和王惠雁等负责第 1 章；陈春丽、田钦瑞和黄子璇等负责第 2 章；王惠雁、赵海东、杨勇和杨钰玲等负责第 3 章；陈春丽、陈克杰和莫忠广等负责第 4 章和第 5 章；王惠雁、田钦瑞和黄子璇等负责第 6 章。另外，姜屯华、赵红艳、李妍和庞博等研究生也对本书的完成做出了较重要的贡献。著者在此一并表示感谢！本书也参考和借鉴了国内部分学者的研究成果，并在文中做了引用和标注。尽管如此，本书仍难免对部分学者的观点因疏忽而未能给出参考文献，在对相关学者表示感谢之余，也敬请原谅！

鉴于著者的水平有限，书中疏漏之处在所难免，欢迎读者提出宝贵意见。

李桥兴　吴俊芳

2023 年 3 月于贵阳花溪

目　　录

第 1 章　我国南方喀斯特地区的总体概况

喀斯特地貌又名岩溶地貌，是各种可溶性岩石在地面流水的溶蚀、江湖潮水的冲蚀、地下暗河的潜蚀及其他水分的侵蚀等作用下，经过长期的沉淀积累而形成的各种地表姿态和地下形态的总称。喀斯特（Karst）即岩溶，该词源于前南斯拉夫的伊斯特拉半岛，其意为岩石裸露的地方，是由于水对可溶性岩石的溶蚀等作用，而后所形成的一种地貌特征。这种地貌由碳酸盐类等可溶性岩石发育且在石灰岩裸露面上而形成凹槽、突起、沟谷和洼地等，其相互交错并成为消水河、洞穴、洼地、溶槽或大泉等，并且因其表面缺乏土质而具有石质、无水、无林和地表崎岖等主要特征（哈罗德，1981；陈文福，2005）。据相关统计资料显示，目前全世界均广泛分布着各种地貌，特别是各主要大陆板块如欧洲、美洲、亚洲和大洋洲等遍布特色各异的喀斯特地貌。其中，比较著名的喀斯特地貌分布区包括：俄罗斯境内金属矿丰富的乌拉尔山区；前南斯拉夫境内喀斯特地貌遍布的迪纳拉山区；法国境内火山活跃的中央高原；澳大利亚境内盛产葡萄酒的南部大陆；美国境内的肯塔基州和印第安纳州等。但亚洲是全球面积最广的喀斯特地貌大洲，并主要分布在中国、越南、柬埔寨和俄罗斯等地区的区域范围（王永厅，2018）。

喀斯特地貌因近代学术界对喀斯特地区的特别关注和广泛研究而得名。学术界研究喀斯特无论在理论方面还是在生产实践方面都有重要意义，表现在：①喀斯特地区的土地贫瘠性使其在历史进程中具有长期落后的经济特征；②喀斯特地区的土地资源破坏具有不可修复性，导致该区域经济必须符合可持续发展的特殊需求；③喀斯特地区丰富的地形地貌特征使其具有良好的旅游开发价值；④喀斯特地区蕴藏的有益元素和地下水资源，使其出产的矿泉和温泉等拥有特殊的医疗价值；⑤喀斯特地区珍稀的动植物资源和独特的矿产资源，使其具有极高的潜在利用价值等。因此，本书基于上述多方面原因并以我国南方喀斯特地区为研究区域，分析其独特的大健康产业发展情况并探讨其产业布局的优化策略，为合理开发和适度发展该区域的大健康产业提供建议措施。

1.1 区域地形地貌概况

中国几乎所有省、自治区、直辖市都分布有不同面积的石灰岩，因此使中国喀斯特地貌分布广泛，但集中分布于贵州省、广西壮族自治区、云南省、四川省、重庆市、湖南省、广东省等。在世界喀斯特集中连片区域中，中国南方喀斯特区域的分布面积最为广泛，其喀斯特面积超过54万平方千米，并占整个中国喀斯特地区面积的55%。同时，其喀斯特地貌发育也最为典型并拥有诸如尖塔状和锥状等显著的喀斯特地貌类型，以及诸如天生桥、天坑之类的喀斯特景观。“中国南方喀斯特”因其地处西部省份而又被命名为“中国西部喀斯特”和“中国西南喀斯特”等。我国南方喀斯特地区雨热同期，因其跨越了湿润的热带和亚热带等气候区而使其喀斯特地貌特征发育完全，且喀斯特景观极为丰富多样。由于我国南方喀斯特地区的核心区域是贵州省和广西壮族自治区，并包括云南、四川、重庆、湖南和广东等省市的部分经济欠发达区域，因而其在区域经济学等领域也显示出十分重要的科学研究意义与实践探索价值。

1.1.1 地理位置偏移

据中国科学院《中国自然地理》编辑委员会于1980年编写并由科学出版社发行的《中国自然地理 地貌》等资料统计，中国的喀斯特地貌裸露面积达到136.63万平方千米，并占国土面积的14.2%，其主要以我国西南地区、西部西藏和华北地区等的面积最大。我国南方喀斯特地区囊括了我国中南、西南和华南等若干省份并成为全球面积最大的三大喀斯特集中连片区域之一。其地理界限甚至可以扩展为东抵中国广东的罗霄山脉西部，西讫西藏的珠穆朗玛峰以西，北靠国内的秦岭和淮河一带，而南至的区域则可从中国的云南南部直至越南、老挝、柬埔寨、缅甸、泰国和马来西亚西部等在内的中南半岛，囊括从东经98°36′到东经116°05′和北纬22°01′到北纬33°16′的广阔区域，其海拔范围在100米至2300米（李高聪，2014）。该喀斯特区域的大陆板块自西部向东北和东南等方向倾斜，形成了具有不同海拔小气候特征的喀斯特地貌发育区，造就了位于云贵高原的若干著名喀斯特发育区，如云南石林、重庆武隆和重庆金佛山等，以及位于云贵高原东部边缘向湘西低山丘陵过渡地带的贵州施秉喀斯特片区和位于桂林盆地的贵州荔波与广西环江直至广西桂林等喀斯特发育区（王世杰等，2015）。中国西南地区的喀斯特地貌分布以喀斯特峰林、峰丛和谷地等为主要特点，同时富有大型岩溶泉出露（陈文福，2005）。

1.1.2　地形分布错落

我国南方喀斯特地区的地形错落分布主要表现在：从地貌类型方面，该区域拥有高原蚀余峰林型、高山峡谷型、中山峡谷型、山原峡谷型、断块湖盆型、峰林型等各类型景观；从地层沉积方面，该区域的地层年代呈现自南向北和自西向东逐渐久远，并以古生代晚期地层分布最广、裸露型地貌面积最大和白云岩类地层逐渐增多等特点；从水文地质及其作用过程方面，该区域包括高原型发育区、横断山脉发育区、盆地型发育区、斜坡型发育区和平原型发育区等。中国南方主要喀斯特片区的形态与类型见表 1-1。

表 1-1　中国南方主要喀斯特片区的形态与类型

片区	形态	喀斯特类型
石林喀斯特	峰丛洼地、峰丛谷地	剑状喀斯特
金佛山喀斯特	峰丛洼地、峰丛谷地、峰丛峡谷	台原喀斯特
武隆喀斯特	峰丛洼地、峰丛谷地、峰丛峡谷	天坑地缝喀斯特
施秉喀斯特	峰林谷地、峰丛谷地、峰丛峡谷	白云岩峡谷喀斯特
荔波-环江喀斯特	峰林谷地、峰丛洼地、峰丛谷地、峰丛峡谷	锥状喀斯特
桂林喀斯特	峰丛洼地、峰丛谷地、峰丛峡谷、峰林谷地、峰林平原	塔状喀斯特

1.1.3　地貌类型丰富

我国南方喀斯特地区拥有全世界发育最为完全和类型最为丰富的喀斯特地貌。其内各喀斯特地区的地貌类型交错分布且各自有其显著的分布特点，具体表现在：重庆金佛山喀斯特地区因被周围峡谷切割而形似于突出云南—贵州—重庆高原的一座孤山，并表现为高海拔洞穴模式、多级平面类型和封闭陡崖形态等的台原喀斯特形态特征；重庆武隆喀斯特地区则表现为由巨型漏斗状的天坑、突兀的天生桥和巨大的地下河洞穴等共同组合的箱型峡谷状喀斯特地貌特征；贵州施秉喀斯特地区则显示了在古老、厚层而质纯的相对不可溶白云岩之上经过充分发育和长期演化而形成的典型而壮观的峰丛峡谷型喀斯特特征；贵州荔波和广西环江等喀斯特地区则以峰丛和峰林等形式展现的锥状组合型喀斯特并更符合湿热带喀斯特的特性；而广西桂林喀斯特片区也展示出其典型的大陆型塔状喀斯特征等（熊康宁等，2008）。

1.1.4　气候复杂多样

我国南方喀斯特地区受到新构造运动而促使地壳强烈抬升，并基于不同的地质构造而形成了复杂多样的小气候条件（崔之久等，1996）。我国南方地区拥有丰富的高原、峡谷和盆地等宏观地势结构，并强烈影响着该区域内不同喀斯特地貌的发育进程，也因而使南方喀斯特区域普遍产生回春效应。据相关资料统计，我国南方地区共形成 6 种不同发育阶段的喀斯特片区：云南石林片区以剑状喀斯特为代表，其特点是由微型溶痕向巨型溶痕发育过渡并且回春效应不足，属于继承性发育区；重庆金佛山片区以残留高原夷平面、巨型陡崖和大型地下河洞穴等为主要特征，其因受到强烈的河流溯源侵蚀作用而发育完备；重庆武隆片区、贵州施秉片区和贵州荔波-广西环江片区等 3 处区域以天坑地缝、白云岩峡谷和锥状喀斯特等为代表，其因受不同气候和岩石性质的影响而形成显著的回春效应，属于地貌过渡区域；广西桂林片区以低山丘陵为主，并且其地貌演化呈现出明显的峰丛洼地—峰丛谷地—峰林谷地—峰林平原—孤峰平原的正向序列类型，其回春效应不显著。

1.1.5　行政区划交替

我国南方喀斯特地区作为一个连贯的整体区域，由于历史和地理等原因而分属不同的省区管辖。以贵州省为中心的我国南方喀斯特行政划分特点表现在：最西部是以高寒冻土为主的喀斯特横断山区地貌并分属西藏与四川管辖；西南部是以剑状地貌为主的喀斯特地区并分属云南石林县管辖；南部是以锥状和白云岩等地貌为主的喀斯特地区并分属贵州荔波-广西环江等区域管辖；东南部是以塔状地貌为主的喀斯特地区并分属广西桂林管辖；东部是以锥状和白云岩等地貌为主的喀斯特地区并分属贵州施秉及湖南局部区域管辖；东北部、北部和西北部等是以天坑、地缝和台原等地貌为主的喀斯特地区并分属湖北的局部区域、重庆的金佛山和武隆及四川的局部区域等分别管辖。

为了便于本书后续章节的安排，本节在查阅相关研究文献和网络资料的基础上，经整理得到我国南方喀斯特地区的所有县市区名单如附录 1 所示（林俊清，2001；屈双荣，2003），由于学术界对喀斯特、岩溶与石漠化等概念的界定还存在差异，以及基于何种比例的喀斯特面积才可恰当定义为喀斯特县市区等问题，本文的喀斯特县市区与其他学者和机构所列举的名单或有不一致之处，在此特予以说明。

1.2　区域社会发展概况

我国南方喀斯特地区以广西壮族自治区、贵州省和云南省东部所占的面积最大，是世界上最大的喀斯特区域之一。除此之外，还有湖南省、四川省、广东省和重庆市分布有喀斯特地貌。在喀斯特地貌的区域内，其社会特点有民族分布众多、文化习俗独具特色和人口分布不均衡等。

1.2.1　民族分布众多

我国南方喀斯特地区的民族数量众多且交错分布，形成明显的“大杂居、小聚居”格局。在贵州省、广西壮族自治区和云南省等喀斯特核心地区的少数民族人口数已经超过千万，是全国少数民族聚居的 3 个喀斯特省、自治区。此外，其他 5 个喀斯特地貌的省份和地区也聚居着众多少数民族。中国南方喀斯特地貌区域的各个省、自治区、直辖市和县区的民族分布具体如下。

1. 贵州省的民族分布概况

贵州省有 54 个民族，且广泛分布于省内的 88 个县（市、区）。据调查，贵州省的世居民族包括汉、苗、布依、侗、土家等 17 个民族，并因此形成了 3 个民族自治州（黔东南苗族侗族自治州、黔南布依族苗族自治州和黔西南布依族苗族自治州），和 11 个民族自治县（即威宁彝族回族苗族自治县、松桃苗族自治县、三都水族自治县、镇宁布依族苗族自治县、紫云苗族布依族自治县、关岭布依族苗族自治县、玉屏侗族自治县、印江土家族苗族自治县、沿河土家族自治县、务川仡佬族苗族自治县和道真仡佬族苗族自治县），以及超过百余个民族自治乡[①]等。

贵州省世居 17 个少数民族，其分布概况为：苗族主要聚居于黔东南苗族侗族自治州和贵州省的中西部区域，其中黔东南州有人口超过百万；布依族主要聚居于黔南州、黔西南州、安顺市和贵阳市等，少数分布在黔东；侗族主要聚居于黔东南苗族侗族自治州；土家族主要聚居于黔东北地区（特别是铜仁市）；彝族主要分布在贵州西部的威宁、赫章、毕节、大方、黔西、纳雍、织金、金沙及六盘水等县市；仡佬族主要聚居在遵义、仁怀、安顺和镇宁等西北部和西部区域，其人口占全国仡佬族总人口的 90%以上；水族主要分布在三都水族自治县；回族在贵州省的每个市州均有分布；白族散居在贵州西部和西北部的诸多县市区；瑶族主要在湘黔和黔桂边境呈点状分布；壮族分布于从江、黎平、荔波、独山及都匀、贵阳等县市；畲族以麻江县、凯里市、福泉市和都匀市等居多；毛南族主要分布在平塘、惠水、独山等三县境内并以平塘县为多；仫佬族基本分布在麻江、凯里、福泉和黄平等县市；满族居住在黔西、金沙和大方等三县结合部；蒙古族居住在大方、思南和石阡等县；羌族分布于石阡、江口、镇远、南明和凯里等县市区[②]。

---

① 佚名. 贵州民族自治地方及民族乡名单总汇[EB/OL]. (2020-07-06)[2023-02-21]. http://www.gzxwtjy.com/news.aspx?l=79&d=9958.

② 欢欢. 贵州省民族分布及其成因[EB/OL]. (2010-04-06)[2023-02-21]. https://www.douban.com/note/66421907/.

2. 广西壮族自治区的民族分布概况

通过国务院新闻办公室的相关信息及广西的政府网站等了解到，广西壮族自治区是以壮族和汉族为主体，并包括瑶、苗、侗、仫佬、毛南、回、京、彝、水、仡佬等10个世居少数民族。另外，广西壮族自治区境内设有12个民族自治县，即隆林各族自治县、都安瑶族自治县、大化瑶族自治县、环江毛南族自治县、巴马瑶族自治县、罗城仫佬族自治县、融水苗族自治县、金秀瑶族自治县、三江侗族自治县、富川瑶族自治县、龙胜各族自治县、恭城瑶族自治县等。除了汉族之外，广西地区其他11个世居民族的分布概况为：壮族人口主要分布于南宁、崇左、百色、河池、柳州和来宾等六市；瑶族人口聚居于大化、巴马、都安、金秀、富川和恭城等六县；苗族人口世居在隆林、环江、南丹、三江、融水、龙胜和资源等县；侗族人口分布区域包括三江、融水和龙胜等县；回族人口聚居于南宁、柳州、桂林等市的城区及周边县；毛南族人口集中于环江县；京族人口多聚于东兴市江平镇的巫头、万尾和山心等三岛；彝族人口分布在那坡、隆林和西林等县；水族人口主要分布在南丹、宜州、融水和环江等县市；仡佬族人口分布于隆林各族自治县等；仫佬族人口主要分布在河池的罗城仫佬族自治县、宜州区、金城江区等。

3. 其他省市的民族分布概况

广东省共有6个市区分布有喀斯特地貌，其中以韶关市和云浮市的喀斯特县居多；清远市、肇庆市、河源市和阳江市也分布着部分喀斯特县区。各县市的民族分布概况如下：韶关市的世居少数民族为瑶族和畲族，其人口分别聚集在乳源瑶族自治县、始兴县、南雄市、曲江区、翁源县、仁化县、乐昌市、武江区等县市区，并成为广东省少数民族的主要聚居区；云浮市主要分布有壮族、瑶族、侗族、苗族、土家族等。另外，清远市、肇庆市的怀集县和封开县、河源市的连平县和东源县及阳江市的阳春市等分布有一定数量的少数民族人口。

湖南省14个市州及其县市区，广泛分布有少数民族人口，其聚居地包括湘西土家族苗族自治州、怀化市和张家界市等，并且永州市、邵阳市和常德市等也聚居了众多少数民族，而以上6个地区中的5个区域属于喀斯特地貌。

重庆市共有38个区县，其中16个喀斯特县区的少数民族分布概况为：南川区、秀山土家族苗族自治县、武隆区、石柱土家族自治县、奉节县等是重庆市的少数民族主要聚居地，拥有仡佬族、苗族、回族、藏族、土家族、独龙族、满族、水族、布依族等众多少数民族；酉阳土家族苗族自治县、云阳县、巫山县等也拥有一定数量的少数民族人口；巫溪县、合川区、垫江县、万州区、彭水苗族土家族自治县、黔江区、城口县、璧山区等喀斯特县区也散居有部分少数民族人口。

四川省的喀斯特地貌分布相对较少，但在喀斯特地区的民族分布则非常广泛。

其中，宜宾市的筠连县、珙县和兴文县有苗族、土家族、彝族、回族等 26 个少数民族，是四川省少数民族人口分布最多的喀斯特县。另外，广元市的旺苍县、泸州市的叙永和古蔺等 2 个县，巴中市的南江和通江等 2 个县，绵阳市的安州区和江油市等 2 个县区，达州市的万源和宣汉等 2 个县市，雅安市的芦山和宝兴等 2 个县，成都市的都江堰、邛崃、大邑等 3 个县市，凉山彝族自治州的雷波、美姑、昭觉、冕宁、盐源等 5 个县，乐山市的乐山、峨眉山等 2 个县市，以及盐边县、华蓥市、绵竹市等喀斯特县市区等共居住有 51 个少数民族。

云南省设有 8 个民族自治州和 29 个民族自治县，主要世居有 25 个少数民族，如彝族、哈尼族、白族等。其中，喀斯特地区的曲靖市和文山州等是少数民族的主要聚居地。其他市州，如昆明市、昭通市、红河哈尼族彝族自治州、玉溪市、丽江市、迪庆藏族自治州、保山市等，均有世居人口众多的少数民族。

1.2.2　文化习俗特色

我国南方喀斯特地区特殊的地貌环境和众多的民族分布等形成独具魅力的文化习俗。各喀斯特区域的文化习俗特色如下。

1. 贵州省的文化习俗特色

贵州省各民族以能歌善舞著称。例如，苗族的拦门酒歌、布依族的对歌和侗族的侗族大歌等都是享誉国内外的民族歌舞。贵州省的民间艺苑也是国际不可多得的明珠。例如，屯堡文化和夜郎文化等是贵州省独具特色的文化瑰宝。除此之外，贵州省还有很多颇具特色的民族习俗。例如，斗牛是苗族传统的民俗活动，其中较著名的有开阳平寨苗族斗牛会场；黔东南州西江千户苗寨的千人长桌宴已有几千年的历史；查白歌节是布依族的重大节日，其中兴义市的查白场是最具典型的盛大歌会；六月六即农历六月初六，是独具民族特色的布依族传统节日；火把节是彝族人民祈求六畜兴旺和五谷丰登重要象征等。

2. 广西壮族自治区的文化习俗特色

广西壮族自治区悠久的少数民族历史孕育了灿烂的文化艺术，如壮族的铜鼓歌舞和花山崖壁画等早负盛名。广西各民族的民歌在全国也颇具声誉，特别是已有千年历史的壮族三月三歌节造就了特色鲜明和独特个性的歌圩文化；瑶族的盘王节成为中华瑶族文化与瑶族礼仪的重要节庆文化活动；融水苗族自治县的踩花山活动起源于远古时期的芦笙舞；流传于罗城和柳城等仫佬族地区的走坡节是青年对歌交友的传统节日；花炮节是侗族、壮族、仫佬族等少数民族的传统节日，现已被列入全国少数民族传统体育竞赛项目。再者，广西的各色工艺品，如刺绣、织锦、陶瓷、竹编和芒编等都得到很好的传承；此外，广西的民间建筑如壮族的干栏式建筑以及侗族的风雨桥和鼓楼等也是享有盛誉；最后，广西的民族医药和民间文学以及文化艺术等也是我国独具魅力的民族瑰宝。

3. 其他地区的文化习俗特色

广东省颇有名气的客家文化是南方喀斯特地区最具特色的民俗文化之一。例如，韶关市岭南客家汉族具有十分浓郁的色彩，而瑶、畲两族的起居饮食和衣冠服饰等也是非常独特的社会风尚。云浮市的罗定春节文化、英德市的沙口镇闹花灯舞蹈、连州市的九月九大神会、佛山市的八月十五舞火龙、阳春市的山歌文化等都是积极向上的民间活动。

湖南省喀斯特地区的文化习俗丰富多彩且各具特色。例如，邵阳市拥有多种艺术文化，如祁剧、花鼓戏、宝庆竹刻、滩头年画等。郴州市拥有久负盛名的越剧、祁剧、杂技、花鼓戏、花灯戏、皮影戏、昆剧、京剧等，其传统文化艺术底蕴厚重、丰富且广为流传，如傩戏傩舞、安仁赶分社、瑶族盘王节、各地农村的赶圩场等。怀化市各民族也拥有各种灿烂的民族文化，如侗族的吊脚楼和风雨桥、苗族的盘瓠文化、新晃的夜郎文化等。此外，侗族大歌、苗族合唱、麻阳农民画重阳芦笙节、大戊梁歌会、通道独坡六月六歌会、靖州藕团芦笙节、新晃傩戏表演等民间艺术和民俗节日也驰名中外。永州市的赶鸟节、送懒节等颇具特色。湘西州的茅古斯、赶秋节、社巴节等非物质文化遗产多姿多彩。张家界土家族的唱哭嫁歌、赶年习俗及娄底的戏剧文化也独特有趣且丰富多样。

重庆市各种特色鲜明的民俗文化也极具魅力。例如，武隆区坛枪舞、打财神、莲宵舞等及纸竹工艺品，南川区的斗灯风俗，万州区甘宁镇的甘宁鼓乐等都是极具乡土气息的民间艺术。

四川省喀斯特地貌覆盖的区域也极具特色民俗风采。例如，广元市的女儿节，绵阳市的城隍庙会，江油市的青林口高抬戏，万源市的巴人后裔习俗和大巴山民俗，都江堰市的水文化，邛崃市的祭灶节，乐山市的嘉定坊庙会、犍为县文庙祭孔、马边县的苗族风情和峨边县的彝族风情，峨眉山的大庙庙会和武学宗派，绵竹市的年画艺术等，均具有悠久的历史文化底蕴。

云南省喀斯特地区的各少数民族也有其独特的社会结构、生活方式、风俗习惯等。例如，昆明彝族的火把节、白族的三月街和绕三灵、傣族的泼水节、苗族的踩花山、傈僳族的刀杆节等节日则驰名中外，并且各节日中也分别拥有摔跤、斗牛、对歌、登高等多种丰富多彩的体育活动，以及滇剧、花灯戏和民歌小调等文艺活动。昭通市苗族的芦笙舞和端公戏等也较为盛行。曲靖市的爨文化、水族庙会和彝族大三弦舞等古老而神秘。文山州壮族的三月三、濮侬的六郎节、苗族的花山节等节日活动包括内容丰富的对歌、赛马、斗牛等活动。丽江县纳西族的三多节，傈僳族的阔时节、赶山节与圣水节，普米族的吾昔节、转海会、尝新节等深受欢迎。迪庆州藏族的歌舞、傈僳族的阿尺木刮、纳西族的阿卡巴拉舞蹈等文化也源远流长。

1.2.3　人口密度差异

国内部分学者研究了喀斯特地区的人口分布情况，认为喀斯特地区特殊的地形地貌地质等条件成为人口空间分布的主要影响因素，其土地人口的承载力也显著扩大了人口分布的不均衡性（李旭东等，2006），并且随着喀斯特面积的增加而呈现人口逐渐增加的特点。本节分别基于贵州省、广西壮族自治区、广东省、湖南省、重庆市、四川省和云南省的 2022 年度统计年鉴的数据，简要介绍相关喀斯特地区的人口分布密度，概况如下。

（1）贵州省人口密度概况

贵州省是喀斯特面积比重最大的省份，其人口主要分布在黔中的山原丘陵区。据《贵州统计年鉴 2022》的数据显示：贵阳市的人口密度最高，为 758.7 人/千米^2；六盘水市为 304.3 人/千米^2；毕节市为 254.9 人/千米^2、安顺市为 266.4 人/千米^2。人口密度相对较低的黔西南州为 178.6 人/千米^2；遵义市为 214.3 人/千米^2、黔南州为 132.9 人/千米^2 等①。

（2）广西壮族自治区人口密度概况

《2022 广西统计年鉴》的数据显示：在广西壮族自治区的桂西北喀斯特山区，贵港市人口密度高达 410.8 人/千米^2；南宁市人口密度为 399.7 人/千米^2，来宾市人口密度为 155.3 人/千米^2。桂南地区的人口分布相对较少，如桂林市人口密度为 178.8 人/千米^2，而河池市和百色市则分别为 102.1 人/千米^2 和 98.7 人/千米^2 等②。

（3）其他省市的人口密度概况

《广东统计年鉴 2022 年》显示：广东省韶关市和云浮市的喀斯特县占其县总数的 80%以上，且两市的人口密度分别为 155.4 人/千米^2 和 307.8 人/千米^2；而两个喀斯特县级市如英德市和阳春市的人口密度分别为 167 人/千米^2 和 218.3 人/千米^{2}③。

湖南省西南地区的所有县区大约有 80%以上属于喀斯特县区。这些喀斯特县区的人口分布也较为密集。《湖南统计年鉴 2022》显示：娄底市的人口密度最高为 471.5 人/千米^2，邵阳市为 361.9 人/千米^2。其他 5 个市区的人口密度：郴州市为 241.3 人/千米^2、永州市 237.2 人/千米^2、怀化市 171.8 人/千米^2、湘西州 235.7 人/

① 王文忠，肖云慧，谢洪波. 贵州统计年鉴[EB/OL]. (2023-01-17)[2023-11-29]. http://hgk.guizhou.gov.cn/publish/tj/2022/zk/indexch.htm.

② 武央，廖金昌. 广西统计年鉴[EB/OL]. (2022-11-30)[2023-11-29]. http://tjj.gxzf.gov.cn//tjsj/tjnj/material/tjnj20200415/2022/indexch.htm.

③ 杨新洪，刘棕会，顾幸伟，等. 广东统计年鉴[EB/OL].(2022-11-29)[2023-11-29]. http://stats.gd.gov.cn/gdtjnj/index.html.

千米^{2}和张家界 157.7 人/千米^{2}①。

《重庆统计年鉴 2022》显示，其喀斯特地区的人口分布大概为：南川区、合川区和万州区 3 个市辖区的人口密度较高，分别为 220 人/千米^2、526.5 人/千米^{2}和 452.6 人/千米^{2}②。

四川省喀斯特地区的人口集聚依然显著。《四川统计年鉴 2022》显示：都江堰市的人口密度最高为 516.9 人/千米^2，邛崃市为 475.5 人/千米^2，其后依次是绵竹市为 374 人/千米^2、峨眉山市为 355 人/千米^2、江油市为 316.3 人/千米^{2}和万源市最低为 138 人/千米^{2}③。

云南省共有 6 个市区的喀斯特县，占其县总数的 80%以上。《云南统计年鉴 2022》表明，其东部地区的昆明市、昭通市、曲靖市和文山市等区域的人口分布较为密集，如昆明市的人口密度为 393.9 人/千米^2，昭通市为 217.8 人/千米^2，曲靖市 190.9 人/千米^2，文山州为 106.9 人/千米^2。除了文山州外，其他 3 个市区的人口密度均在 210 人/千米^2 以上，属于人口密度较高的区域；西北部地区的丽江市和迪庆州的人口密度较低，且分别为 59.1 人/千米^{2}和 16.9 人/千米^{2}④。

1.3 区域经济发展概况

基于我国南方喀斯特地区各省市的地方统计年鉴、各地区的政府官网资料、国研网、国民经济和社会发展统计公报等资料来源，本节通过梳理各区域的生产总值数据而展现该地区的经济发展概况。

1.3.1 经济总量分析

据贵州省和广西壮族自治区的国民经济和社会发展统计公报的数据（见表 1-2 和表 1-3）显示：两省区在 2018～2021 年的地区生产总值及第一、二、三产业的增加值等均持续保持上升态势；两省区各年度三次产业结构比重略有不同且第三产业的比重偏大，说明两省区的第三产业将为其经济发展发挥重要作用。

---

① 李跃辉. 湖南统计年鉴[EB/OL].(2022-12-15)[2023-11-29]. http://222.240.193.190/2022tjnj/indexch.htm.

② 杨弘毅，李涛明. 重庆统计年鉴[EB/OL].(2022-12-26)[2023-11-29]. https://tjj.cq.gov.cn/zwgk_233/tjnj/tjnj.html?url= https://tjj.cq.gov.cn/zwgk_233/tjnj/2022/zk/indexch.htm.

③ 曾俊林. 四川统计年鉴[EB/OL].(2023-03-31)[2023-11-29]. http://tjj.sc.gov.cn/scstjj/c105855/nj.shtml.

④ 张莉. 云南统计年鉴[EB/OL].(2022-12-08)[2023-11-29]. https://stats.yn.gov.cn/Pages_22_2309.aspx.

表 1-2　贵州省 2018～2021 年地区生产总值及其增长率

项目	年份							
	2018		2019		2020		2021	
	增加值/亿元	增长率/%	增加值/亿元	增长率/%	增加值/亿元	增长率/%	增加值/亿元	增长率/%
第一产业增加值及其增长率	2159.54	6.9	2280.56	5.7	2539.88	6.3	2730.92	7.7
第二产业增加值及其增长率	5755.94	9.5	6058.45	9.8	6211.62	4.3	6984.70	9.4
第三产业增加值及其增长率	6891.37	9.5	8430.33	7.8	9075.07	4.1	9870.80	7.3
地区生产总值及其增长率	14806.45	9.1	16769.34	8.3	17826.56	4.5	19586.42	8.1

表 1-3　广西壮族自治区 2018～2021 年地区生产总值及其增长率

项目	年份							
	2018		2019		2020		2021	
	增加值/亿元	增长率/%	增加值/亿元	增长率/%	增加值/亿元	增长率/%	增加值/亿元	增长率/%
第一产业增加值及其增长率	3019.37	5.6	3387.74	5.6	3555.82	5.0	4015.51	8.2
第二产业增加值及其增长率	8072.94	4.3	7077.43	5.7	7108.49	2.2	8187.90	6.7
第三产业增加值及其增长率	9260.2	9.4	10771.97	6.2	11492.38	4.2	12537.45	7.7
地区生产总值及其增长率	20352.51	6.8	21237.14	6.0	22156.69	3.7	24740.86	7.5

据中国南方其他省市各喀斯特县区的国民经济和社会发展统计公报等数据显示：广东省、湖南省、重庆市、四川省和云南省的各喀斯特县区在 2014～2021 年的地区生产总值各有不同程度的增长并且其增长趋势不一。

1.3.2　现行产业体系

在长期的历史发展进程中，中国南方喀斯特地区所属各区域结合自己的资源优势和文化禀赋，分别形成了具有一定特色的产业体系。其现行产业体系大概如下。

1. 贵州省现行产业体系

贵州省的主要支柱产业和优势产业包括：电力、酿酒、医药、煤炭、化工和建材等产业；其基础产业和特色产业大概包括茶叶、食用菌、蔬菜、生态畜牧、中药材、生态渔业、油茶和辣椒等 12 个产业。贵州省近十年为了实现“后发赶超”和“迎头赶上”的经济发展目标而积极促进传统产业和优势特色产业的转型升级，基于新一代信息技术推进诸如智慧旅游、智慧医疗和智慧种植等新型业态。特别地，贵州省极力促进和积极培育其战略性新兴产业发展，如大数据产业、生物医药产业、高端装备产业、新型材料产业、节能环保产业、绿色能源产业、新能源汽车产业和数字创意产业等。

2. 广西壮族自治区现行产业体系

广西壮族自治区的支柱产业主要集中在工业领域，其较具典型并有较长发展历史的基础工业包括金属工业、汽车工业、食品工业、石化工业、冶金工业、机械工业、电力工业等，其中机械、汽车、铝业、冶金等产业已成为其传统优势产业。同时，广西的特色产业在国内也具有很强的区域优势，如水稻、糖料蔗、柑橘、桑蚕、叶菜类、油茶、杉木，以及鸡、猪、牛等。另外，广西在近几年根据国家战略需求积极培育其战略性新兴产业，如电子信息产业、先进装备制造业、现代海洋产业、养生养老产业等。

3. 广东省现行产业体系

广东省作为国内发达区域，覆盖了机械工业、食品饮料、医疗等产业的龙头企业，也包含建筑建材、家具制造、纺织服装、轻工造纸、中成药制造等传统特色行业。另外，广东省近几年相继出台了若干政策积极培育若干重要的新兴支柱产业，如高端智能装备、新能源及节能环保、新一代信息技术、生物医药、新材料等。

广东省各喀斯特县市区在全省统一规划下，也相继提出区域内的若干重要产业。例如，河源市把新一代信息技术、新能源高端机械装备制造、新材料和生命健康等作为重点产业方向；肇庆市把新能源汽车、先进装备制造、节能环保等作为新兴产业；而阳江市则重点发展不锈钢产业和风电装备制造业等。广东省各喀斯特区域2014～2021年的地区生产总值见表1-4。

表1-4　广东省各喀斯特区域2014～2021年的地区生产总值

单位：万元

地区		年份							
		2014	2015	2016	2017	2018	2019	2020	2021
韶关市		9619000	11499806	12183920	13380000	13439110	13163400	13537900	15500600
河源市	连平县	1058136	919298	895743	966250	768810	834829	838703	978167
	东源县	979803	1006351	1046923	1137344	1323429	1325605	1384867	1671815
清远市	英德市	2238169	2374232	2550014	2770166	2947644	3268320	3484249	4002978
	连州市	1165508	1256292	1366657	1461538	1568920	1554754	1612079	1786257
	连南县	332308	359090	400416	440830	456662	534579	569983	661433
	阳山县	810958	872555	931826	969952	1040477	1153045	1247749	1370618
	清新区	2135958	2319501	2533501	2710246	2884094	2723683	2750816	3055448
肇庆市	怀集县	2090882	2193630	2330498	2470252	2446899	2305321	2469136	2799371
	封开县	1274810	1358109	1462309	1517019	1637123	1505666	1457750	1638699
阳江市	阳春市	3272743	3709849	3721841	4017218	3914086	3260999	3292191	3662605

注：数据来源于历年广东统计年鉴。

4. 湖南省现行产业体系

湖南省的支柱产业包括汽车制造业、工程机械制造业、电子信息产业等，而装备制造业、钢铁及有色金属、石油化工和食品加工业等产业具有传统意义。十余年来，湖南省将先进装备制造业、新材料产业、节能环保产业、信息产业、生物产业、新能源产业、文化创意产业等七大产业作为战略性新兴产业予以重点扶持。

湖南省喀斯特区域现行产业体系。邵阳市以特色轻工、建筑材料和食品医药等为重点产业。怀化市的特色农产品、健康养老、生态旅游、现代物流等产业极具特色。湘西州的文化旅游、特色食品、新材料等产业也较具实力。郴州市近年来致力于发展以铅、锌、铋、银等为主的有色金属，以及新材料、休闲度假旅游、会展服务业等产业。永州市的高端装备制造、新一代信息技术、新材料、特色农产品等产业发展强劲。张家界以旅游业及旅游产品加工、健康养老、会展服务业等为重点发展产业。娄底市的高端装备制造、新型材料、建筑材料、现代物流等产业实力显著。衡阳市的高端装备制造、有色金属、新材料等产业历史悠久。株洲市的高端装备制造（如轨道交通装备和航空航天等）、新一代信息技术、新能源汽车、新材料和现代物流等属于传统优势产业。常德市的食品、文化旅游、新材料和高端装备制造等产业在国内具有很高的知名度。益阳市着重发展的产业包括新一代信息技术、中药现代化、食品、高端装备制造、新材料和现代物流等。湘潭市更关注高端装备制造、新材料、汽车、现代物流和食品等产业。岳阳市则充分发挥其湖区资源和航运便利等优势而提出重点发展的产业包括食品住宅、能源石化和现代物流等。

湖南省各喀斯特区域 2014～2021 年的地区生产总值见表 1-5。

表 1-5　湖南省各喀斯特区域 2014～2021 年的地区生产总值

单位：万元

地区		年份							
		2014	2015	2016	2017	2018	2019	2020	2021
邵阳市		12616104	13869988	15302577	16915000	17826481	21520000	22510000	24615000
怀化市		11812366	12732479	14003368	15039700	15132689	16170000	16720000	18178000
湘西州		4570000	5120000	5309000	5826400	6050500	7057100	7251100	7921100
郴州市		18725768	20120654	22041285	21781900	23918696	24110000	25030000	27700800
永州市		13014528	14181762	15658072	17284600	18056499	20170000	21080000	22610800
张家界		4100187	4477004	4930990	5424000	5789155	5520000	5560000	5803000
娄底市		12108581	12916626	14001393	15449800	15404137	16410000	16800000	18257600
衡阳市	衡阳市	23965488	26015749	28530158	31324800	30460279	33730000	35090000	38403100
	衡南县	2525432	2878523	3170611	3230289	3303726	3410924	3560073	3873800
	衡东县	2134301	2364490	2627621	2787964	2842887	2757323	2908135	3156400
	祁东县	2182950	2399955	2661676	2719626	2758563	2857040	3087084	3355600
	耒阳县	3558540	3899472	4301442	4220587	4325046	3679346	3945808	4194000
	常宁县	2448805	2696016	2966707	3110683	3319279	3331714	3509097	4010600

续表

地区		年份							
		2014	2015	2016	2017	2018	2019	2020	2021
株洲市	株洲县	1021931	1156000	1270000	1409000	1363915	1437917	1503427	1648905
	攸县	3135888	3410141	3703185	3785217	3470351	3971815	4205568	4571600
	茶陵县	1446022	1574472	1740028	1707559	1855071	2153478	2243234	2452000
	醴陵市	4883654	5315568	5731693	6013943	6112136	7163501	7375502	8252000
常德市	澧县	2525276	2784503	3110940	3232011	3580271	3735603	3859593	4170900
	临澧县	1279136	1394228	1565516	1626429	1782313	1930429	2045678	2198400
	桃源县	2507804	2751162	3114681	3318452	3687297	4075242	4298318	4629308
	石门县	1938447	2113881	2398633	2517601	2782192	2956715	3136059	3425050
益阳市	桃江县	1880764	2032445	2273731	2507741	2716833	2710263	2798785	3019400
	安化县	1628404	1750207	1962662	2144232	2334581	2321780	2401231	2609100
湘潭市	湘潭县	2868000	3298000	3643000	4043000	4464573	4849792	5010397	5463536
	湘乡市	2997745	3285838	3656494	3942552	4431739	4830423	5002414	5456000
岳阳市	临湘市	1977417	2135699	2331699	2316029	2665783	2992989	3050624	3098800

注：数据来源于历年湖南统计年鉴，其中株洲县于 2018 年撤县设株洲市渌口区。

5. 重庆市现行产业体系

重庆市具有较雄厚的工业基础，其汽车业、电子制造业、装备制造业等为传统支柱产业，同时将旅游业和现代服务业等作为特色产业扶持发展。十余年来，重庆市把新一代信息产业、现代装备制造业、新能源汽车、节能环保及新材料新能源等作为主导产业重点发展。其喀斯特县区的产业体系基本以种植业及市重点产业的支撑产业等为主。

重庆市各喀斯特区域 2014～2021 年的地区生产总值见表 1-6。

表 1-6　重庆市各喀斯特区域 2014～2021 年的地区生产总值

单位：万元

地区	年份							
	2014	2015	2016	2017	2018	2019	2020	2021
南川区	1731935	1862532	2107785	2735612	2803736	3339519	3607627	4085100
武隆区	1199849	1313995	1456130	1762113	1816270	2096598	2242104	2621413
酉阳县	1104184	1169671	1294808	1642781	1579641	1867200	2011515	2124700
秀山县	1265021	1381933	1506166	2285556	1856382	2830091	3012682	3409400
石柱县	1199517	1292437	1454176	1432263	1759712	1593842	1710536	1865400
奉节县	1814112	1974324	2232729	2475483	3006802	3034171	3231391	3725400
巫山县	812686	896604	1017946	1340101	1426379	1729677	1887691	2087955
云阳县	1701867	1879115	2131093	3431792	2750474	4312462	4625856	5281300

续表

地区	年份							
	2014	2015	2016	2017	2018	2019	2020	2021
巫溪县	667202	733991	823691	865117	1037264	1075775	1101708	1208329
合川区	4404576	4761869	5321909	7451305	7129277	9109134	9724449	9738768
垫江县	2240941	2398394	2633137	3471685	3169487	4168586	4448260	5026000
万州区	7712188	8282151	8973885	8577121	9825753	9209134	9706800	10879400
彭水县	1087992	1159666	1286858	1787985	1701095	2222796	2450974	2701200
黔江区	1863052	2025455	2188411	1926295	2472935	2294432	24521627	2709774
城口县	460039	425418	451155	432449	557772	524980	552025	606300
璧山区	3345173	3818000	4283500	5501323	5273009	6810180	7470876	8745000

注：数据来源于历年重庆统计年鉴。

6. 四川省现行产业体系

四川省在制造业领域拥有葡萄酒、农副食品加工、饮料和精制茶等传统产业，以及拥有电子信息、装备制造、能源化工等现代特色工业，同时重点扶持新能源汽车、储能电池、节能环保、电力、生物医药、轨道交通等战略性新兴产业。

四川省喀斯特区域现行产业体系。成都市重点发展大数据产业、新能源与智能汽车、航天装备制造、医疗设备及器械、优质白酒和农产品精深加工等现代工业体系。宜宾市既是工业重镇，也是特色农产品基地，其特色优势农业包括竹、茶、牛、猪、蚕等。广元市拥有饮料制造、精制川茶、新型建材、绿色家居、铝基材料、电子元器件等特色工业。泸州市拥有全国知名的白酒产业及较具实力的电子信息、装备制造、精细化工、现代医药等工业。巴中市的农产品精深加工、精制川茶、中药制造等产业也较具盛名。绵阳市重点扶持大数据、新能源与智能汽车、特种钢铁材料、优质白酒、中药制造等现代工业。达州市的天然气化工、玄武岩纤维、高分子材料、新型建筑材料、农业机械、医药制剂等产业独具特色。雅安市的有色金属材料、新型建筑材料、新能源与智能汽车、农产品精深加工等产业也享有盛名。凉山州的钒钛钢铁材料、有色金属材料、医药制剂、农产品精深加工等产业名气日久。乐山市的有色金属材料、核技术及应用装备、农产品精深加工等产业也颇负盛名。攀枝花以钒钛钢铁材料、工程与矿山冶金装备、烟草制造和农产品精深加工等为重点发展方向。广安市的轨道交通、电子元器件、汽车零部件、化工新材料等也颇具实力。

四川省各喀斯特区域 2014～2021 年的地区生产总值见表 1-7。

表 1-7　四川省各喀斯特区域 2014～2021 年的地区生产总值

单位：万元

地区		年份							
		2014	2015	2016	2017	2018	2019	2020	2021
宜宾市	筠连县	1060879	1108809	1198521	1319556	1435671	1334527	1461768	1583500
	珙　县	1151024	1228108	1327573	1476028	1607782	1582665	1711838	1914700
	兴文县	747077	808080	878805	981245	1072991	1309623	1475630	1631500
广元市	广元市	5661920	6054300	6600100	7321200	8018500	9420000	10080000	11162500
	旺苍县	833127	889463	964791	1025647	1118042	1294690	1388903	1550638
泸州市	叙永县	923620	1002487	1093350	1153604	1243075	1373355	1471522	1612000
	古蔺县	1253911	1280767	1401135	1497833	1578074	1722860	1797685	2003000
巴中市	南江县	973597	1050576	1129696	1248081	1334858	1378852	1398229	1286100
	通江县	904105	973835	1044476	1151146	1235359	1339579	1340371	1282200
绵阳市	绵阳市	15798910	17003318	18304207	20747500	23038214	28560000	30100000	33502900
	江油市	3006171	3227387	3470945	3845967	4280341	4562868	4777350	5282700
	安州区	1024710	1089000	1084000	1320542	1092000	1200730	1232350	1357397
达州市	达州市	12721200	13665600	14954900	16975800	18795300	20275100	21178000	23516700
	万源市	1169883	1187788	1256975	1363513	1413312	1312653	1341596	1363513
	宣汉县	2505629	2239580	2425270	2666464	3006250	3699090	4002056	5007397
雅安市	芦山县	294394	322726	354997	399215	432013	474217	508093	571400
	宝兴县	234267	260177	286988	319784	342140	335647	345309	385600
成都市	都江堰市	2515800	2753768	3062245	3485014	3847951	4245125	4416962	4842800
	邛崃市	1838464	2042066	2281261	2643903	2986779	3307307	3508380	3863200
	大邑县	1653442	1830048	2042304	2306715	2601247	2856878	3006678	3174000
凉山州	雷波县	545364	557717	594879	624347	654387	701027	693666	765500
	美姑县	187244	193350	211598	245965	259038	359080	370566	407700
	昭觉县	233696	251044	274784	277144	298356	391951	416090	461100
	冕宁县	931420	971443	1072629	1165760	1249905	1158650	1183088	1276956
	盐源县	848947	761404	757819	813003	900096	1327573	1372949	1480896
乐山市	乐山市	11958100	12806300	13354000	14816100	17098100	18726000	20011700	22051500
	峨眉山市	1942110	2110344	2411977	2525358	2732083	3284413	3518955	3857500
攀枝花市	盐边县	1088915	1131233	1240690	1397688	1433671	1238021	1282882	1405062
广安市	华蓥市	1225590	1344099	1432162	1471849	1546937	1675056	1712281	1860000

注：数据来源于历年四川统计年鉴，其中安县自 2016 年撤县改区即安州区。

7. 云南省现行产业体系

云南省的传统支柱产业主要有烟草加工和生物资源等产业，其传统特色产业包括采矿、烟草、旅游等。近几年，云南省在支持其传统优势产业转型升级的同时，也积极培育和扶持壮大先进装备制造、新型材料、现代物流和信息等战略性新兴产业和高原特色农业等。

云南省喀斯特区域现行产业体系。昆明市以较具高原特色的现代都市农业、烟草业及其配套产业、先进装备制造业和冶金化工业等作为重点发展产业。昭通市的马铃薯、苹果、天麻、花椒等特色农业是典型的高原产业类型。曲靖市的烟叶产量已占据国内 8%的份额而成为亚洲最大的烟叶生产基地，同时近 10 年的优势产业还包括特色高原农业、高原体育、生物资源加工、文化旅游、现代商贸物流、精细化工、现代装备制造和有色金属深加工等。文山州在现代农业、旅游产业、矿电产业、中医药产业等领域有较为明显的发展优势。另外，丽江市重点发展其高原特色农业和生物医药大健康产业等；迪庆州主要关注文旅产业；红河州更关注的产业包括具有高原特色的现代农业以及其他产业，如生物医药与大健康、旅游文化融合、新材料和现代信息及食品与消费品制造等；玉溪市的卷烟业、新能源新材料、文化旅游、食品加工、矿冶及装备制造、生物医药等产业独具特色；临沧市在中药材及茶叶种植业拥有悠久的产业发展历史；保山市主要扶持其农特产品加工、旅游文化、轻纺、信息、新材料、现代物流等六大产业。

云南省各喀斯特区域 2014～2021 年的地区生产总值见表 1-8。

表 1-8　云南省各喀斯特区域 2014～2021 年的地区生产总值

单位：万元

地区		年份							
		2014	2015	2016	2017	2018	2019	2020	2021
昆明市		37129943	39680051	43000780	48576400	52068979	64760000	67340000	72225000
曲靖市		16494046	16502574	17751063	19411200	20133556	26380000	29590000	33939100
昭通市		6703372	7083761	7655307	8324500	8895404	11940000	12890000	14620600
文山州		6156889	6708389	7358791	8091055	8590626	10816000	11851200	12987700
丽江市		2618385	2896117	3092899	3394849	3507628	4730000	5130000	5704900
迪庆市		1472078	1611387	1805843	1986517	2175236	2512005	2669405	2932700
红河州	个旧市	1926494	2061934	2247213	2434760	2600016	3070802	3390952	4010500
	开远市	1432600	1545497	1679983	1858874	2027301	2468739	2692403	3034000
	蒙自市	1314000	1440257	1643145	1909571	2082463	3551506	3908458	4477400
	建水县	1149500	1252126	1375998	1521322	1613722	2065471	2240075	2499659
	泸西县	696500	762319	838241	924164	1007499	1231714	1522895	1692800
	弥勒县	2439900	2757743	2720029	2876517	3004596	3983758	4420010	4961000
	屏边县	226900	257438	288639	323054	356683	565289	610411	682652
	河口县	338500	373059	419739	514231	600286	980341	1102152	1255100

续表

地区		年份							
		2014	2015	2016	2017	2018	2019	2020	2021
玉溪市	红塔区	6174500	6157700	6115500	6350800	6550300	8410300	8901600	10342700
	江川县	616000	724863	810895	908475	1000299	1339362	1467367	1672319
	通海县	834400	916481	1011949	1123831	1167136	1567739	1722550	1943300
	华宁县	631400	702009	792742	872210	912274	1150327	1194838	1330200
	易门县	646200	745133	853821	1003720	1079320	1363727	1325161	1537780
	澄江县	644700	713212	800218	906677	1002898	1397636	1406387	1535800
临沧市	永德县	468900	511916	564148	618092	634552	764972	832493	917957
	镇康县	329500	351391	391823	438455	456770	522496	569257	649300
	沧源县	310400	340526	374015	419078	413259	477098	515706	587195
	耿马县	685100	737685	811375	899277	966803	1111586	1214701	1354000
保山市	隆阳区	1905300	2100633	2345910	2607678	2852559	3611466	3939616	4211931
	施甸县	454800	501756	560374	625244	674686	904965	900820	1001980

注：数据来源于历年云南统计年鉴，其中蒙自县自 2010 年撤县改市。

1.3.3　优势资源分析

我国南方喀斯特地区地域辽阔、历史悠久，蕴藏着丰富的矿产资源和生物资源。同时，该地区在数千年的发展进程中造就了浓郁的民族风情，形成了独特的文化旅游资源。本节通过查阅地方政府官方网站和统计年鉴，获得相关区域的资源分布情况，简要介绍如下。

1. 贵州省优势资源

贵州省作为我国西南内陆的腹地，已经成为西南区域的重要交通枢纽，为充分开发和利用贵州省的资源优势发挥着日益重要的作用。贵州省丰厚的资源优势体现在自然资源、矿产资源和旅游资源 3 个主要方面。

1）自然资源。贵州省独特的喀斯特地理环境和适宜的亚热带雨林气候条件，使其成为我国四大中药材的产地之一。贵州省中药材的主要种植品种包括天麻、黄连、石斛、杜仲、吴萸、金果榄、南沙参、黄柏、首乌等，并分布在铜仁、毕节、遵义、安顺以及黔东南等地。此外，贵州省还拥有上千种珍稀野生动植物资源，其中冷杉、银杉、珙桐、贵州苏铁等属于国家一级保护植物，而黔金丝猴、黑叶猴、黑颈鹤等属于国家一级保护珍稀动物。

2）矿产资源。贵州省矿产资源丰富多样，煤矿产量居全国第五位，其保有储量已达到 530 亿吨，远景储量有 2419 亿吨，因而贵州素有“西南煤海”之称。贵州省的有色金属资源也比较丰富，其中铝矿资源主要分布在黔中、黔北等地区，其保有储量达到 3.95 亿吨而居西部之首；锰矿资源集中在遵义和松桃等区域；磷矿资源主要分布在开阳、瓮福和织金等县，因其保有储量超 25.6 亿吨而位居全国第二；金矿资源也含量丰富并主要分布于黔西南等区域。

3）旅游资源。贵州省拥有多项国家非物质文化遗产地以及众多极具民族特色的风景名胜区。贵州省还因其气候适宜风景优美而被称为“避暑之都”。另外，由于贵州省的气候温暖湿润而使其拥有珍贵的生态环境资源等。其中，安顺黄果树瀑布和龙宫景区、荔波大小七孔景区、毕节市百里杜鹃、铜仁市梵净山、兴义市万峰林以及西江千户苗寨等都是驰名中外的著名景点。

2. 广西壮族自治区优势资源

广西壮族自治区毗邻贵州省，其资源优势体现在动植物资源、矿产资源、旅游资源等方面。

1）动植物资源。广西壮族自治区地处我国温暖湿润的热带和亚热带地区，因其适宜的气候条件而拥有种类繁多的动植物资源。据统计，广西壮族自治区拥有如金花茶、银杉、桫椤、擎天树等约 43 种国家重点保护的珍稀植物品种并分布在桂南和桂西南等区域，以及桂北的龙胜县和兴安县等地；拥有约占全国总数 43%的栖脊椎类野生动物，其中国家重点保护珍稀类动物达 149 种，国家一级保护动物 24 种。

2）矿产资源。广西壮族自治区拥有种类丰富和储量丰富的矿产资源。目前，已发现 145 种矿产资源并且其储量占全国矿产资源总储量的 45.8%以上，其中以铝、锡等有色金属的存量占比最多，被称为“有色金属之乡”。广西壮族自治区的主要资源分布区如下：桂南的锰、钒、钨、铳等矿产；桂东的有色金属生产基地；桂中的能源矿产和黑色金属矿产等；桂西的有色金属和贵金属生产基地；桂北的铁、铌、钽、重晶石等。

3）旅游资源。广西壮族自治区拥有环境优美的山水风光和喀斯特自然景观，其“山水甲天下”的桂林风景和喀斯特溶洞已经享誉海内外。

3. 广东省优势资源

广东省是中国南部沿海区域的航运中心，其自然资源可以分为旅游资源、海洋资源、矿产资源、生物资源等。在旅游资源方面，广东省沿海区域开发了众多的温泉休闲养生项目，拥有著名的韶关丹霞山地貌、肇庆喀斯特地貌、汕头海蚀地貌等旅游资源，以及数量众多并分布广泛的近代历史遗址等。在海洋资源方面，广东省辽阔的海域和漫长的大陆海岸线等优势成为对外贸易发展的最大优势之一。在矿产资源方面，广东省已发现 116 种矿产并探明 88 种矿床储量，被称为中国稀有金属和有色金属的故乡。在生物资源方面，广东省拥有种类繁多的动植物资源。

广东省喀斯特区域的优势资源主要体现在：肇庆市拥有丰富的土地资源、农林资源、水力资源等，以及黄金、玉石等50多种矿产资源。韶关市的矿产资源不但类型齐全而且储量较大、分布较广，其有色金属矿在广东省的矿产资源中占有重要位置和较大份额。清远市的矿产资源具有种类较多、分布范围广等特点，特别是其非金属矿的规模大、产地多。阳江市海产资源丰富，其盛产鱿鱼、鱼翅、对虾、马鲛鱼、石斑鱼等海产品，因其产量位居全省第二而被称为广东渔业大市。

4. *湖南省优势资源*

湖南省的水资源、矿产资源、动物资源等蕴藏量丰富。在水资源方面，湖南省拥有湘江、资江、沅江、澧水等大型水系及全国第二大淡水湖（洞庭湖）等。在矿产资源方面，湖南省发现有144种矿产。在动物资源方面，湖南省因拥有13种国家一级保护动物（如华南虎、云豹和麋鹿等）而成为世界生物基因库。

湖南省喀斯特区域的优势资源主要体现在：邵阳市境内生长着银杉、冷杉、伯乐树等一级保护植物，以及三尖杉、华南五针松、香榧和连香树等二级保护植物在内的共约2826种高等植物；该市境内有云豹、金钱豹等一级保护动物，以及穿山甲、水獭、斑林狸等二级保护动物；该市境内已发现煤、铁、锰、钨、锑、金、银、铅、锌等74种矿产资源。怀化市的物产资源也非常丰富，拥有8696万立方米的活立木蓄积量；有产量居全国第一的茯苓和天麻及其他中药材达26万亩（1亩≈666.67平方米）；有居全省前列的黄金、铜、磷等，以及居全国前列的石煤、硅砂、重晶石等矿产资源达45种；同时，怀化市是全国十大水电基地之一。湘西州的农业、水利、矿产等资源丰富，因其拥有2000多种中药材资源而被称为我国华中地区的“生物基因库”和“中药材宝库”；其内分布584处矿产地，且锰矿居全国第二、铅锌矿居全国第三，以及钒、汞、铝、紫砂陶土等矿产资源居湖南首位。郴州市素有“竹木之乡”和“有色金属之乡”的美誉。永州市有华南虎、黄腹角雉等国家一级保护动物，以及五步蛇、猕猴等国家二级濒危保护动物等各种野生动物达1000余种；该市因拥有13种国家二级保护植物、6种国家一级保护植物而成为湖南省植物资源富集区；此外，该市已发现65种以上有色金属矿产资源。张家界市拥有煤、铁矿石、镍钼等60多种矿产资源、1409种物种植物、190余种脊椎动物。娄底市蕴藏了煤矿等47个矿种资源被称为湖南省矿种资源较齐全的地区之一。衡阳市主要有铅、锌、铜、钨、锡、锑、钛、银等20余种有色金属矿及铁、锰等黑色金属矿，同时包括盐、硫铁、钙芒硝等化工原料，以及盐石、大理石、花岗岩、高岭土等矿产资源。株洲市的主要矿产资源有铌、氧化钽、高岭土、辉绿岩、石英岩、铁、锡、煤等，同时具有伴生矿多、单一矿少、产地分布集中等特点。常德市拥有壶瓶山、西洞庭、乌云界等国家级自然保护区，并发现141种矿产资源。益阳市因其拥有锑、钨、钒、石煤等20余种矿产资源而成为远近闻名的“小有色金属之乡”。岳阳市分布着云豹、黄腹角雉、金雕、河豚、穿山甲、灰鹤等近 600 种野生动物资源，以及银杏、水杉、红豆杉、樟树、金钱松、闽楠等 1118 种野生植物和栽培植物。

5. 重庆市优势资源

重庆市是我国中西部地区唯一的直辖市，其独特的地形条件创造了丰富的水能资源、旅游资源、动物资源和矿产资源。在水能资源方面，重庆市丰富的水资源为其发展水电业创造了有利条件。在旅游资源方面，重庆市的旅游资源不但丰富多样、分布广泛且其地方特色显著。在动物资源方面，重庆市拥有近 100 种珍稀保护动物，如金丝猴、华南虎、蜂猴、黑鹳等，以及其他 500 余种各类动物资源。在矿产资源方面，重庆市拥有煤、天然气、铝土矿、盐矿、锶、锰、钡等 40 余种矿产资源。

6. 四川省优势资源

四川省宜人的气候条件蕴藏着丰富的能源资源、旅游资源、生物资源等。在能源资源方面，四川省拥有丰富的水能、天然气、稀土等自然资源；其水能资源包括大渡河、金沙江、雅砻江等三大水系，其川南煤田约有 122.7 亿吨煤炭资源，其位于川西南、川南、川西北等 3 个区的钒、钛、天然气等矿产资源居全国第一。在旅游资源方面，四川省作为全国知名旅游大省，其旅游资源数量多、类型全、分布广，如九寨沟、黄龙景区和大熊猫栖息地等世界自然遗产地、青城山—都江堰等世界文化遗产地和峨眉山—乐山大佛世界文化与自然遗产地等。在生物资源方面，其适宜的气候条件为动植物的生存提供了优质的环境，拥有大熊猫、金丝猴等国家一级保护动物和小熊猫、黑熊等国家二级保护动物。

四川省喀斯特区域的优势资源主要体现在：成都市因其良好的自然生态环境而获批 4 个“森林及野生动物保护类型”自然保护区；该市拥有占全国约十分之一物种数的 3390 种高等植物，其中包括珙桐等 6 种国家一级保护植物和 23 种国家二级保护植物；该市拥有 15 种国家一级保护动物和 58 种国家二级保护动物；另外，成都市金属矿产资源囊括了铁、钛、钒、铜、铅、锌、铝、金、银、锶、稀土等，以及 60 种非金属矿产资源，如地热、煤、钙芒硝、大理石、矿泉水等。宜宾市的攀西—六盘水资源富集区已探明 53 种矿产资源，其中煤炭储量居四川省首位；该市是全国最大的黄樟油产地和四川茶叶主产区；该市因其拥有高达 47%的森林覆盖率而使其成为长江上游生态屏障的重要支撑；同时，该市拥有种类繁多的生物资源，如近千种动物资源和 5000 余种高等植物资源等。广元市拥有丰富的矿产资源，有耐火黏土、煤、天然气、溶剂灰岩、砂金等 480 处矿产地，主要分布于青川、旺苍、市中区、朝天、元坝 5 个县区；其内有大熊猫、金丝猴、牛羚等国家重点保护动物在内的 400 种野生动物，以及珙桐、水青树、连香树和剑阁柏等 832 种珍贵野生木本植物。泸州市境内养育着 2 种一级保护动物和 28 种二级保护动物等在内的近 214 种野生动物，以及包括如珙桐、水杉、桫椤等 46 种珍稀植物、6 种一级保护植物和 24 种二级保护植物等在内的近 5950 种高等植物，同时蕴藏煤、硫铁矿、天然气、石油、铁、铜和金等 20 余种矿产资源。巴中地区的矿产资源有磁铁矿、铅、锌、金、钼、钒等金属矿，有晶质石墨、霞石铝矿等非金属，同时蕴藏天然气、页岩气等能源矿产。绵阳市已探明铁、锰、铅锌、钨、金、银、磷、硫等 56 种矿产资源，其中以锰、膨润土、铸型用砂、页岩、天然气等资源较为丰富；另外，该市还是长江上游的生态屏障区和全国野外大熊猫主要栖息地。达州市是国家能源资源战略基地，其天然气储量达到 7000 亿立方米，并且每年可生产 400 万吨硫磺。雅安市的森林覆盖率超过 65%，并分布有大熊猫等 700 余种野生动物和珙桐等约 3000 多种植物。凉山州的清洁能源富甲天下，其水能资源开发量占据全国 15%，并拥有邛海泸山、泸沽湖、西昌卫星发射中心等中外闻名的区域。乐山市的岩盐、马边磷矿和煤炭等资源也储量丰富。攀枝花境内繁衍着 500 余种陆生野生动物和 2300 余种野生植物，其中包括 38.5 万余株拥有 2.7 亿年生存史的原始苏铁林。广安市的矿产资源主要包括煤、石灰石、砂岩、页岩等。

7. *云南省优势资源*

云南省位于我国西南边陲，其省会昆明市因四季如春而被誉为“春城”。云南省蕴含丰富的水资源、生物资源、能源资源、旅游资源等。例如，在水资源方面，云南省在东南、西南两股暖湿气流的共同作用下，加上其地形条件、气候因素的影响，使云南的降水量丰富、水源量充足。据统计，云南省拥有著名的六大水系，即长江水系、珠江水系、元江水系、澜沧江水系、怒江（萨尔温江）水系、伊洛瓦底江水系，其水能资源的蕴藏量已占据全国可开发水力资源的五分之一以上。在生物资源方面，云南省拥有多种多样的植物类别，其植物种类占比为我国最多的省份，其森林覆盖率达 62%以上。在能源资源方面，云南拥有水能、煤炭等主要能源资源，也拥有地热能、太阳能、风能等可再生能源。在旅游资源方面，云南北部的梅里雪山、南部的西双版纳、三江并流地区的河流峡谷和世界地质公园（如石林和泸沽湖等）是著名的自然景观；大理古城、丽江古城和建水古城等历史文化名城以具有深厚的文化底蕴著称；各民族的传统节日和风俗活动（如傣族泼水节和彝族火把节等）深受游客喜爱。

云南省喀斯特区域的优势资源主要体现在：曲靖市矿产资源已探明总储量达 355 亿吨，其中煤炭资源的远景储量约 300 亿吨；此外，该地拥有丰富的地热资源，使其分布众多的温泉；另外，该地还有 6 个国家 4A 级旅游景区和 9 个省级风景名胜区等。昭通市拥有种类多且品质高的矿产资源（如煤、硫）等约 33 种；

其品质优良的生物资源（如烟草、野生天麻、苹果）等也享誉国内。文山州是名贵中药材“三七”的原产地和主产区；其铟、锑、锡、钨等矿产资源居全国前列，其镓、锰、水晶、沸石、铝土矿等矿产资源居全省前列。丽江市拥有 1.3 万种植物，包括金铁锁、云南铁杉、红豆杉等 20 种珍稀濒危植物，以及滇金丝猴、野驴、云豹、金钱豹、猕猴、小熊猫等国家重点保护动物；该市还发现了煤、铜、砂金等 30 余种矿产资源。迪庆州丰富的矿产资源主要包括有色金属、稀有金属等金属矿及非金属矿，其中包括铜、钨、钼等在内的 17 种金属矿；其动物资源包括 125 种野生哺乳动物和 18 种一级保护野生哺乳动物；其珍贵的植物资源包括云南红豆杉、玉龙蕨、独叶草、光叶珙桐等一级国家重点保护物种及澜沧黄杉、油麦吊云杉等二级国家重点保护物种。红河州因其境内的 6 个自然保护区遍布各种野生动植物资源，如 5667 种野生种子植物和 82 种国家重点保护野生植物而被称为“天然动植物王国”，其中有红河苏铁、伯乐树等在内的 23 种国家一级重点保护野生植物和红椿、榉树等在内的 59 种国家二级重点保护野生植物。玉溪市境内分布有 31 种国家级重点保护野生植物，其中 5 种国家一级保护野生植物和 26 种国家二级重点保护野生植物；同时分布有 87 种国家重点保护陆生野生动物，其中 13 种国家一级保护陆生野生动物和 74 种国家二级保护陆生野生动物。临沧市境内的热带雨林和热带季雨林则分布有 11 种植被类型和 4200 多种野生高等植物，其中云南红豆杉、长蕊木兰、宽叶苏铁等属于国家一级保护野生植物；另外，该市蕴藏诸如锗、煤、铅锌、铁、金、银、锰等各种金属矿及诸如高岭土、硅藻土、稀土等非金属矿等矿产资源。保山市主要拥有铁、锡、铅、锌、铜、镍、钴等矿产资源，同时拥有较为丰富的动植物资源，包括有 250 余种鸟类、50 余种兽类、2200 多种植物，其中有 21 种珍禽异兽和诸如桫椤、秃杉、楠木、香樟、大树杜鹃等国家一类保护植物。

1.3.4 经济发展问题

中国南方喀斯特地区因其特殊的地质地貌特征、丰富的能源矿产资源和杂居的民族聚落模式等形成了独特的自然地理环境与经济发展格局。近十余年来，中国南方喀斯特各区域在党中央和各级地方政府的领导下，其经济资源获得有效开发，其区域经济不断发展。特别地，各喀斯特区域的贫困人口在 2020 年年底实现全面脱贫，使我国取得了举世瞩目的经济发展成就和社会进步效果。但是，各喀斯特区域的经济发展也面临一些较为突出的问题，并主要表现在：贵州省的经济发展由于其地理环境、人才资源、资金储备等方面的不足而导致其省内各区域的经济差异显著且不具备明显的发展优势；广西壮族自治区的第三产业比值虽然提升较快但其内部结构也存在一些问题，如信息、外贸、金融等新兴产业的发展程度相对不高；云南省的产业结构存在较为明显的失衡现象，如昆明、曲靖、玉溪等市较发达，而昭通、文山、保山、临沧、普洱、西双版纳、丽江、德宏、迪庆、怒江等市的生产总值则占比较小；四川省的工业体系相对欠缺且实际发展不强，其传统资源型工业、原材料工业、重化工业等占比较大但其投资相对不足；重庆市的若干工业，如机械、化工、冶金、食品、纺织等行业尽管具有较强大的发展基础，但其丘陵山区传统农业的经济总量占比较大；湖南省产业结构实现了重大转变，其第三产业发展较快但仍较其他地区须进一步提升；广东省的经济发展较为不均衡，即经济主要集中在珠三角地区，而珠三角以外特别是喀斯特区域的经济与其差距较大等。

1.4　区域政策实施概况

中国南方喀斯特地区各区域政府为了实现其经济快速增长和社会明显进步的发展目标，大多制定并实施了较为强势的区域产业政策。这些区域政策主要涉及以下方面：对某些具体产业进行扶持保护和调整完善；规范保护和干预调整某些产业或企业，特别是商品、服务、金融等方面的生产经营与市场交易等活动。本节分别介绍中国南方喀斯特各区域的区域发展政策。

1.4.1　经济发展战略

区域经济发展战略是某地方政府在本区域内对经济与社会发展的全局性、长远性和关键性问题所作的筹划和决策。党的十八大报告指出：“以经济建设为中心是兴国之要，发展仍是解决我国所有问题的关键。”党的十八大以来，以习近平同志为核心的党中央站在实现“两个一百年”奋斗目标和实现中华民族伟大复兴的中国梦的历史高度，统揽战略全局，相继提出“一带一路”倡议、京津冀协同发展、长江经济带发展三大发展战略。三大战略的共同特点是跨越行政区划并协同发展。党的十九大报告明确指出：“我国经济已由高速增长阶段转向高质量发展阶段”和“分两步走在本世纪中叶建成富强民主文明和谐美丽的社会主义现代化强国”。中国南方喀斯特各区域的地方政府根据党中央的战略部署分别制定了适合本区域发展的经济政策。

贵州省提出“牢牢守住发展和生态两条底线”，全力实施“乡村振兴、大数据、大生态”三大战略行动，加快建设“国家大数据综合试验区、内陆开放型经济试验区、生态文明试验区”等三大国家级试验区。特别地，贵州省在“十四五”时期更加着力于通过推动实体经济发展和扩大有效需求，大力推进新型工业化、新型城镇化、农业现代化、旅游产业化。

广西壮族自治区的经济发展格局将遵循“三大定位”，即“构建面向东盟的国际大通道、打造西南中南地区开放发展新的战略支点、形成 21 世纪海上丝绸之路和丝绸之路经济带有机衔接的重要门户”等，强调以重大项目为切入点而强力推进产业转型升级；大力发展大健康和文旅产业；积极培育新经济新业态（如平台经济和数字经济）等；提升广西科技创新支撑产业能力并积极扩大消费需求。

广东省基于强核、立柱、强链、优化布局、品质、培土六大工程，推进制造强省建设；通过深入推进粤港澳大湾区建设，形成优势互补和高质量发展的区域经济布局；通过深圳先行示范区和广州实现老城市新活力而发挥“双核联动”作用等。广东省各喀斯特县区也积极参与这些建设活动而助力广东省牢固其实体经济的发展根基和提升其产业的整体竞争力，为加快构建广东省“一核一带一区”的区域发展新格局而贡献其资源要素。

湖南省为确保经济实现量的合理增长和质的稳步提升，在 2020 年湖南省政府工作报告中指出：“推动制造业高质量发展”“提升现代服务业发展水平”“大力发展文化事业”“大力实施乡村振兴战略，着力推进农业农村现代化”等。湖南省共有 7 个城市属于喀斯特区域，其中邵阳市在着力发展战略性新兴产业的同时也精心培养其传统优势产业做大做强。怀化市则偏重振兴其实体经济并推进建设相关产业及产业园区。

重庆市通过大力发展成渝双城经济圈，加快建设现代化经济体系。重庆市经济建设的具体思路是，坚持把制造业高质量发展放到更加突出的位置，加快构建现代产业体系，全面融入共建“一带一路”倡议和“长江经济带”发展；深入实施内陆开放高地建设行动计划，推动对外开放继续往更大范围、更宽领域、更深层次的方向走。

四川省提出，要加强与京津冀、长三角、粤港澳大湾区、北部湾经济区、泛珠三角区等经济区域开展交流合作，通过抓好对外经济贸易来发展壮大民营经济并统筹推进乡村振兴和县域经济。同时，四川省非常重视成渝地区双城经济圈建设，逐步加大 5G 网络和大数据中心等新型基础设施建设的投资力度。另外，四川省在其辖区内相继推进川南经济区开放平台共建共享、建设宜宾三江新区、促进川东北革命老区振兴发展、推动攀西资源型城市转型升级、综合开发安宁河谷及突出川西北生态示范区绿色主体功能等建设举措。

云南省按照“两型三化”方向，即“产业向开放型、创新型和绿色化、信息化、高端化方向转型发展”的思路，通过培育发展万亿级和千亿级产业来加快云南省建设现代化产业体系的步伐，同时以更大力度推进“数字云南”的建设力度，以加大培育和壮大云南省经济发展的新动能。

1.4.2　重点产业政策

在相关政府的战略政策支持下，中国南方喀斯特各区域的政府部门分别依据当地实际经济情况和发展环境制定了相应的产业政策，并对若干重点产业进行规划指导。本小节基于各地方政府官网、统计年鉴等，简要介绍各喀斯特区域的重点产业政策。

贵州省在省委省政府的领导下，深刻领会党中央国务院的相关文件精神，结合贵州省经济社会、地理环境等约束条件提出着重发展大数据产业体系、大健康产业体系、十大千亿级工业体系和十二大特色生态产业体系等。例如，贵州省着力振兴的十大千亿级工业产业包括基础能源、清洁高效电力、新型建材、现代化工、优质烟酒、先进装备制造、基础材料、生态特色食品、大数据电子信息和健康医药等，并且强调要运用大数据和云计算等新一代信息技术来提升这些工业产业的数字化和智能化水平。另外，贵州省还针对大数据电子信息产业提出“四个强化”和“四个融合”的发展策略，同时为了加快制造业的数字化转型而提出以“工业云”为重点的工业互联网平台建设，并制定相关措施鼓励工业企业积极“上云用云”。又如，贵州省重点针对大数据发展、大旅游提升、大健康产业、创新平台建设、现代物流、绿色金融发展、文化创意服务、融合发展、开放带动和服务质量等领域实施重点工程建设而提出了“服务业创新发展十大工程”。积极推动贵州省的文化创意、商贸会展、智慧物流、智慧旅游等服务业的新业态新模式和高质量融合发展。再如，贵州省为了将大健康产业培育成为省内经济的新增长点和支柱产业，多次围绕“医、养、健、管、游、食”提出“六项实施计划”和开展“大项目、大平台、大企业”的三大行动，努力推动大健康与大数据、大生态和大旅游的融合创新和高质量发展。

广西壮族自治区近十余年来实施了多项有效而积极的产业发展政策。例如，广西壮族自治区为了加快培育工业发展新动能而积极引导“央企入桂”、“民企入桂”和“湾企入桂”，提倡面向传统产业开展“二次创业”，以及面向若干新兴产业（如新材料化工、电子信息、机械制造、汽车、金属新材料、精品碳酸钙和高端家具家居材料等）的集群化发展而奋力推动相关产业与人工智能、物联网、大数据，区块链等融合应用，以实现其“蛙跳式”、“再倍增”和“瞪羚企业培育”等产业发展计划。又如，广西壮族自治区积极推进科技服务、软件信息、文化创意等现代服务业的集聚区建设；为了促进居家社区医养、康养和托育等大健康服务产业的发展，努力围绕“医、养、管、食、游、动”全产业链打造大健康产业的“四个一百”培育工程，即分别培育 100 个健康产业特色小镇、100 个健康产业重大项目、100 个健康产业示范基地和 100 个健康产业龙头企业等，以实现其国内一流、国际知名的宜居康养胜地的建设目标。再如，广西壮族自治区为了促进文旅产业的升级发展而提出“三地”（包括桂林国际旅游胜地、北部湾国际滨海度假胜地、巴马国际长寿养生旅游胜地）、“两带”（即中越边关风情旅游带、西江生态旅游带）、“一中心”（即南宁区域性国际旅游中心）的旅游发展新格局。

广东省的现行产业政策主要包括：基于新一代信息技术培育生物医药和新能源智能网联汽车等产业；提升“四基”，即核心基础零部件、关键基础材料、先进基础工艺和产业技术基础等的产业化能力，以推动其先进制造业；基于海洋资源和现代服务业等基础优势，加快海工装备、船舶制造、海洋能源等壮大海洋经济；基于公共文化服务体系示范区、群众性文化活动和休闲旅游等推动文旅产业的发展。其典型喀斯特区域依据广东省、本地资源优势等提出区域内的产业政策。例如，韶关市把装备制造、电子信息、医药健康、有色冶金、新材料等培育为百亿级产业集群，同时以“一县一园、一镇一业、一村一品”等模式推进精致农业发展。

湖南省，一方面以“五个 100”工程推动一批百亿级重大产业项目投产来大力培育其工程机械、轨道交通装备、中小航空发动机等产业成为世界级产业集群；另一方面以移动互联网、云计算、区块链、物联网等新一代信息技术的广泛应用来推动数字经济发展。在大健康产业领域，湖南省积极培育文旅装备制造、生态旅游、精品线路等来打造文旅融合的新产品与新业态，已经推出伟人故里、魅力湘西、大美洞庭等重点精品，其喀斯特区域也在积极建设全域旅游品牌基地。例如，邵阳市推行三大产业体系的政策，包括：以装备制造、智能家居、中医药、循环经济等为主的战略性新兴产业体系；以时尚用品、小五金、特色农产品等为主的传统优势产业体系；以文化旅游、现代物流、健康养老等为主的现代服务业体系。

重庆市强调要突出制造业高质量发展和以大数据智能化为引领的创新驱动，通过对若干支柱产业，如汽车摩托车、装备制造、生物医药、能源信息、特色资源加工等的迭代升级，以及把先进制造业和现代服务业深度融合，来加快构建其现代产业体系。另外，重庆市重视大健康产业的快速发展，把文化旅游、健康养老、体育健身等进行深度融合来建设“大都市、大三峡、大武陵”旅游品牌的国际知名文化旅游目的地和创建国家全域旅游示范区。重庆市辖区内的部分喀斯特县区正积极发展大健康与生态旅游产业。例如，南川区的国家中医药健康旅游示范区和石柱县的健康养老基地等。

四川省在农业领域，强调要通过传统制造业的设备更新来壮大其绿色载能和农产品精深加工等特色优势产业，推进其现代农业产业园区建设；在工业领域，强调要通过发展区块链、大数据、5G 网络等新一代信息产业来壮大其实体经济；在发展现代服务业领域，强调要基于“互联网+服务业”做大做强若干第三产业，如商业贸易、现代物流、金融服务、文体旅游、科技信息、商务会展、人力资源、川派餐饮、医疗康养、家庭社区等。

云南省提出“八大重点产业”，即生物医药和大健康产业、旅游文化产业、信息产业、物流产业、高原特色现代农业产业、新材料产业、先进装备制造业、食品与消费品加工制造业等。云南省在具体的实践过程中，通过先进制造业的健全发展而实现其实体经济的振兴，同时先进制造业的体制机制改革也付诸于“千亿技改工程”和“产业基础再造工程”的有力实施，并基于若干具有竞争力的先进制造业（如信息技术、智能制造、新材料、生物医药和现代服务业等）的快速发展而打造一批新兴产业集群和特色产业集聚区。同时，云南省通过打造“三张牌”，即绿色能源牌、绿色食品牌和健康生活目的地牌等来做大做强其具有世界一流水平的优势特色产业；通过构建“大健康+全域旅游+康养+特色小镇”和重点发展“高端医养、生物制造、仿制药、生物化工”等产业来打造云南以生物医药为核心的大健康产业链条。

1.4.3　政策环境分析

从产业政策特征角度分析，我国南方喀斯特各区域的政策除了尽可能体现本区域的资源优势和产业类型之外，其他方面均有一定的趋同之处，具体表现在以下几方面。首先，各区域都积极响应党中央和国务院的发展战略号召而积极强调产业的高质量发展。例如，贵州省提出基于新一代信息技术特别是大数据技术等振兴十大工业体系及基于生态底线淘汰落后产能等诸多政策；广西地区提出以大数据、人工智能和物联网技术等实现其优势特色产业的“蛙跳式”产业升级等相关政策；湖南省着重强调推动其先进制造业等升级发展的系列政策等，都突出体现了各喀斯特区域对信息产业的高度重视，即相关区域一方面大力发展大数据、云计算、区块链等热门数字信息技术，另一方面也基于这些信息产业追求其工业和服务业等其他产业的高质量发展。其次，各喀斯特区域在强调以工业壮大其经济实力之外，均提倡民生产业特别是大健康产业及文化旅游产业等的大力发展。例如，贵州省、广西壮族自治区和云南省等均比十余年前更加重视健康医药、养生养老及文化旅游等健康产业的规划发展，而其他喀斯特区域的相关产业政策也多次提及休闲旅游、健康养老、温泉养生等相关产业的综合提升。鉴于我国南方各喀斯特区域的产业发展基础和区域资源环境等状况各不相同，导致相关区域所制定的产业政策也各有侧重。例如，贵州省、广西地区、云南省等区域的旅游资源比较丰富，因而相关区域的地方政府更侧重于出台旅游产业链相关产业的发展政策，如健康运动、全域旅游、中医药制造、温泉养生等产业的发展获得了更多政策倾斜；四川省、重庆市、湖南省、广东省等各喀斯特区域依托其省级较为发达的产业基础（如制造业、服务业和重工业等），因而其产业政策更倾向于本区域支柱产业的高质量发展，同时依据其当地较为优裕的生活水平而着力打造其医药医疗、养生养老、文化旅游融合等大健康产业体系。

综上所述，我国南方喀斯特各区域的产业政策虽然各有偏重，但均重视其支柱产业和特色产业的技术升级和转型发展，同时强调对大数据、云计算、人工智能等为代表的高技术产业和新一代信息产业等的企业引进和行业发展。特别地，部分喀斯特区域基于其较为独特的自然环境、文化特征、传统习俗等对大健康产业发展提供非常有力的政策支持。可见，以医药医疗、养生养老、文旅融合等为代表的大健康产业将在地方政府良好的政策环境下不断获得发展壮大，使其成为我国南方喀斯特地区未来的支柱产业或重点产业，并在解决新时代我国社会主要矛盾（人民日益增长的美好生活需要和不平衡不充分的发展之间的矛盾）的过程中发挥越来越重要的作用。

1.5　区域对外开放概况

在国家的“西部大开发”和“一带一路”倡议等相关政策的指导下，我国南方喀斯特地区各重要的喀斯特城市，如贵阳、桂林、昆明、成都、重庆、张家界和韶关等在相关省市区政府的领导和支持下相继提升其对外开放水平。经过二十余年特别是近十年的艰苦奋斗，各喀斯特城市的开放数量不断增加，其开放程度也不断提高，开放成效日渐显著，并主要表现在各喀斯特城市的基础设施建设得到明显增加，其经济特区建设也不断被推动并向纵深发展，其贸易水平在稳步提升、贸易总额大幅增长、对外交流的范围日渐广泛、内容也不断深化等。

1.5.1　改革开放政策

近几年，国家在对外开放政策方面表现出多样化特征，并对发展喀斯特地区的对外开放水平起到了明显而重要的促进作用。首先，2006 年 12 月 8 日，国务院常务会议审议通过了《西部大开发“十一五”规划》，其西部覆盖区域包括我国南方若干重要的喀斯特区域，并把基础设施和生态环境等建设作为重点内容，努力促进若干重点区域及其产业、教育、科技、经济、公共卫生等方面不断提升。经过十余年的不断推进和深入实施，西部大开发战略在促进我国西部地区特别是贵州和广西等喀斯特地区的对外开放发挥了重要作用，其经济发展和人民生活水平等均取得了较大提高。其次，习近平总书记在 2013 年 9 月和 10 月分别提出建设“新丝绸之路经济带”和“21 世纪海上丝绸之路”的合作倡议；国家发展改革委、外交部、商务部于 2015 年 3 月联合发布了《推动共建丝绸之路经济带和 21 世纪海上丝绸之路的愿景与行动》。如此，我国基于跨区域的多国合作把“一带一路”倡议覆盖到了亚、非、欧三大洲的国家和地区。据相关资料介绍[①]：第三届“一带一路”国际合作高峰论坛共有 150 多个国家和 40 多个国际组织的上万名代表参

① 佚名，第三届“一带一路”国际合作高峰论坛成功举办 各方共形成 458 项成果[EB/OL]. (2023-10-21) [2023-12-04]. https://baijiahao.baidu.com/s?id= 1780319241727387659&wfr=spider&for=pc.

加；各方共形成了458项成果；中外企业达成972亿美元的项目合作协议。“一带一路”倡议一方面促进了沿线各国人民更加便利的生活条件、更加发达的商业环境、更加丰富的发展机会等方面发挥了积极作用，另一方面加快了我国西部地区特别是南方喀斯特地区的对外开放步伐和经济发展速度并展示了显著效果。再次，2016年9月《长江经济带发展规划纲要》正式印发，确立了上海、武汉、重庆在长江经济带的核心作用和成渝城市群的辐射作用等。在以上及其他若干重要国家政策的指引下，我国南方喀斯特地区的地方行政机构根据自身的资源优势和地理位置等条件，相应地提出符合自身发展规律的地方政策。其具体情况大致如下。

贵州省地处我国西南地区交通枢纽位置，具备“离岸、近江、近边”的区域优势。贵州同时作为“一带一路”倡议和“长江经济带”的覆盖区域和重要节点，可以充分利用国际国内两个市场和两种资源。一方面，贵州省基于“一带一路”倡议着力打造其综合运输体系而形成东西互通南北连接的经济走廊；另一方面，贵州作为长江上游的内陆省份积极融入长江经济带的发展。因此，贵州构建了“以物流为动力和以贸易为宗旨的陆、海、空三大物流通道”，通过“建设物流中心降低经营成本并促进经济发展”；同时，《贵州内陆开放型经济试验区建设2019年工作要点》进一步提出，加快建设投资贸易便利化试验区、加快建设现代产业发展试验区、加快建设内陆开放式扶贫试验区等要求，以便于更好发挥比较优势和加强与沿海地区的开放合作，促进全省经济快速协调发展。

广西壮族自治区紧紧抓住“西部大开发”和“一带一路”倡议等重大机遇。在中央政府的支持下，国家和地方政府的相关部门陆续出台了一系列政策文件，如《国务院关于进一步促进广西经济社会发展的若干意见》《关于印发广西加快推进中新互联互通南向通道建设工作方案（2018—2020年）的通知》《关于进一步深化改革创新优化营商环境的若干意见》等重要文件，为降低物流通关成本和建设冷链物流体系等提供优惠政策，并深入落实中新互联的南线建设和加快促进口岸的对外开放。

广东省作为我国对外开放的先行试验田，近十余年来国家和地方政府出台了一系列相关政策扩大其改革开放，如《国务院办公厅关于推广第二批支持创新相关改革举措的通知》《粤港澳大湾区发展规划纲要》《广东省人民政府关于印发广东省进一步扩大对外开放积极利用外资若干政策措施的通知》等重要文件，要求加强广东与港澳地区的深化合作，着眼于将粤港澳大湾区建设成为国际创新科技中心和世界级城市群，并把广东省作为国内高质量发展的案例地区和“一带一路”倡议建设的支点。广东省的喀斯特区域（如韶关市和云浮市等喀斯特市州）也积极围绕粤港澳大湾区的国际科技创新中心建设和创新创业环境优化等制定对外开放的政策措施。例如，《韶关市进一步扩大对外开放积极利用外资若干政策措施》有助于该区域进一步提升其外资质量水平和营造其优良营商环境；云浮市围绕“美丽云浮”战略定位进一步落实其高质量发展要求等。

湖南省以“大开放、大引进、大联合、大发展”四大方针战略来吸引国际投资和实行地区合作，以达到深入出口导向和将工业技术与贸易相结合等目标。湖南省的喀斯特城市（如邵阳市和张家界市等）也在国家相关部委的支持下继续扩大其改革开放步伐。例如，邵阳市先后 5 次荣获湖南省“开放型经济优秀城市”等荣誉称号，其出口总额已居湖南省第二位。张家界市通过大力发展旅游产业、加大投资力度等措施扩大其对外开放。

2016 年 1 月，习近平总书记对重庆工作提出了“一个目标”“两点定位”“四个扎实”的要求。因此，重庆市通过建设西部重要增长极和长江上游经济中心等来显示其对外开放方面的巨大进步；通过两江新区、双向滩保税港区、西永综合保税区等重点项目来展现其对外开放的新台阶。

四川省印发的《关于扩大开放促进投资若干政策措施意见的通知》等文件在推进全面创新和改革试验及吸引外商投资等方面发挥了重要的促进作用。成都市作为四川省省会城市和喀斯特区域，陆续出台《成都市融入“一带一路”建设三年行动计划（2019—2021 年）》《建设西部金融中心行动计划（2017—2022 年）》等政策，着力实现其作为国际门户枢纽、内陆开放高地、国际公园城市、世界文化城市、国家中心城市的建设目标。凉山州在国家发展改革委和国家民委等支持下提出了扩大对外开放等方面的主要任务和改革措施。

云南省在国务院支持下近十余年来持续出台了各种政策促进改革开放，如《云南省加快建设面向西南开放重要桥头堡总体规划（2012—2020 年）》《关于鼓励和支持我省企业“走出去”的财税扶持政策措施的意见》《关于加快推进边境经济合作区建设的若干意见》等政策，并建立多个边境经济合作区支持其边境经济发展。云南省的喀斯特市州（如昆明市和丽江市等）也积极通过政策措施扩大其改革开放效果，如《云南省新时代扩大和深化对外开放的若干意见》提出“切实增强昆明在全省扩大和深化对外开放中的核心引领作用”；《丽江市推进大众创业万众创新 15 条政策措施》等，则基于创建创新创业平台等角度推进其服务经济的发展步伐。

1.5.2　对外开放城市

在长期对外改革开放实践中，我国南方喀斯特地区逐步形成了以大型城市和省会城市为中心并以中小型城市为辅助的一批对外开放重点城市。

贵州省基于其经济基础致力于基础设施特别是交通条件的强化建设，同时力图巩固其省会城市（贵阳市）作为西南陆路交通枢纽的重要地位。贵州省各级政府充分发挥各市州和县区的产业特色和区位优势而打造若干重要交通枢纽和物资集散地以加强其对外开放强度。例如，在贵州中西部区域，将贵阳—贵安新区—安顺设计成为连接重庆、辐射珠三角乃至国际的重要物流枢纽和物资集散地；在贵州东北部地区，遵义将建设成为对接重庆、辐射北方并面向珠三角和全国各地的区域物流枢纽；在贵州西部地区，毕节市将建设成为连接四川和辐射云南的区域物流枢纽，等等。同时，贵州省若干重要工业基地（如白云铝铜工业基地、遵义钛锰金属材料基地、开阳磷化工特色材料基地等）则基于本地资源优势和产品优势等，不断推动其对外开放能力和经济合作水平。

广西壮族自治区发挥其沿边、沿海、沿江的区位优势，深入推进北部湾经济区的全面开放开发和泛北部湾的经济合作，继续深化其国际国内开放合作程度并努力提高其城市国际化水平，着力把广西北部湾经济区建设成为我国南方具有重要战略地位的国际区域经济合作区。广西壮族自治区同时加大建设若干重要城市的对外开放力度，提出南宁—北海—钦州—防城港的沿海城市群、珠江—西江黄金水道沿江城镇带等建设思路，面向中国—东盟自由贸易区持续推进其首府城市（南宁市）的开放合作水平，并建设成为我国南部重要的物流枢纽、商贸基地和加工制造中心。另外，广西壮族自治区还尽力打造桂东承接产业转移示范区，并在柳州打造汽车产业园区和汽车零部件出口基地，以及在北海建立出口加工区和电子科技创新基地等，同时把南宁、钦州、北海、梧州等重点城市培育成为加工贸易梯度转移的国家级重点产业承接地。

广东省凭借其粤港澳大湾区的区域优势，以及四大中心城市（香港、澳门、广州和深圳）的区域经济发展引擎作用。其对外开放喀斯特地貌城市主要包括广州市、韶关市、云浮市等。基于国家中心城市和综合性门户城市的定位，广州市通过全面增强其国际商贸中心、综合交通枢纽、科技教育文化中心等功能而建设成为国际大都市。韶关市是历史文化名城和国家生态文明建设的重要试点城市，也是中国内地连接粤港澳大湾区的交通枢纽城市。云浮市基于其排名世界第一的硫铁矿储量与质量，以及我国石材加工中心和石雕之乡等区域地位而不断增强其对外开放水平。

湖南省的主要喀斯特地貌城市，包括邵阳市、郴州市、怀化市、张家界市、娄底市等。邵阳市依靠其丰富的自然资源发展农林渔业并加强其与外界的沟通联系。郴州市通过发展物流业促进其对外贸易发展。怀化市通过打造其全国性重要的综合交通城市枢纽而实现其作为湖南省经济发展的重点区域。张家界市依靠旅游业促进其对外开放能力并推动其经济增长和生态环境保护。娄底市位于湖南省正中部，成为湖南省重要的交通枢纽。总之，湖南省各喀斯特区域充分发挥其区域优势并改造扩容一批重点港口、物流园区和联运枢纽等而提升相关城市的开放合作。

四川省和重庆市的对外开放形势呈现出向北发展的大趋势，而成都市和重庆市区则通过外贸通道和综合国际交通枢纽的强化建设而使其对外贸易水平获得长足发展。成都市采用全域开放战略加强其开放程度，其基本目标是基于全要素的开放与流通构建具有国际成本竞争优势和产业错位优势的世界生产流通体系和具有全球比较优势的西部经济增长极。重庆市通过实施“314”总体战略建设成为长江上游的经济中心和西部重要的增长极。

云南省的喀斯特地貌城市（如昆明市、丽江市和昭通市等）也在加快其对外开放水平。昆明市作为省会城市和我国西部中心城市之一，通过其得天独厚的区位优势建设通往全省（特别是边境其他地区）的高等级道路交通网络，同时已建设成昆、贵昆、南昆和内昆等多条铁路，正在推进云贵、玉昆、沪昆、西藏及中越、中老和中缅等连通东南亚诸国的铁路干线，进一步夯实其与周边国家的国际交通要道地位。丽江市充分发挥其旅游城市的地位，促进其对外开放能力。昭通市因其拥有丰富的煤、硫等矿产资源而为东南亚及其他地区所青睐。因此，云南省作为我国西南地区丝绸之路的要冲，为喀斯特地区对外开放发挥充分区位优势。

1.5.3　对外开放成效

改革开放以来特别是近十余年来，我国南方喀斯特地区的对外开放取得了显著效果，其基础设施建设和经济特区发展成绩斐然。各喀斯特区域的贸易总额大幅增长，其贸易水平在稳步提升，同时对外交流领域也在不断深化。其突出表现如下。

贵州省积极与国内发达城市（如深圳、大连、青岛、宁波和苏州等）建立对口合作关系，如《2008 年贵州省—深圳市对口合作框架协议》等，使贵州省的基础建设水平不断提高，产品销售市场扩展至港澳市场和其他地区国际市场。另外，贵州省通过与东部共建信息交换平台使其与外界的开放合作范围不断拓展；通过交通基础设施的持续建设保证其对外开放的持续深化；通过投资软环境的持续优化，极大促进了贵州的开放贸易效果。显然，国家对外开放的战略新格局，使贵州与国内外其他地区尤其是泛珠三角区域的合作中受益匪浅。

面向中国—东盟的区域经济合作，广西壮族自治区构建了“一轴（即中轴南宁—新加坡经济走廊）、两翼（即泛北部湾经济圈和大湄公河次区域）”的新格局。东盟的 30 多个国家在近十余年分别与广西相继建立了 70 余个国际友好城市，使广西的东盟友好城市居全国首位；其对外贸易跨境交易量在我国西部地区名列前茅且跨境人民币结算业务量居于全国领先地位；其 2021 年的经济总量已经超过 2 万亿元并进入工业化和城镇化的加速发展新阶段。东盟作为我国“一带一路”倡议的重点开放合作区域，而广西正是利用其与东盟国家既有陆地接壤又有海上通道的唯一省份的地区优势，使其获得了对外开放的显著效果。

广东省作为我国对外开放的领头羊和试点大省，在获得初期对外开放的巨大成效之后，近年来紧紧依靠粤港澳大湾区持续巩固其对外开放发展的领头地位。粤港澳大湾区是我国近几年再一次提出的对外开放水平较高的重要经济区战略平台，其通过推动便利快捷高效的经济要素流动来帮助粤港澳大湾区和国际商务标准进行接轨，同时基于建立开放型经济新体制而为内地提供向国际高标准贸易和投资等的学习参考。另外，广东省各喀斯特区域也基于其优越的地理区位和自然资源，使其省级经济基础取得了非常显著的成果。例如，韶关市在贯彻落实新发展理念和坚持稳中求进工作总基调等基础上，结合商务发展新形势积极开拓创新和融入粤港澳大湾区建设，有效促进其对外开放度和商贸流通体系建设等各项商务工作。云浮市基于基础设施建设，通过展销会、招商引资、开放关口等多种方式不断扩大其对外开放成果。

湖南省的对外开放格局呈现出良好的发展态势，其对外贸易额已稳居中部六省的首位和全国前五位的好成绩。湖南省基于其呈北启南的铁路交通以及“一带一路”倡议框架下基于运力提升的中欧快线和空中丝绸之路等诸多优势，为其外向型经济发展提供有力的物流支持和配套保障。其省内喀斯特区域的对外开放在省级政策指导下获得明显进步。例如，张家界市旅游交通的提质成效明显、航空口岸的开放程度扩大、机场新航站楼启用、落地签业务开通、列车可直达北上广深等诸多城市，以及常张、张花等高速贯穿境内等。娄底市在近年来的开放型经济发展方面也做出重要贡献。邵阳市积极响应“一带一路”倡议，通过承接产业转移和加快对外开放步伐来获得全市开放型经济的提质快速发展。郴州市充分发挥湖南的“南大门”区位优势，建设其承接产业转移示范区的功能作用，为湖南省发展开放型经济做出重要贡献。

重庆市近年来在成功获批保税区等基础上，陆续获得多项平台建设，如全国贸易多元化、两江新区开放型经济新体制和两江新区服务创新发展等试点区；重庆高新区国家自主创新示范区；跨境电子商务综合试验区以及加工贸易承接转移示范点等，并在建设与不断升级发展的过程中使重庆市的对外开放水平不断提高。

四川省紧紧依靠“一带一路”倡议，“长江经济带”“西部大开发”等国家战略机遇，持续提升对外开放合作的工作体制机制，努力将其建设成为“内陆全面开放高地”。特别地，其喀斯特区域和省会城市（成都市）取得了显著的对外开放成果，包括成都双流国际机场拥有 95 条以上国际航线并通航 78 个以上城市；拥有成都机场、成都铁路等多个保税物流中心等。

云南省通过建立边境经济合作区来加强其与东南亚和南亚等诸多国家的外贸交易，构建“云南—老北”、“云南—泰北”和“中越五省市经济协商会”并推进孟中印缅（BCIM）地区经济合作机制，不断改善港口基础设施，增强其通关能力，并开放了 20 余个口岸等，有力促进了云南边境地区的经济发展和边境贸易进口的大幅增长。作为中国南方喀斯特地区的中心城市之一，昆明市在不断提升其国际国内交通基础设施建设并加快建设其作为立足西南、面向全国和辐射南亚东南亚的区域性国际中心城市。昭通市通过不断完善和改革其行政审批制度使其投资环境得到优化，通过吸引国内外众多项目投资商，全面加快其对外开放步伐。

第 2 章　大健康产业与产业布局的研究现状

美国经济学家保罗·皮尔杰在《财富第五波》中提出，健康产业将是继 IT 产业之后成为全球的“第五波财富”，随后健康产业被众多发达国家所重点关注。我国在近十余年来也开始关注健康产业的发展，并提出大健康产业的发展理念。特别地，在我国提出“健康中国”国家战略之后，大健康产业被一些地区作为支柱产业进行扶持，使其步入全新的发展阶段。各地相继对大健康产业的发展进行布局和规划。基于本书的研究需要，本章将对国内外有关大健康产业和产业布局的相关研究现状进行回顾和述评。

2.1　大健康产业理论的研究基础和文献综述

自世界各国的政府界和实业界掀起大健康产业的发展热潮之后，学术界对大健康产业也进行了较深入的研究。大健康产业的理论研究将有助于大健康产业的发展实践。

2.1.1　大健康产业的概念界定

在国外，虽然对健康产业的研究要早于国内，但还没有学者明确地提出“大健康产业”的概念并偏向于采用狭义的概念来解释健康产业，国外学界对健康产业的学术探讨也多基于传统产业视角。例如，Mary 等（1999）认为，健康体育产业是一个包括专业体育运动、校际体育、健康和健身、休闲体育设施管理等的广义产业；Mueller 等（2001）研究了健康旅游并认为其是人们暂时离开居住地寻求健康服务而使身体放松和精神压力缓解的各种活动相关现象的总和；Hall（2003）则将健康旅游定义为：有效促进和持续改善自身健康的旅游活动。在我国，习近平总书记在 2016 年召开的全国卫生与健康大会上首倡“树立大卫生、大健康的观念”之后，政府界、实业界和学术界开始密切关注大健康并扶持和参与大健康产业的发展实践。国内部分学者及政府部门、社会团体、新闻媒体等各界人士都对大健康产业做出一些阐述。因此，尽管健康产业最早由美国经济学家保罗·皮尔杰提出且国外发达国家也较早于中国开展健康产业的发展实践，但大健康产业的提法还是由国内首倡并率先关注的。即便如此，国内学术界对大健康产业的相关研究还处于起步阶段，其主要特征之一就是有关大健康产业的概念与内涵等还处于界定比较模糊的阶段，并且多是对健康产业的补充与扩展，缺乏对大健康产业的清晰界定。因此，探讨大健康产业的概念和内涵成为大健康产业理论研究的早期特征并且是国内学者目前的重点关注对象。我国在较早时期曾有宫洁丽等（2011）、段晓梅（2012）、王波等（2012）以及其他学者共同探讨过大健康产业的概念，而近期则有王秀华（2015）、海青山等（2017）、雷顺群（2017）、张车伟等（2018）、金碚（2019）等学者从不同侧面来提炼和总结其概念特征。陈建勋等（2006）指出两大类（医疗性和非医疗性）的健康服务包含了 4 种基本产业，即医疗、医药、传统保健品和健康管理服务等；段晓梅（2012）将大健康产业分为人体健康和环境健康两个层次，同时指出不仅人体健康是大健康产业关注的重点，而且环境健康以及环境对人体健康的影响等也应该被大健康产业所重点关注，并认为环境健康是人体健康的基础；王秀华（2015）则基于大健康产业的发展目的（维护、改善、促进和管理健康以及预防疾病）等视角提出大健康产业是指提供与健康服务相关的产学研产品的行业总称；张车伟等（2018）则认为大健康产业既是基于优美生态环境并以健康服务业为核心的产业融合体，也是通过健康产品制造业而满足社会健康需求的全产业链活动。另外，我国政府团体、行业组织、新闻机构等各界人士也提出了大健康产业概念的不同见解。例如，闫希军认为，“大健康就是围绕人的衣食住行、生老病死，对生命实施全程、全面、全要素呵护，既追求个体生理、身体健康，也追求心理、精神以及社会、环境、家庭、人群等各方面健康。”① 时任贵州省省长陈敏尔曾提出“大健康是大产业，大健康涵盖医药种植养殖、药品研制、医药试剂、保健食品、健康旅游和健康服务等多个领域”；中国大健康产业联盟执行理事长于小冬曾解释“健康产业覆盖了第一、第二、第三产业，主要包括生命、生态环境、农业、食品、餐饮、生物、化工、保健养生、心理健康、健康咨询管理、体育运动、中医药、西医药、医疗用品和器械、检验检测、旅游休闲等诸多行业”。中国产业信息网发布的《2015—2020 年中国大健康产业市场分析及发展趋势研究报告》认为，大健康产业由医疗性健康服务和非医疗性健康服务两大部分构成，是指维护健康、修复健康、促进健康的产品生产、服务提供及信息传播等活动的总和。此外，国务院相关部委和地方政府在一些文件中也对大健康产业概念有所论述。例如，国家发展改革委联合相关部委制定和发布了《健康服务业统计分类（试行）》等从官方角度对大健康产业的外延进行了界定等。尽管

① 闫希军，2013. 积极发展大健康产业[EB/OL].(2013-09-26)[2023-02-15].http://theory.people.com.cn/n/2013/0926/c40531-23039012.html.

国内各界对大健康产业的概念有不同观点，但多数学者基本认同大健康产业是包括健康管理服务业、健康产品制造业等各种传统健康产业的产业融合体，是由大健康衍生而来并围绕人们身心健康而展开生产和服务的产业链活动。大健康产业已经延伸和渗透到与人类健康紧密相关的生产与服务领域，并且突破单一的传统医疗救治模式而转向“防—治—养”的一体化防治模式。根据学者们的阐述，大健康产业体系所涉及的细分领域见表 2-1。

表 2-1　大健康产业六大细分领域

序号	产业	内容
1	大健康养老产业	包括养老地产、养老护理、养老旅游、养老保险、养老院、看护管理等养老产业
2	大健康旅游产业	包括养生旅游、休闲旅游和疗养康复基地等涉旅产业
3	大健康运动产业	以体育休闲业为代表，还包括健身、体育旅游和体育赛事等体育产业
4	大健康医疗医药产业	以医疗服务机构、药品、医疗器械等为主的医疗医药产业，包括医疗行业、医疗保险、医疗旅游、社区医疗等
5	大健康食品产业	以健康长寿食品和保健品为主，包括绿色食品、有机农产品、无公害农产品等的健康食品业
6	大健康管理产业	以体质评估、健康监测、咨询服务、调理康复等为核心业务的健康管理服务，其具体行业包括保健品、健康体检、儿童健康等

2.1.2　大健康产业的研究进展

随着我国全面建成小康社会目标的胜利实现和人口老龄化程度的持续加深，国内各界越来越关注大健康产业的发展。党的十八大报告指出，我国要加强社会建设和提高人民健康水平。党的十九大报告进一步指出，加强和创新社会治理，实施健康中国战略，支持社会办医，发展健康产业。《中华人民共和国国民经济和社会发展第十四个五年规划和 2035 年远景目标纲要》和党的二十大报告等重要文件都提出，实施积极应对人口老龄化国家战略和健全多层次社会保障体系。《国务院对办公厅关于印发“十四五”国民健康规划的通知》（国办发〔2022〕11 号）明确提出做优做强健康产业等。国务院及其相关机构出台了一系列政策，如《国务院关于加快发展养老服务业的若干意见》（2013 年 9 月）、《“健康中国 2030”规划纲要》（2016 年 10 月）、《国务院办公厅关于加快发展健身休闲产业的指导意见》（2016 年 10 月）、《“十三五”健康产业科技创新专项规划》（2017 年 5 月）、《关于促进中医药健康旅游发展的指导意见》（2017 年 5 月）、《关于促进“互联网+医疗健康”发展的意见》（2018 年 4 月）、《健康中国行动（2019—2030 年）》（2019 年 7 月）、《关于进一步深化改革促进乡村医疗卫生体系健康发展的意见》（2023 年 2 月）、《国务院办公厅关于印发中医药振兴发展重大工程实施方案的通知》（国办发

〔2023〕3 号）（2023 年 2 月）、《国务院办公厅关于印发食品安全工作评议考核办法的通知》（国办发〔2023〕6 号）（2023 年 3 月）等多项政策，表明我国正积极推动和谋划大健康产业的发展。但国外学者只关注和研究具体的健康产业，如健康体育（Mary et al.，1999）、健康旅游（Mueller et al.，2001）、健康医疗（Branston et al.，2006）等产业，并未明确涉及大健康产业，同时国内有关大健康产业的研究仅处于起步阶段。从研究主题的角度来看，尽管国内学者对大健康产业的概念和内涵进行了较为密切的探讨，但是大健康产业发展的相关问题和各区域具体健康产业的实践探索是国内学者的重点研究方向。

大健康产业的发展问题研究。大健康产业在得到我国政府界和实业界的密切关注和扶持发展之后，其实践发展经验、产业发展特征和理论总结模式等成为国内多数学者的重点关注方向。例如，李江等（2015）、刘蕾等（2016）、唐钧等（2020）分别基于演绎归纳、统计分析和数值计算等研究方法探讨了我国大健康产业的发展现状与存在问题，并提出相应的对策建议；王锋等（2017）和苏汝劼等（2018）分别基于案例分析和金融介入等角度探索我国大健康产业的培育路径与发展模式等；冯秋瑜（2017）、严丽萍等（2018）、张车伟等（2019）、刘海平等（2020）基于案例分析和演绎归纳等研究方法，探讨各特定区域健康产业的转型升级与耦合发展；邓万里等（2016）、胡启相等（2019）、杨晓勇等（2020）主要探讨了我国部分大健康产业基地/园区的建设经验与提升对策等。部分学者探讨了健康服务业的大数据发展模式（刘蕾等，2016）和大健康产业的生态系统协同共生模式（关雪凌，2019）；有学者基于我国大健康产业的发展经验提出若干相对应的政策建议（范月蕾等，2017；苏汝劼等，2018）。另外，部分学者研究了发达国家（如美国、日本等）的健康产业发展特点及存在问题和面临挑战，并以此为基础系统地论述了我国大健康产业发展的一些重要特征（王禅等，2014；倪郭明等，2018）。

大健康具体产业的应用实践研究。针对具体产业来探讨健康产业发展的实际问题是多数学者重点关注的研究主题。国内外学者均对具体健康产业进行了较为深入的研究并取得了丰硕的成果。例如，国内学者重点探讨了医疗医药（王文娟等，2015；曾慧婷等，2022）、养生养老（冯秋瑜，2017；陈东升，2020）、旅游管理（杨立国等，2017；熊素玲，2022；徐虹等，2022）和体育运动（范松梅等，2020；邱希，2021）等健康产业的发展问题与对策建议。国外学者重点探讨健康体育（Mary et al.，1999；Sun，2022）、健康旅游（Mueller et al.，2001；Guo，2019）、健康医疗（Branston et al.，2006；Wu et al.，2022）、医院管理（Seo et al.，2022；Samydurai et al.，2022）、健康养老（Zhu，2022；Liu et al.，2023）和大数据健康管理（Wu et al.，2022；Alhajaj et al.，2023）等具体健康产业。

2.1.3　大健康产业的研究述评

通过文献整理发现，国外学术界并没有明确提出“大健康产业”的概念。大健康产业已备受国内学术界的关注，但现有研究仍存在不足之处。大健康产业在未来的研究中需要做到以下几方面。

1）清晰而有效地界定大健康产业。学者们需要基于产业经济管理的角度继续探讨大健康产业的科学内涵并合理确定大健康产业的外延部分（即具体的健康产业），梳理大健康产业包含的具体健康产业及其产品类型，为构建大健康产业理论体系奠定基础。

2）深入研究大健康产业体系并完善其理论框架。目前，国内学术界基于健康产业融合视角的大健康产业理论研究还未获得重视，对具体健康产业的研究范围和研究深度都还需要进一步深化和拓展。因此，我国今后须加强对大健康产业的理论研究，特别是在空间布局、产业关联、市场竞争、结构优化等方面的理论研究。

3）注重大健康产业领域的实践研究并提炼其科学问题。大健康产业的理论内容还需要在大健康产业实证研究的基础上不断深化。国内外不少地区已经建立了各种形式的大健康产业基地和大健康产业园区。因此，学术界需要通过加强实地调查、专家访谈等方式获得大健康产业发展的一手数据，及时总结产业发展的实践经验并深入分析产业发展的突出问题，在提炼科学问题的基础上深化大健康产业的研究内容并建立其理论体系。

2.2　产业布局理论的研究基础和文献述评

产业布局作为一种社会问题和经济现象，是人类从事物质生产和社会服务等经济活动的地域体现。对于一个区域而言，产业布局是一种具有全面性、长远性和战略性的经济布局，并反映了该区域的产业发展规模和水平。

2.2.1　产业布局理论的发展历程

产业布局理论形成的黄金期是 19 世纪初期到 20 世纪中叶。快速发展的资本主义生产力使各区域间的经济联系愈加密切。各区域物质生产的分工合作与合理布局等成为地方政府迫切需要解决的经济交换和社会管理问题，因而诞生了产业布局理论的最早成果即阿尔弗雷德·韦伯（Alfred Weber）的工业区位论和约翰·海因里希·冯·杜能（Johan Heinrich von Thunnen）的农业区位论。随后，学术界提出区位布局的一系列概念和相关论述，并由此形成产业布局理论的基本内容。

在最初的产业布局论述中，无论是韦伯的工业区位论还是杜能的农业区位论，都仅仅围绕某单一企业或某一个区域为中心进行相关阐述，既未关注交易费用和生产成本等方面的最小化问题，也未探讨产品销售和市场消费等领域的社会性问题。随后的第三次产业革命导致世界经济格局产生重大变化，为产业布局的理论研究注入了新的活力并带来了新的思考，由此而相继诞生了不同的产业布局流派，如成本学派、市场学派、成本—市场学派等。其中，成本学派的理论内容是以成本最低准则而确定区域的最优产业分布；市场学派则强调市场因素的充分影响并认为市场因素的作用成为产业布局的必须思考内容；而成本—市场学派则是同时基于成本学派和市场学派的理论内容并进一步探讨了区域与总体的相关问题等。在产业布局理论的发展进程中，学者们普遍把经济发达国家作为重点关注对象，而落后地区的产业布局问题则是在第二次世界大战后才被学术界逐渐重视的。西方学者们基于经济落后国家的经济现象相继提出了产业布局的点轴理论、增长极理论、地区性二元经济理论等，大大丰富了产业布局理论的内涵。目前，国际产业布局理论的流派主要包括区位论、集聚论和比较优势论等。

2.2.2 产业布局理论的基本内容

在经过国内外学者的不断探索和严格论证之下，产业布局的理论体系已经获得了较为丰富的成果，主要包括的理论有区位论、集群理论、布局模式理论、比较优势理论和布局优化理论等。

1. 产业布局的区位论

产业布局的最主要依据是区位论。区位论源于农业对土地的不同使用产生的不同效益而引发的区位问题研究。虽然区位论起步较晚，但成果颇丰。按照时间发展顺序，区位论可分为古典区位论和近代区位论。

1）古典区位论。农业区位论和工业区位论是古典区位论的主要内容。农业区位论形成于 19 世纪早期，该理论奠定了产业布局的理论基础。1826 年，德国农业经济学家杜能基于长期对农业经济发展相关问题（特别是区位地租和孤立化生产等问题）的研究和思考，指出农业的空间布局与区域的运输因素及其中心城市区位等具有紧密的相关关系，并提炼了农业布局的空间配置原则（即包括 6 个同心圆形式的农业生产方式），从而奠定农业区位论的理论基础并形成知名著作《孤立国同农业和国民经济的关系》。尽管农业区位论因忽视了自然生产条件对农业布局的影响作用而具有一定的局限性，但是该成果还是对工业区位论的构建提供了深刻启示。

2）近代区位论。近代区位论主要以工业区位论为基础，其研究目标是追求市场最优化。德国经济学家和社会学家韦伯研究德国南部城镇的空间结构特征并于

1909 年出版了《工业区位论》。韦伯在该书中分析了影响工业布局的多种因素，提出影响工业布局的决定性因素包括运输费用和劳动费用等，因而运输成本最低和劳动力成本最低是工业布局选址应该考虑的因素。但是，韦伯特别强调，运输费用才是工业生产的决定性因素，因而工业的最优区位是以运费最低为准则并形成工业生产的最优布局，并由此提出了“中心地理论”和“以城市聚落为中心”等的布局理念。另外，韦伯还基于集聚和劳动费用等因素对工业布局的影响提出一般工业区位理论。随后，德国城市地理学家瓦尔特・克里斯塔勒（Walter Christaller）和德国经济学家奥古斯特・廖什（August Losch）分别指出利润最大化和成本最低并不是相等的概念，但由于产品的价格深受市场因素的影响而促使其产业布局必须要考虑市场因素的作用，因而市场因素也应引入产业布局理论（Berry et al.，1967；Losch，1939）。20 世纪 50 年代以后，成本与市场之间的关系作用又成为学者们的关注对象。例如，著名学者 Isard（1956）对韦伯提出的等差费用曲线进行了相应的改进并从动态化和综合化视角研究均衡区位论，即以区位决策代替区域综合分析并将消费变量转换为市场变量等，由此启动了市场因素对工业区位的影响研究；而现代区位理论之父 Pred（1967）提出人的决策结果是经济活动区位选择的决定因素，并且决策信息的占有量和决策者的信息利用能力等对区位合理决策发挥决定性的作用，因而产业布局应尽量考虑人的偏好和作用，由此区位论增加行为因素并使行为学与古典区位论融合。综合之，区位论学派是以古典区位论为基础，随后由单一而静态的研究逐渐向综合而动态的研究转化，同时其研究目标也由追求成本最低向追求整体市场最优转变，再由仅考虑成本因素和地理因素等客观条件向行为因素等主观条件转变等。因而，区位论也经历了古典区位论、近代区位论和现代区位论的演化过程，并因此相继形成了农业区位论、工业区位论、成本-市场区位论等诸多流派的产业布局区位理论等。

2. *产业集群理论*

英国著名经济学家阿尔弗雷德・马歇尔（Alfred Marshall）曾于 1890 年深入地探讨了产业集聚产生的原因并提出了区位工业区布局的概念及内容，首次在经济学领域研究了产业集聚现象，但忽略了集聚过程的研究。马歇尔（1890）揭示了在相同区位的企业相互集中的经济现象，分析了产业集群和经济发展之间的关系，并认为企业通过在地理空间上的集聚可以增加相互之间交流合作的机会，从而达到降低交易成本和资源共享的目的。随后，德国经济学家和社会学家韦伯在 1909 年出版的《工业区位论》中也解释了产业集聚的内涵并认为企业会基于成本最优化而不断以工厂为核心进行集聚，同时对集聚的基本规则做了量化工作（李刚剑译，1997）。美国区域经济学家埃德加・M. 胡佛（Edgar Malone Hoover）在 1937 年发表的《区位理论与靴鞋和皮革工业》一书中阐述了不同经济发展阶段的区位结构并提出了集聚经济理论。胡佛（1937）认为，产业集群可以达到最优效果，但能否达到最优则与企业的规模和数量有关，企业的数量过多、规模过大或者企业的数量过少、规模过小都会影响集聚的效果。美国经济学家迈克尔·波特（Michael E. Porter）在1990年出版的《国家竞争优势》中提出了产业集群的概念。波特阐述了竞争优势对产业布局的集聚现象，并指出企业的空间集聚使其容易获得产业集群内部各类市场信息并以最低成本对其特定的产品和服务做出有意义的改革和创新，从而使其产品能够最大化地满足市场需求，因而所有具有优势的产业聚集都能在一定程度上为产业带来更大的经济效益。总之，波特基于竞争优势的视角提出企业为了获得竞争优势而更趋向于选择在空间上的集聚以共享市场信息并做出更符合市场需求的产品，从而形成产业的空间集群现象并由此产生"产业集群"。美国经济学家保罗·克鲁格曼（Paul R. Krugman）（1991）基于非线性动态理论并从规模报酬递增和不完全竞争理论的假设视角建立了"中心—外围"模型以解释产业的集聚现象，有效验证了瑞典经济学家卡尔·纲纳·缪达尔（Karl Gunnar Myrdal）提出的累计因果循环效应。显然，空间溢出效应将促使各行业的布局更趋向于空间集聚。此外，众多学者基于多个角度探讨了产业集群形成的机理和特点。

3. *产业布局模式理论*

产业布局模式通常是根据产业所具备的条件来选择其合适的布局模式。由于不同地区的自然资源、经济基础和社会发展等条件的差异性，往往导致同一产业在不同地区的布局存在差异，即使是同一地区也会在不同的历史发展时期有不同的布局模式。因此，国内外学界均着力于探讨产业布局模式并取得了较为丰富的成果。目前，产业布局模式可以根据产业与地区的特点总结为4种模式，即增长极模式、点轴布局模式、网络布局模式和区域梯度开发模式。法国经济学家弗朗索瓦·佩鲁（Fransois Perroux）于1955年在《经济学季刊》中首次提出产业布局的增长极概念（安虎森，1997），并强调经济要素的作用通常发生在非均衡条件下且经济增长不会同时出现在所有地区，即经济增长一般是在某些增长点或增长极中出现并以不同的强度优先出现的。由此，增长极理论要优先发展具有经济优势的少数地区，再通过极化效应和扩散效应发展周边地区的经济。增长极模式就是基于该理论提出某区域要优先发展主导产业，并基于主导产业竞争力的凝聚和通过关联产业的发展共同推动和带动周边地区的经济发展。由此看来，增长极理论强调经济增长是由点及面的发展过程。点轴布局模式可以看成是增长极模式的扩展。该模式把增长极看作是一个"点"，若两个增长极之间产生密切联系，则点与点之间就建立了称为"轴"的渠道，进而在这个"轴"周围的其他相关产业就会随着主导产业涉及的生产要素的流通而得到发展。网络布局模式是点轴布局模式的进一步延伸，并且经济比较发达地区通常会选择该布局模式，其基本观点是高密度的经济及良好的基础设施（如交通和通信等）都会使资金、人力资源和其他生产要素等有较好的流动性，并因此形成一个流动网络。在此种情况下，网络布局模式就是根据网络系统的内部结构特征而以中心城市和主导城市作为增长极，同时把网络中的主轴线作为一级轴线，如此便构成了点、轴、网为一体的网络布局模式。另外，区域梯度开发模式提出现实中的经济技术存在着技术梯度，而要实现区域间相对均衡的经济分布就需要高梯度地区的产业优先掌握某种先进技术并使其逐渐向劣势地区转移。

4. 产业比较优势理论

英国著名经济学者亚当·斯密（Adam Smith）曾于 1776 年提出，如果要提高区域内部的劳动生产率和经济发展水平，则各地区就要基于各自的资源禀赋发展若干与该地区资源禀赋相适应的产业并形成优势产业，如此各区域的产品和服务即可实现区域间的交换分配并有利于各区域资源的合理配置。英国学者 Ricardo（1817）提出区域贸易的一般基础是比较利益，即各地区要充分利用相对有利的生产条件进行专业化生产并扩大其生产的数量和规模，使贸易双方都可以获得利益并实现资源的优化配置和产业的结构互补。瑞典经济学者 Ohlin（1933）强调各国要素资源的禀赋差异是形成比较优势差异的主要原因，而要素的丰裕程度则决定了一个国家和地区的比较优势。

5. 产业布局优化理论

从 20 世纪 70 年代开始，新经济地理和空间等概念被学者们引入到产业布局中，由此学术界开始了研究产业布局优化的新视角。国外学者主要关注产业经济活动的空间集聚及动力机制。例如，Krugman 等（1995）建立制造业的动态多区域经济模型描述产业空间集聚点的形成过程并指出集聚区会因为地表平面的起伏而产生轻微紊乱；Combes 等（2005）探讨了城市经济学与新经济地理学交汇融合的可能性，并分析了经济活动的外生冲击现象；Stelder（2005）将新经济地理理论运用于欧洲城市演化模拟；Wen-Tai（2012）城市规模的形成分布并非是一种随机增长过程；Tomoya 等（2015）则具体研究了日本制造业的空间扩散和局部密度等情况。国内学者通常从区域经济的产业集聚和产业结构等角度探讨产业布局优化的相关问题。例如，陈建军（2002）认为实现产业转移的途径包括了资源综合利用、企业重组、市场扩张和产业分工等，并且通过产业转移即可获得区域经济的发展和产业结构的调整；王淑娟（2012）强调各区域可通过建立旅游合作平台来实现区域间旅游业的合作双赢；樊秀峰等（2013）用区位熵指数和空间基尼系数等测算陕西省制造业的集聚度并探讨资源依赖性行业的集聚与优化；张艳芳等

（2018）采用 UrbanSim 大尺度模型动态模拟首都战略性新兴产业的空间布局并提出相关建议；罗勇等（2019）实证分析并总结了人力资本和产业转移对中国中、东、西 3 个区域的产业升级和结构优化；沈映春等（2019）以协调适配度提出京津冀地区的产业布局与人才分布的优化建议；陈福中等（2020）基于区域异质性视角得出金融协同可以显著促进某区域产业布局的优化调整。

第 3 章　我国南方喀斯特地区大健康产业的体系结构与布局现状

作为提升民生福祉和实施“健康中国”战略的有效手段和可行举措，大健康产业已经成为我国推动经济转型发展与解决新时代社会主要矛盾的重要产业方向和实体经济着力点。对于我国南方喀斯特地区而言，大健康产业的科学谋划和推动发展也必然成为欠发达地区巩固小康成果的重要支撑产业。我国各地区主要基于结构链接、功能导向和空间布局等 3 个角度考虑大健康产业的发展布局。

3.1　区域大健康产业的分布现状

基于产业升级和产城融合等目的并进而实现我国大健康产业的高质量发展等既是现阶段我国促进大健康事业的必要手段和主要特征，也是促使大健康产业成为撬动区域经济增长和产业转型的重要杠杆。我国南方喀斯特地区通过布局优化大健康产业，促使各区域切实丰富现代化的建设内涵并有效提升现代化的发展高度。

3.1.1　国家政策驱动

中共中央和国务院于 2016 年 10 月印发的《“健康中国 2030”规划纲要》指出：“健康是促进人的全面发展的必然要求，是经济社会发展的基础条件。实现国民健康长寿，是国家富强、民族振兴的重要标志，也是全国各族人民的共同愿望。”2017 年 10 月 18 日，习近平总书记在中国共产党第十九次全国代表大会上指出：“人民健康是民族昌盛和国家富强的重要标志。要完善国民健康政策，为人民群众提供全方位全周期健康服务。”随着国内经济建设进入新的发展时期，我国已经由供给推动型进入到需求拉动型的经济增长状态。在这种经济形势下，我国民众的健康需要也开始由被动需求（医疗服务）型逐步向主动需求（健身养生）型过渡，因而大健康产业的发展速度较快。但是，鉴于我国各地的经济体系仍存在发展不平衡和结构不合理等现象，因而也导致民众的生活水平和健康需求等存在显著的地方差异，并表现为我国的大健康产业发展还需要进一步完善其链条体系、功能强化和结构布局等。因此，各地区完善的大健康产业政策有助于推动各区域产业的结构转型和升级发展并形成较合理的体系结构，从而更适应“健康中国”战略的发展需要。为此，我国在推出《“健康中国2030”规划纲要》重要举措的背景下，还先后出台了《国务院关于实施健康中国行动的意见》、《国务院办公厅关于成立健康中国行动推进委员会的通知》和《国务院办公厅关于印发健康中国行动组织实施和考核方案的通知》等多项促进国民健康水平的其他相关政策。这些政策在加快我国民众转变健康发展方式、倡导健康生活模式和考核政府绩效等方面发挥了积极的作用，也为我国各地发展大健康产业提供了政策依据。

3.1.2　总体分布特征

目前，我国南方喀斯特地区基本形成以县区甚至乡镇为区域单位的大健康产业规划格局。经过长期的历史积淀和近期的着重扶持，喀斯特地区的大健康产业发展具备如下特征。

1. *产业结构的布局特征*

当前，我国南方喀斯特各区域大健康产业发展的基本思路大致趋同，即区域的经济结构转型和产业的升级发展等通常基于产业融合和模式创新等途径而实现。我国《“十四五”国民健康规划》指出：“促进健康与养老、旅游、互联网、健身休闲、食品等产业融合发展，壮大健康新业态、新模式”。基于此，各喀斯特区域都高度关注大健康的融合方式、产能扩容和产业发展等。例如，贵州省大健康产业的规划布局主要是基于传统健康产业的历史形成基础和现代产业的发展趋势等而提出，其具体的产业内容包含健康养生、健康医药、健康医疗、健康养老、健康药食材和健康运动等。其主要特征是根据人的健康需求结构和省内自然地理与历史人文等资源而构建一个围绕“医、养、健、管、游、食”等需求而形成的大健康产业链以及健康产业创新的融合体系，并依靠先进管理理念和现代信息技术等推进健康产业间的融合创新和集聚发展。又如，广西壮族自治区依靠“长寿广西、康养胜地”的自然生态优势来打造以健康养老、健康医疗、健康旅游等产业为核心并辐射带动健康医药、健康食品、健康运动等产业的联动发展。再如，云南省的大健康产业链条是以中药民族药为核心，并包含中药材种植、生物医药研发、保健品生产、医疗保健和商贸流通等的产业体系。

以上各喀斯特区域的地方政府积极探索和努力发展大健康产业，既特意规划与重视布局大健康的核心产业，又帮助推动传统健康产业及其相关产业，特别是商贸交通业和传统制造业等的融合创新。因此，各喀斯特区域既有效实现其大健康产业的融合创新、科学布局和完善发展，也有力促进其经济结构更新和产业转型升级。

2. 产业空间的布局特征

我国南方喀斯特各行政区域非常注重大健康产业发展与区域地理空间布局的对接。目前，各区域基于大健康产业发展的内在要求和空间布局的整体要求出发，充分利用区域空间作为载体，系统规划大健康产业的发展平台，并促进区域空间的有序拓展。例如，贵州省政府提出健康养生产业将按照“一圈、五区、多组团”的空间模式布局。“一圈”即黔中综合健康养生圈，其空间区域包括贵阳、贵安、安顺、龙里等地，其目标将建设成为基于中药民族药为底蕴和融合生态养生、避暑度假、健康养老、医疗保健等服务于一体的健康养生产业；“五区”分别是梵净山生态养生特色发展集聚区、娄山关避暑养生特色发展集聚区、苗岭民族养生特色发展集聚区、亚高原康体养生特色发展集聚区、马岭河峡谷—万峰湖水体养生特色发展集聚区，其目标是打造成为全省特色发展的精品区域；“多组团”即包括石阡—剑河温泉疗养组团、荔波—三都喀斯特生态体验组团、赤水—习水丹霞生态体验组团、从江—榕江侗族健康养生文化体验组团及其他特色健康养生组团等，其目标是要求各区域依托各地特色健康养生资源发展各具特色的健康养生业态并形成一批有较强影响力的健康产业品牌。显然，贵州省的“一圈、五区、多组团”空间布局将促成各喀斯特区域强化其特色产业功能并与其自然地理特征对接，将有利于相关健康产业在各区域内的空间拓展与整合发展。再如，湖南省将按照“一核一圈三片”的空间模式布局其大健康产业群。具体做法是：规划建设省级健康产业核心园区、长株潭城市群健康产业圈、湘西湘南湘北三大片区健康产业集群等，其中湘西片区包括怀化、邵阳、湘西自治州、张家界市、娄底市 5 个喀斯特市州，并重点规划建设“中高端医疗+中药（含民族药和天然药）+健康养老养生+旅游休闲+森林康养+体育健身+民族文化+绿色食品生产加工+民族古镇”等健康产业集群；湘南片区包括郴州市、衡阳市、永州市等，并规划布局“中高端医疗+生物医药+绿色食品生产加工+健康养老养生+旅游休闲度假+森林康养+温泉养生”等健康产业集群；湘北片区包括岳阳、益阳、常德和张家界等，集中了医药制造、医疗服务和健康管理等多板块多元化的综合性产业集群。显然，湖南省的大健康产业空间规划既是其空间布局也是其辐射通道，将有利于实现各喀斯特区域的产业空间拓展和各区域的联动发展。

3. 产业价值的功能导向

“健康中国战略”倡导“共建共享、全民健康”的建设主题，同时也被既定为大健康产业的指导原则和发展目标。因此，大健康产业的发展布局需要服从于大健康事业的整体要求而提升区域的公共健康服务水平。我国南方喀斯特地区正是基于这一指导原则和发展目标而规划大健康的产业布局并宣传其新价值导向，确保大健康服务产业根植于区域的公共医疗并激活其自身内在的公共服务功能，使大健康产业切实成为服务国民健康功能的战略支撑和实施路径。例如，重庆市明确指出：大健康产业要加快发展、创新发展、融合发展和聚集发展，要全方位全周期维护和保障人民健康，要通过市场需求牵引、科技创新支撑来优化其产业结构并增加其服务能力和产品供给。

3.1.3　产业趋势特征

鉴于中国南方喀斯特地区的行政区划不同，各地方政府在大健康产业发展方面也表现出不同的特征，具体体现在以下方面。

1）部分省级喀斯特区域在大健康产业的规划和发展方面表现力度很大。例如，贵州省和广西壮族自治区都致力于把大健康产业培育成为各自地区新的经济增长点和支柱产业。两省区在结合区域内自然地理资源和人文社会特征的基础上提出大健康产业链并形成特色小镇、康养胜地、示范基地、重点项目、龙头企业等若干具体建设目标。

2）部分喀斯特市州和县区在省级政府政策指导下加强大健康产业发展。例如，云南省依据其产业基础和特色资源制定省级大健康产业发展的相关指导政策，而其省内喀斯特区域则基于省级政策具体构建了符合本区域实际的大健康产业体系等；重庆市提出内涵丰富和结构合理的大健康产业体系，使其辖区内各区县也根据市政府的规划内容各自形成一批具有较强带动作用的大健康产业集群并成为全市重要的支柱产业。

3）有部分喀斯特区域是依据其资源特征和产业基础等提出本区域大健康产业发展的若干思路。例如，广东省的韶关市等喀斯特区域依据其自身特色提出大健康产业体系，使其大健康产业的发展具有显著的特色。

由于人类健康的内涵具有一致性，大健康产业的外延也具有一致性。另外，南方喀斯特地区因其地理位置接壤而使其民族文化、地质构造和气候因素等具有连续变化的特征，因而使其大健康产业既有各自的发展特点，也有一定的共性因素等。例如，中国南方喀斯特地区的健康旅游和康体养生等产业既带有明显的地方民族文化特性，也具备较为相近的形式内涵。但是，随着我国社会的不断进步和人民生活水平的逐步提升，中国南方喀斯特地区将以其特有的地理位置、气候条件、文化习俗等吸引国内外游客，因而其大健康产业必然在满足区域内人民健康需求的基础上将服务于外地民众的各种健康诉求。如此，中国南方喀斯特地区的大健康产业最终将趋于特色化和规范化并共同走向强大。

3.2　贵州省大健康产业的体系结构与布局分析

党的十九大报告指出，“中国特色社会主义进入新时代，我国社会主要矛盾已经转化为人民日益增长的美好生活需要和不平衡不充分的发展之间的矛盾。”在我国新时期的经济发展过程中，人民健康是国民美好生活的重要保障。“支持社会办医，发展健康产业”是实现人民健康的必要途径，并因而促使大健康产业应运而生。也就是说，发展大健康产业既是人民健康的需要，也是时代发展的必然要求。贵州省正是基于此趋势积极响应国家号召而采取了一系列重要举措来建设并发展大健康产业。本节通过梳理贵州省大健康现行产业的体系结构、发展政策和分布现状等并进行较为深入的分析，期望为其大健康产业规划和大健康医药企业发展等提供一定的参考价值。

3.2.1　体系结构分析

根据《贵州省大健康医药产业发展六项实施计划》(黔府办发〔2015〕26 号)、《贵州省大健康产业发展新一轮六项行动计划（2018—2020 年）》和《贵州省大健康产业“十四五”发展规划（2021—2025 年)》等重要文件，贵州省大健康产业的体系结构可划分为健康医药医疗产业、健康养老产业、健康养生产业、健康运动产业、健康管理产业、健康旅游产业和健康药食材产业等。鉴于本书重点关注医药医疗和养生养老等产业，该部分将重点分析贵州省的健康医药医疗产业、健康养老产业和健康养生产业。

1. 健康医药医疗产业

贵州省的健康医药医疗产业可以细分为以下产业。

（1）健康医药产业

1）苗药产业。苗药是指在苗族聚居地区生长并由苗族人民长期健康实践过程中所采用的植物类药材。这些药材一般生长在高海拔区域且对气候环境等要求较高，主要分布于苗岭山、乌蒙山、武陵山和大苗山等山脉以及鄂西和海南等山地的主要区域。苗药产业包含苗药资源收集体系、苗药种植标准体系、苗药理论研究体系、苗药文化产业体系、苗药知识产权体系、苗药衍生产业体系等诸多领域。贵州省相关政府部门于 20 世纪 80 年代成立中医研究所民族医药研究室并组织开展大规模苗族医药调研工作，整理和编撰了大量的苗医药理资料，为我国苗医药学传承和研究奠定了坚实基础。

2）现代中药产业。现代中药产业包含中药研究开发体系、中医保健食品和保健用品行业及中药制药行业等诸多领域。贵州省得天独厚的生态环境和地理优势等使其成为我国最适合中药材生长的地区之一。因而，贵州省丰富的中药材资源也使其不但拥有诸多的中药研发类企业，如贵州道地中药材工程研究中心、黎平白娘子药业科研开发有限公司等，而且拥有实力非凡的制作类和销售类的中医保健食品用品及中药材的企业和公司等，诸如贵州苗生药业有限公司、贵州百灵企业集团制药股份有限公司、贵州大西南中药植物科技有限公司等。贵州省丰富的中药材资源促使中药产业广泛分布于贵阳市、安顺市、遵义市、黔东南、黔西南等区域。

3）生物医药和化学制药业。生物医药和化学制药业是现代医药制造业的主导行业，包含生物医药科技创新产业、重大疾病防治试剂制造研发业、仿制药品评价业、药物专利申请业等，并主要分布于贵阳市、安顺市、遵义市、毕节市、黔东南州、黔西南州等地区。贵州省比较著名的生物医药和化学制药企业包括贵州玖鑫医药有限公司、贵州瑞诺达医药科技有限公司、贵州三力制药股份有限公司等。

4）医疗器械产业。医疗器械产业包含数字智能医疗设备业、高端医疗设备研发制造业、高质医用耗材业等诸多行业。贵州省为了强化医疗器械行业的创新发展，于 2014 年 7 月成立了贵州省医疗器械协会并负责从事医疗器械相关的生产、经营和应用等。该协会吸纳了贵阳彩月科技有限公司、贵州奇茂科技发展有限公司、贵州科仪电子仪器有限公司等众多分布于贵阳市的企业参与。

5）医药衍生产业。医药衍生产业包含药食两用产品深加工业、药食同源保健品开发产业、保健养生产业等。目前，贵州省共发现 40 科 74 属 83 种药食两用植物资源，使其拥有贵州灵达保健品有限责任公司、贵州百灵企业集团制药股份有限公司、贵州遵义康神王生物科技有限公司等众多医药衍生产业并主要分布于贵阳市、遵义市和黔西南等市州。

6）现代医药流通业。现代医药流通业包含物流仓储业、电子商务业、展示交易业、金融服务业等。近年来，贵州省依靠日益完善的现代交通网络而加快其现代医药工业园区的建设步伐。因而，医药类产业的区域布局和产品结构等不断优化，有力地促进了医药流通体系的发展和完善。例如，贵阳市的乌当东风医药工业区、清镇药业工业区、修文扎佐药业工业区、息烽药业工业区和花溪现代中药产业基地，以及黔南州的龙里谷脚医药城和遵义市的红花岗药业产业基地等医药产业集群，推进了以贵阳市、遵义市、黔南州、安顺市，毕节市等地区的医药流通体系的建设。

（2）健康医疗产业

贵州省的健康医疗产业具体细分为以下产业。

1）医疗服务业。医疗服务业包含基本医疗服务业和高端医疗服务业。贵州省的医疗服务企业主要包括贵州众心医疗服务有限公司、贵州爱美医疗健康管理有限公司等，并且该类型企业主要分布于贵阳市、遵义市、安顺市等地。

2）智慧医疗业。智慧医疗业是在贵州省大数据战略的指导下涌现出来的一种新兴医疗业态，其包含远程医疗应用业、分级诊疗信息系统、医疗大数据产业等。目前，贵州省智慧医疗企业主要包括贵州飞图智慧医疗生命科技有限公司、贵州勤邦讴开智慧医疗科技有限公司、贵州医联云信息科技有限公司等，主要分布于贵阳市。

3）中医医疗业。中医医疗业包含中医健康体检服务业、中医健康干预服务业等。贵州省的相关企业包括贵州玖鑫医药有限公司、贵州本草康中药材开发有限责任公司、贵阳益诺康中药材种植有限公司等，并且该类型企业主要分布于贵阳市、安顺市、遵义市、黔东南州、黔西南州等。

4）高端护理和康复疗养业。高端护理和康复疗养业包含多元化康复护理体系、护理质量控制体系、健康评估评价体系等领域内容的业态。贵州省的相关企业主要有贵州省康复医院、贵州喜来登疗养中心等，并且该类型企业主要分布在贵阳市。

5）第三方医疗服务业。第三方医疗服务业是指若干社会资本在政府政策、相关法律法规等指导下有序进入医疗服务评价体系、健康管理服务评价体系、健康市场调查咨询服务体系、医药科技成果转化体系、专利信息服务体系等领域而形成的业态。贵州省拥有的第三方医疗服务业主要包括贵州云上医学影像诊断中心、毕节区域医学检验中心等企业且集中在贵阳市、毕节市等地。

2. 健康养老产业

健康养老产业是适应老年人的健康服务需求而涌现的一种业态。目前，该类型产业具体可划分为以下行业。

1）养老服务产业。养老服务产业主要涵盖社区居家养老服务业和专业养老服务业两个方面。在我国区域范围内，社区居家养老服务业一般是由国家统筹布局的业态，并在养老服务产业内部的占比较小；而专业养老服务业则一般是由社会资本投入以专业从事养老服务机构的行业。目前，贵州省的专业养老服务企业主要有贵州幸福时代养老服务有限公司、贵州聚乐养老服务有限公司等，其企业分布较广泛且主要分布于贵州的旅游避暑胜地（如凉都六盘水、贵阳天河潭等）周边区域。

2）健康养老服务业。健康养老服务业是将住、养、医、护、康相结合的新型养老服务业。贵州省包含的企业有贵州旅程健康养老管理服务有限公司、国投健康（贵州）养老服务有限公司、贵州银河颐园健康养老产业有限公司等。这些企业主要集中在贵阳市、遵义市等经济发展水平和交通便捷程度均较高的地区。

3）医养结合产业。医养结合就是将预防保健、疾病治疗、慢病康复、长期护理等整合为一体，而医养结合产业一般是指为老年患者在治疗住院期间和康复期提供护理工作，在健康稳定期提供生活照料及健康管理，以及在临终期提供护理关怀等一体化的健康养老产业。在贵州省范围内，最具代表性的医养结合企业就是遍布于贵州省各乡镇和城区的敬老院。例如，贵阳市云岩区中心敬老院于2016年被评为医养结合模范企业，其主要特征是占地面积达到14000平方米并与云岩区政府、贵阳护理职业学院等签订了长期而深度的合作协议，在业态内具有较好的知名度。

4）智慧养老产业。智慧养老产业是在养老机构内部基于大数据、云计算、移动互联网、智能传感器、人工智能等新一代信息技术而建立的老年人健康评估、健康监测、医疗救护、康复护理、临终关怀等系统的新兴业态。贵州省的智慧养老产业还属于发展的起步阶段，其代表性企业有贵州智慧养老发展有限公司等。除此之外，贵州省各地政府积极构建智慧养老云平台，如遵义市构建了“百孝坊智慧养老云”和“安心养老综合服务平台”等，有力促成了智慧养老新业态的成长成熟。

3. 健康养生产业

贵州省基于其独特的喀斯特地貌和浓郁的少数民族风情等资源，大力开发旅游潜力和培育旅游增长点，并连续十年实现了旅游业的井喷式增长。贵州省在扶持和壮大旅游业的同时积极植入健康养生元素，使贵州省的健康养生产业同步获得了快速发展。目前，贵州健康养生产业已经形成了以下特色的细分行业。

1）以避暑度假为特色的休闲养生业态。贵州省良好的生态环境和凉爽的气候条件使其非常适合作为游客的避暑度假首选地，从而使贵州省各级地方政府积极开设以避暑度假为特色的休闲养生业态。目前，贵州省的贵阳市、兴义市、遵义市、安顺市、六盘水市和毕节市等多个城市被开辟为旅游度假城市，同时贵州省依托其著名旅游景区相继建设了诸多度假型基地，其中较有代表性的旅游度假景区包括黄果树国际生态文化旅游度假区、贵州荔波森林氧吧产业园、贵安新区云漫湖国际休闲旅游度假区等。

2）以温泉疗养保健为特色的温泉养生业态。贵州省的喀斯特地质结构使其蕴藏着丰富的地下水资源。贵州省各级地方政府依托其地热水体资源开发了各种温泉养生业态，即相关经济实体结合各类人群的美容、瘦身、康体等健身功能需求，积极开发并发展了以温泉疗养、温泉保健等为调养手段的健康养生业态。目前，贵州省已经开发的比较著名的温泉景区包括贵阳御温泉、绥阳水晶温泉、贵阳息烽温泉、开阳明皇御温泉、天邑森林温泉等。

3）以绿色有机健康产品为特色的滋补养生业态。滋补养生主要以中医药和民族医药为指导而开展的健康养生理念。滋补养生业态就是相关经济实体以中医药和民族医药为理论指导并依托绿色有机食品和中药材围绕相关人群开展以调饮进食、补偏救弊等保健调养手段的身体健康维护服务。贵州省的多民族聚居地使其拥有多样的民族医药传统，同时其湿润温暖的气候环境培育了诸多久负盛名的中药材，如灵芝、杜仲、天麻等。因此，贵州省分布广泛且丰富多样的中药材资源非常有利于健康养生业态的发展。

4）以健康养生和中医药保健为特色的健康旅游业态。贵州省各级政府积极推动医疗保健、养生养老生态保护并使其与旅游休闲相互融合发展而形成康养旅游产业。目前，贵州省依托省内各大旅游景点所处的市区相继开发和培育了主题分别为避暑养生、温泉保健、生态文化体验和农业休闲观光等康养旅游新业态，并形成一批较为典型的健康旅游企业，如贵州泰富健康旅游产业股份有限公司、贵州省全域大健康旅游发展有限公司等。

4. 其他健康业态

贵州省的其他健康产业特别是体旅融合产业也获得了良好的发展，其具体业态包括山地户外运动产业、水上户外运动产业、民族文化运动产业、智慧体育产业、现代旅游产业，以及以上相关产业的融合业态。这些业态对壮大和丰富贵州省的大健康产业体系发挥了积极而有效的作用。

3.2.2 发展政策分析

进入 21 世纪以来，贵州省根据我国民众健康需求趋势和地方资源禀赋特征等强力推动省内大健康产业的快速发展。贵州省各市州陆续出台了相关政策，促进区域内大健康产业的发展壮大。

1. 省级层面的相关政策

贵州省积极响应党中央和国务院的政策举措，相继制定了多项政策。

1）贵州省人民政府为了贯彻落实和有效推进《“健康中国 2030”规划纲要》而决定实施“健康贵州”行动并深入推进“健康贵州”的建设和发展。基于贵州省的经济社会发展现状，省政府办公厅制定了《“健康贵州 2030”规划纲要》，其总体目标为：到 2030 年，全民健康素养水平大幅提升，健康生活方式基本普及，居民主要健康影响因素得到有效控制，因重大慢性病导致的过早死亡率明显降低，人均健康预期寿命得到较大提高，居民主要健康指标达到全国平均水平，健康公平基本实现等。

2）贵州省人民政府基于《“健康贵州 2030”规划纲要》配套出台了《卫生健康服务能力提升“八大工程”行动计划（2019—2022 年）》《贵州省整体提升卫生

健康水平攻坚行动计划（2021—2030年）》《贵州省“十四五”中医药发展规划》等重要文件。《卫生健康服务能力提升“八大工程”行动计划（2021—2030年）》指出，贵州省当前既要抓紧解决卫生健康的现实短板，又要解决乡村服务能力和品牌资源等不足的突出问题，奋力实现卫生健康事业高质量发展的六大目标等。

3）《省人民政府办公厅关于印发贵州省大健康医药产业发展六项实施计划的通知》（黔府办发〔2015〕26号）、《贵州省大健康产业发展新一轮六项行动计划（2018—2020年）》和《贵州省大健康产业“十四五”发展规划》等文件是响应政府决策部署的重大举措，提出要构建贵州省特色大健康全产业链体系，即以“医”为支撑的健康医药医疗产业、以“养”为支撑的健康养老产业、以“健”为支撑的健康运动产业、以“管”为支撑的健康管理产业、以“游”为支撑的健康旅游产业、以“食”为支撑的健康药食材产业等。

4）贵州省人民政府及各地方政府部门为了加快推进大健康医药产业体系和尽快完善大健康全产业链，制定了若干具体产业政策，如《贵州省新医药产业发展规划（2014—2017年）》《省人民政府关于支持健康养生产业发展若干政策措施的意见》《贵州省健康养生产业发展规划（2015—2020年）》等，举办各种项目推介会等以推进医药养生等健康产业的良好发展。特别地，为了充分发挥贵州省的生态和资源优势，贵州省省委省政府把健康养生产业作为新的经济增长点，强调培育休闲养生、滋补养生、康体养生和温泉养生四大养生业态，以及加强市场准入、市场主体、品牌建设、要素保障和政府服务等重要措施。

2. 各州市的相关政策

除了省级相关政策措施之外，贵州省人民政府及各地方政府部门分别针对特定县市发布了大健康产业发展的意见和措施。例如，《关于支持安顺市大健康医药产业加快发展的意见》《关于支持贵州侗乡大健康产业示范区建设发展的意见》《关于支持黔东南自治州大健康医药产业加快发展的意见》《关于支持贵阳市大健康医药产业加快发展的意见》等文件均明确指出要支持地方大健康产业的发展。这些文件在各区域大健康产业的特色培育、规模壮大、结构优化、文化传承、资源利用、深度融合、脱贫攻坚等方面均发挥了重要的指导作用，为建设贵州省融合创新发展示范区、新医药产业化示范区和生态康养旅游示范区等做出积极贡献。

3.2.3 分布现状分析

根据《贵州省大健康产业“十三五”发展规划》的要求，贵州省大健康产业将按照“一核、一带、四区、多组团”的空间结构来形成大健康产业体系的辐射延伸式整体布局模式，并基于大健康产业的集聚态势和地域特色等达到该产业体系的功能互补和协同发展。

“一核”即贵阳—遵义—贵安大健康产业创新引领核心示范区。该示范区包含贵阳市、遵义市、贵安新区等 3 个交通相对发达的区域。这 3 个区域不但拥有全省流量丰富的物流、人流和信息流，而且拥有较好气候条件、生态环境、较为先进的医疗设施及医疗服务等。因此，该核心区相继在辖区内的乌当、修文、清镇、龙里、贵安、红花岗等县区搭建医药产业园并形成新医药产业圈，并且其业态将包括以大数据为重点的健康养生信息平台、特色医疗服务平台、健康管理与促进服务平台、健康保险服务平台等，同时为贵州省各类型健康养生基地等提供服务，形成“大健康+大数据”的新医药与生态康养旅游等多业态融合的创新示范区。

“一带”即黔东南—黔南—黔西南大健康养生养老民族医药特色产业带。这 3 个少数民族自治州浓厚的民族风情孕育了特色显著的中药材，并形成了以天地、德良方、中泰、苗仁堂、三泓、昌昊等为代表的龙头企业，因而其休闲养生、滋补养生、康体养生等业态发展前景良好。目前，该区域立足于建设成为中药材规范化种植、苗侗药及瑶浴研发、中药民族药生产、健康养生保健，以及大健康与民族文化旅游深度融合的产业基地，并形成贵州特色明显的产业带。

“四区”即安顺黄果树健康休闲产业集聚区、六盘水“凉都”品牌康体养生养老产业集聚区、毕节亚高原绿色康体养生集聚区和铜仁梵净山生态养生特色发展集聚区等。安顺黄果树健康休闲产业集聚区具有优良的旅游品牌和旅游资源，其特别针对各类游客和养老人群培育和发展休闲度假和养生养老等健康产业，其辖区内已经形成以百灵集团为龙头企业并辐射区域的医药产业集群。六盘水“凉都”品牌康体养生养老产业集聚区依托六盘水周边优良的气候优势和优越地形条件等发展以避暑度假和运动健身为核心形式的健康产业，其特色在于发展与海南等区域进行错位发展的态势来吸引消费者在夏季到“凉都”聚集而形成的服务产业集群，形成了以宏奇、三特、缔谊等为龙头企业，及大小容量注射剂、中药民族药制造，中药材种植加工等为重点行业的医药健康产业集群。毕节亚高原绿色康体养生集聚区凭借其良好的气候环境和地形优势等条件，特别适合发展以山地户外运动、休闲度假、观光旅游等类型的康体养生业态，并逐步形成以同威、九龙天麻、君安等为龙头企业的中药材种植加工和保健食品生产等类型的健康产业集群。另外，铜仁梵净山生态养生特色发展集聚区则分别依托其生态资源、佛教文化、长寿之乡等为主题打造健康养老为主的休闲养生业态，并快速形成梵净山生态养生和长寿健康等健康品牌。

“多组团”即石阡—剑河温泉养生养老组团、荔波—三都喀斯特生态体验组团、赤水—习水丹霞生态体验组团、兴义—晴隆—贞丰—安龙生态养生养老组团、桐梓娄山关—绥阳双龙洞避暑养生养老组团、百里杜鹃—黔西水西—织金洞—大方九洞天—赫章韭菜坪—威宁草海休闲观光养生组团、从江—榕江侗族健康养生文化体验组团、㵲㳇江—梅花山—野玉海—乌蒙大草原健康运动组团，以及其他各具特色的大健康产业组团等。这些区域组团发展的前提是依托各地的主要特色资源来发展各区域具有明显特色的大健康多产业业态共同发展，以此可加快贵州省域形成一批有影响力和较强竞争力的健康品牌。

显然，贵州省实施“一核、一带、四区、多组团”的大健康发展格局，其空间结构基本依托贵州省纵向和横向的地形地貌而划分布局。例如，“一核”主要是依据各地区的地理优势而划分出贵阳、遵义、贵安新区等 3 个毗邻市区并以其在经济、交通和政策等方面的优势来重点打造一批优质的产业园区，以此凸显该区域的科技创新优势；“一带”是根据黔东南、黔南和黔西南等市州的产业优势而将其大健康特色产业联系起来并特别整合了该区域的医药养生等特色产业资源；“四区”是根据贵州省最具特色的旅游景点优势而集聚其旅游资源以致力于更好地发展贵州旅游服务业；“多组团”是根据空间距离优势而将贵州省的若干特色旅游景点进行路线整合，并将距离较近的旅游景点进行捆绑销售，以促进相邻区域的旅游业共同发展。

特别在《贵州省大健康产业“十三五”发展规划》的基础上，《贵州省大健康产业“十四五”发展规划》继续构建 “一核、双翼、外环带”的产业发展思路，即以贵阳贵安为“核心”，安顺和遵义为“双翼”，黔东南、黔南、黔西南三州和六盘水、毕节、铜仁为“外环带”，构建资源整合、优势互补、功能完善、全域共建的贵州省大健康产业空间布局体系，并打造健康医药、健康养老、健康运动、健康管理、健康旅游、健康食药材六大康养品牌，构建大健康产业综合体。如此，贵州省大健康产业布局获得进一步优化和产业基础得到进一步提升。

3.3 广西壮族自治区大健康产业的体系结构与布局分析

广西壮族自治区是我国极少数的同时沿边沿江沿海的省份之一，拥有舒适宜人的气候条件和山清水秀的生态环境。自改革开放以来，广西持续推进经济建设和不断优化营商环境，因而其民众处于我国一个相对较高的生活水平。特别是近十余年来，其首府南宁作为东盟合作区的核心地位不断获得稳固，也促使地方政府更加积极地面向海内外进行招商引资。由于国内外知名企业相继进驻广西开发投资大健康产业，因而其产业体系正处于形成过程并引发了巨大的发展潜力。

3.3.1 体系结构分析

广西壮族自治区特色明显的大健康产业体系结构如下。

（1）养生养老产业

广西从 2000 年开始进入人口老龄化，其 65 岁以上老人的数量逐年提升并成为全国较早进入人口老龄化的省区之一。广西在 2020 年年底 60 周岁及以上的老年人口为 836.38 万人，占比为 16.69%。另外，广西老年人口高龄化的趋势明显，促使健康养老产业成为广西的重点产业。截至 2017 年 5 月，广西的巴马县、永福县、岑溪县、金秀县、凌云县、蒙山县、阳朔县、大新县和恭城县等 26 个县市区入选由中国老年学学会评选认定的 77 个“中国长寿之乡”名单，并占据其总数的三分之一。因此，广西发展大健康产业具有得天独厚的优势和条件，并且在养生和养老等方面皆宜。为了进一步推动健康养生养老产业的规范化发展，广西壮族自治区颁布了一系列针对性政策，如《广西养老服务业综合改革试验区规划（2016—2020）》《关于建设养老服务业综合改革试验区的意见》《养老服务补贴管理办法》等重要文件，有效解决区内各地养老服务的用地难、监管难及财政扶持力度不够等问题，通过充分发挥其长寿资源优势而加快打造老年产品用品等养老产业并创新其健康养老产业的发展模式，确定了养老服务业的“一核（即南宁养老服务业综合改革核心区）、四区（即桂西养生养老长寿、桂北休闲旅游养生养老、北部湾国际滨海健康养老和西江生态养老等产业示范区）”的发展格局，打造全国养老服务的产业基地和健康养老胜地的营销定位，有力塑造了“壮美广西、养生福地”的健康品牌。另外，广西为了做好健康养生产业而制定了“抓点、串线、扩面”的康养旅游发展思路，即景点景区健康文化旅游产品的开发及其精品打造；景点景区串联以形成不同主题的精品线路，以全域旅游的理念和视野，推进旅游体制机制创新、区域资源有机整合和产业融合发展，打造特色鲜明的旅游片区①。

（2）医疗医药产业

广西通过一系列改革措施，促进其医疗医药产业的发展壮大。例如，《广西中医药壮瑶医药发展“十三五”规划》提出，以三金片、血栓通、正骨水等广西知名医药为主要支点并重点扶持一批中医药、壮药、瑶药和医疗器械等重点产业，形成区域的优势产品和著名品牌，着力培育和倾力打造南宁、桂林、梧州、玉林和钦北沿海城市等五大产业集聚区；基于医疗服务业而加快全区大健康医疗医药产业的发展格局。《广西中医药壮药瑶药发展“十四五”规划》更进一步指出“加快推进中医药壮瑶医药标准化、现代化、产业化、国际化，构建广西特色中医药壮瑶医药服务体系、创新体系和产业体系”及“培育壮大一批中医药企业，推动中医药壮瑶医药产业发展与乡村振兴战略深度融合，建成一批中药材示范基地、中医药健康旅游示范基地、中医药特色医养结合示范基地和定制药园，提升中医

① 佚名. 发展大健康产业，打造广西“健康经济”[EB/OL].(2019-11-08) [2023-02-22]. https://www.sohu.com/a/352383569_114731.

药在健康产业中的贡献度”。

（3）健康管理产业

广西基于“互联网+”思维而运用新一代信息技术特别是大数据、云计算、物联网和人工智能等来谋划智慧健康的管理新模式，通过“增加服务供给”方式培育和发展健康管理产业，并促使基本医疗保障服务转向个性化健康管理服务，从而更好地满足人民群众的健康新需求。《广西壮族自治区人民政府关于加快大健康产业发展的若干意见》（桂政发〔2019〕33号）提出的“新发展理念”指导思想，要求以人民健康为中心，并紧紧围绕“医、养、管、食、游、动”等健康要素而构建大健康全产业链；基于“增加健康产品供给并优化健康服务”思路而推进“健康产业”与“一、二、三产业”的融合发展，努力把大健康产业培育和建设成为广西的支柱产业和战略性新兴产业。近年来，广西地区的社会健康管理体系获得不断完善，其大健康管理产业的重要业态（如健康信息档案、健康监测、健康干预、健康咨询和健康保险等）持续壮大。特别地，广西制定了一系列相关政策扶持若干健康管理机构，如月子中心、母婴照料和托婴托育等的建设，适时推动妇幼健康服务的第三方监测、评价和咨询等活动；提升建设诸如精神康复、心理治疗、健康体检和疾病早期筛选等的服务机构；推广提供职业病的健康管理服务；引进国内外大型商业健康保险机构和发展国内商业医疗保险等。

（4）其他健康产业

广西坚持以市场需求为导向，以绿色、有机、品质、安全为支撑，建设一批健康食品的原料基地和精深加工基地；彰显广西食品产业的“寿、美、鲜、香”等特色；培育和推出系列“桂字号”健康食品；推动广西特色健康食品产业的基地化、标准化和规模化发展[①]。另外，广西还实施严格的健康食品标准，通过完善其质量追溯体系和搭建其标准公共平台而实现健康食品全产业链的质量安全监测体系。广西壮族自治区非常关注其健康运动产业的快速发展，出台了《关于加快发展健身休闲产业的实施意见》等文件，提出“绿色生态运动”的发展主题；针对“健身休闲、山地户外、民族体育”等体育业态优化其产业发展的政策环境，并壮大体育产品的服务供给。截至2019年年底，广西已建立了51个大健康产业示范基地和47个大健康特色小镇等，构建了大健康领域的重大项目库和龙头企业库并有549个入库项目和147个入库企业[②]。总之，广西近几年大力发展健康养老养生、健康医药医疗、健康管理等大健康产业并取得重要的发展成就，其具体健康产业见表3-1。

---

① 广西新闻网，全区大健康产业发展工作会议[EB/OL]. (2019-08-26)[2023-05-23]. http://www.gxnews.com.cn/staticpages/20190826/newgx5d63c39c-18618832.shtml.

② 陈贻泽，董文锋，龚文颖. 广西加快建成大健康产业“四个一百”重点培育工程[EB/OL]. (2020-06-24)[2023-02-22]. https://baijiahao.baidu.com/s?id=1670373762520174837&wfr=spider&for=pc.

表 3-1　广西壮族自治区大健康产业体系细分产业

体系结构	具体内容
养老养生产业体系	构建医养结合的大健康养老服务体系，其业态包括居家养老服务业为基础、社区养老服务业为依托、专业化养老机构为补充，依托中医药、生态、滨海和温泉等打造养生业态并建设相应的养生休闲与疗养康复基地
医疗医药产业体系	在南宁、桂林、柳州、梧州、玉林、钦州等地发展生物医药产业园区，并以特色中药民族药、海洋生物医药和医疗器械为重点产业，形成以创新药物研发和高端智能医疗设备制造为龙头的健康医药产业链和新兴健康医药产业集群
健康管理产业体系	围绕健康大数据发展应用、智慧健康设备制造、拓展智慧医疗养老产业链等方面发展，以健康信息档案、健康监测、健康干预、慢病管理、家庭医生、保健咨询、健康保险等为主的健康管理产业体系

3.3.2　发展政策分析

尽管广西壮族自治区在自然地理位置、生态环境资源、长寿养生品牌、民族文化底蕴等方面拥有诸多优势，具备了发展大健康产业的资源优势，但其健康产业发展的基础还比较薄弱，基础设施和机构建设也比较落后。2018 年以前，广西健康产业除了自然生态资源等少数指标外的其余大部分健康产业相关指标（如每千人注册医师数量等）均落后于全国平均水平，表明其大健康产业的整体水平还处于相对落后的行列，发展的初级阶段（冯旭波，2018）。为了加快大健康产业的发展，广西壮族自治区充分利用其独特的人文资源、自然资源和区位优势等出台了一系列纲领性文件，如《广西壮族自治区人民政府关于加快大健康产业发展的若干意见》和《推进“四个一百”大健康产业培育工程实施方案（2019—2021 年）》等指出，广西需联动发展“3+3”大健康产业体系，即构建医疗、养老和旅游的健康核心产业并辐射带动医药、运动和食品等其他健康产业；推出“四个一百”的培育工程，即分别建设 100 个健康产业的特色小镇、重大项目、示范基地和龙头企业等；明确提出大健康产业发展的目标和要求，并要求在土地、资金和人才等产业要素方面制定可操作性强的保障措施以及在税收和市场准入等方面出台一系列优惠力度的政策方案①。

广西近几年相继颁布和实施的一系列政策文件（见表 3-2）为加快构建其大健康产业体系发挥了重要作用。特别地，《广西中医药壮瑶医药发展“十四五”规划》等重要文件针对特色壮瑶医药的服务能力增强、科技创新突破、高素质人才队伍壮大、中医药产业发展、文化传播能力提高、国际交流合作深化等方面提出新要求和发展目标，为广西健康产业的发展壮大提振了信心和动力。

① 黎伊玮. 广西加快建成大健康产业“四个一百”重点培育工程[EB/OL]. (2020-06-24) [2022-02-22]. http://health.gxnews.com.cn/staticpages/20200624/newgx5ef322e5-19645284.shtml.

表 3-2　广西壮族自治区大健康产业的政策列表

产业类型	产业政策
大健康产业	《广西壮族自治区人民政府关于加快大健康产业发展的若干意见》《推进“四个一百”大健康产业培育工程实施方案（2019—2021 年）》《广西健康产业三年专项行动计划（2017—2019 年）》《关于推进健康广西建设的决定》《“健康广西 2030”规划》《关于印发广西健康扶贫攻坚行动计划（2017—2020 年）的通知》《健康广西行动实施方案》等
养老养生产业	《关于建设养老服务业综合改革试验区的意见》《广西养老服务业综合改革试验区规划（2016—2020）》《广西健康养老产业发展专项行动计划（2019—2021 年）》《关于加快发展健身休闲产业的实施意见》等
医疗医药产业	《广西基层医疗卫生机构能力建设行动计划（2016—2020 年）》《广西卫生与健康“十三五”规划》《广西中医药壮瑶医药发展“十三五”规划》《关于加强广西卫生人才队伍建设的意见》《广西深化医药卫生体制改革“十三五”规划》《广西中医药壮药瑶药发展“十四五”规划》等
健康管理产业	《广西壮族自治区职业健康检查机构备案管理办法》
其他健康产业	《广西全民健康素养促进行动计划（2017—2020 年）》《广西全民健身实施计划（2016—2020 年）》《广西体育强区建设行动实施方案》《关于培育广西特色小镇的实施意见》《广西文化旅游特色小镇创建管理办法》《广西大健康旅游产业重大项目遴选标准》《食品生产加工企业追溯系统导则》《广西国民营养计划（2017—2030 年）》《广西食品安全企业标准备案管理办法》等

3.3.3　分布现状分析

广西大健康产业发展表现为起步稳且成长快，同时其特色在持续凸显和产业规模在不断扩大，因而呈现出很好的发展态势。但广西的大健康产业总体还处于起步阶段，即大健康产业的科技支撑还很薄弱且新业态发展也比较缓慢以及健康制造业的层次相对偏低等；国内外高端资源的对接平台比较欠缺等。目前，广西的大健康产业分布大致如下。

（1）养生养老产业

广西养老产业普遍存在产业相对分散、规模较小等分布特征。为了培育和壮大养老产业的市场主体地位以及创新健康养老产业的发展模式等，自治区相继推行实施诸如“长者饭堂”惠民项目、区域性农村养老服务中心建设工程和“1521”养老服务示范工程等多项民生工程，并且在北部湾的沿海地区、桂林市的旅游景区和巴马县的长寿之乡等建设若干全国一流水平的养生养老机构以及打造了一批具备休闲旅游、保健养生和疗养健身等多项功的养老产业集聚区。广西地区还积极推动每个市在大健康领域建成 1～2 个特色小镇和 5～10 个幸福乡村等。另外，广西在“十三五”时期的健康养生产业发展迅速。各市委市政府依据自治区发展特点制定的“抓点、串线、扩面”的大健康总体发展思路，积极调整产业结构并推动产业转型，特别是广西养老服务业要基于康养旅游视角建设综合改革试验区，构建其生态康养、休闲旅游区的“一核、四区”，从而实现其大健康养生产业的空间布局。再者，广西地区还积极谋划在南宁、玉林、桂林、巴马、金秀和靖西等市县打造中医药健康旅游城镇；在北部湾沿海区域、大瑶山区、桂东北和桂东等区域以及盘阳河和左江等流域打造康养旅游板块；促成 5 条健康养生精品旅游线路（即巴马—东兰—凌云—乐业；马山—上林—忻城—象州—金秀；扶绥—龙州—大新—天等—靖西；宜州—罗城—融水—三江—龙胜—永福；阳朔—恭城—富川—昭平—蒙山）。

（2）医疗医药产业

广西因其分布有多达 4623 种原生中草药，被誉为我国的“天然药库”“生物资源基因库”“中药材之乡”，被称为中国的第三大物种基因库和第四大药材种植基地等[①]。2019 年颁布的《广西壮族自治区人民政府关于加快大健康产业发展的若干意见》提出，通过构建步行 15 分钟医疗服务圈提高区内基本医疗服务水平和扩大区内基本医疗服务能力；在医学检验、医疗诊断、病理分析和医疗消毒等专业领域积极建设一批具有较高医疗水平的第三方医疗机构；在智慧医疗模式领域，广西积极推动新一代信息技术应用于疾病监控和医疗辅助决策；在对外合作方面，广西地区面向东盟国家建设若干高端医院和国际治疗中心等。在人们的健康需求中，前瞻产业研究院的相关专家认为，“医治”既是第二阶段需求，更是核心阶段需求。鉴于医药和医疗器械等制造业能够满足人们疾病的医治需求，因而成为人们健康第二个阶段的基石产业。据广西卫生健康委的官方网站显示，广西在近十年的医疗机构和医疗卫生人员等数量都得到较大的发展，见表 3-3。

表 3-3　广西卫生机构和卫生人员的数量变化及增长率

年份	指标		
	卫生机构数量/个	卫生人员数量/个	卫生人员增长率/%
2011	10645	203639	8.80
2012	10829	220762	8.41
2013	11195	233777	5.57
2014	11469	258618	9.61
2015	11770	274663	5.84
2016	11991	289865	5.24
2017	12288	305316	5.06
2018	12477	320906	4.86
2019	12837	341429	6.01
2020	13787	372046	8.23
2021	14552	393884	5.54

① 龚文颖. 发展大健康产业 打造广西“健康经济”[EB/OL]. (2019-11-08) [2022-02-22]. http://www.gxnews.com.cn/staticpages/20191108/newgx5dc4a0a0-19020317.shtml.

（3）其他健康产业

近年来，广西通过广泛宣传和积极开展全民健身活动等方式促进健康运动产业的快速发展。目前，广西大力培育和壮大发展包括健身休闲、山地户外、民族体育等为主体的健康运动产业；建设包括全民健身中心、多功能运动场、足球场、体育公园等重要基础设施，并推动公共体育设施的低收费或免费开放格局。广西的健康食品产业获得了显著发展成就，形成了有机稻米、山茶油、茶叶、蔬菜等多种特色农产品；建设了若干黑色食品、长寿食品、富硒食品、营养食品、食用菌、药食材等特色健康食品的原料基地，并塑造了一批具有国内竞争力的健康养生食品品牌；打造了诸如柳州螺蛳粉小镇、恭城月柿种植基地和崇左国际果品产业园等若干健康食品的生产基地等。

3.4 其他省市大健康产业的体系结构与布局分析

除了贵州、广西两个省区外，我国南方地区还有广大县市区等区域分布有喀斯特地貌。这些南方喀斯特县市区在长期的经济发展过程中形成了各区域特有的大健康产业。

3.4.1 广东省相关县市区的结构与布局

（1）韶关市大健康产业的体系结构和布局情况

韶关市被称为珠江三角洲的生态屏障区域。为了充分发挥其丰富的生态资源优势，《韶关市大健康产业体系发展三年行动计划（2019—2021年）》提出“打造面向粤港澳大湾区的健康养生养老目的地”和“构建起一个大健康产业综合圈、五个精品大健康产业区域、六个大健康产业组团的大健康产业格局”，并“明确实施医药健康、医疗服务、健康养老、健康管理、休闲旅游、体育运动和健康农业等七大产业的三年行动计划”[①]。韶关市部分大健康产业的发展概况如下。

1）医药健康产业。医药健康产业是韶关市重点打造的大健康产业之一。韶关市致力于建设集生物医药制造、地道中药材种植、健康管理和休闲旅游等多项内容为一体的医药健康产业集群区。目前，韶关市已经陆续建设多个医药健康产业园区，如韶关南雄市的汇浦大健康产业园和南药大健康产业园等。

2）健康养老产业。韶关市凭借其禀赋优越的生态环境、底蕴深厚的文化资源

① 佚名. 韶关新名片“绿色健康城”：打造面向大湾区健康养生养老目的地[EB/OL]. (2019-02-27) [2022-02-22]. https://page.om.qq.com/page/OLbxQuXoizMRDHlX7IJfDZgg0.

和交通发达的运输网络等成为理想的养生养老之地。经过长期的经济发展，韶关市的健康养生养老产业已经涵盖营养食品、保健休闲、健康管理、医疗服务、健康保险、健康咨询等多个领域并具有与人类健康紧密相关、辐射面广、便于吸纳就业等特征，易于拉动韶关市的内需增长和保障韶关的民生改善，使其成为韶关市拥有巨大市场潜力的新兴产业。

3）旅游产业。韶关市的旅游资源丰富而有特色，其内分布有著名的世界自然遗产丹霞山和佛教禅宗祖庭南华禅寺等多个 A 级景区景点，是我国优秀的旅游城市和全域旅游试点市。近年来，韶关市加速推进以“大南华、大丹霞、大珠玑、大南岭”等为主题的文化旅游产业发展项目，同时结合其绿色有机农产品和诸多省级农业名牌产品等农业资源开发了一批农旅融合发展项目等。

（2）河源市大健康产业的体系结构和布局情况

河源市近年来依据其广阔的自然地理空间和丰富的人文社会资源，积极推动其健康医药产业和生态旅游产业的发展和布局。

1）健康医药产业。河源市在医药健康领域的建设成绩主要有：河源市吉龙翔生物科技有限公司和济南吉芝草生物科技有限公司于 2014 年分别与河源市连平县签订了项目投资合同，以打造该地的健康医药产业；恒大健康集团于 2018 年与河源市签订战略合作协议，以加快推动河源市的健康产业发展；河源市于 2018 年 12 月成立河源市南领大健康产业开发有限公司并在东源县建立灯塔南药基地，集中开展中药材种子种苗繁育和规范化种植及健康产品的研发、生产与销售，并结合文旅融合项目共同发展；河源市注册了若干新医药企业（如河源市绿安奇生物工程有限公司和广东金松露生物科技有限公司）等。另外，东源县涧头镇基于其丰富的水资源而成为当地的新医药健康水产业基地，其落户企业包括河源康水山泉水饮料有限公司、广东万绿湖饮用水有限公司、河源正能量更古潭山泉饮料有限公司等。

2）生态旅游业。河源市部分县区积极推进生态旅游发展规划和落地项目。例如，东源县依托其优美的生态环境加大推进乡村特色旅游载体的建设工作和旅游业的全面提质扩容，于 2018 年创建国家 3A 级景区——东江野战俱乐部；连平县根据其优美的自然景观和蜜桃等农特产品，通过优化旅游休闲产业的区域布局和功能定位来扶持培育和发展壮大其生态休闲度假旅游业，并积极建设其作为粤东北地区旅游休闲度假中心的地位。

（3）清远市大健康产业的体系结构和布局情况

清远市大健康产业覆盖范围比较广泛，主要围绕产业基地建设、中草药产业、森林康养、生态旅游等领域进行重点发展。

1）健康产业基地。清远市在打造健康产业基地方面成绩比较显著。例如，清远市和广药集团于 2012 年 10 月便签订了战略合作协议共建大南药大健康产业基地。

2）中草药产业。清远市中草药产业具有悠久历史。例如，连南县是广东省瑶族人口最多的瑶族聚居地，其丰富的中草药资源和良好的地理地域和风俗等优势，使其具备良好的养生保健产业基础。因此，连南县通过整合现有产业基础并借助现代化的生产工艺加快瑶族养生保健系列的产品研发和规模生产等工作。

3）森林康养基地。清远市下辖的连山县是全国森林康养基地的试点建设县，其丰富的森林资源成为连山县发挥森林生态优势培育孵化森林康养产业特色业态的物质基础。近年来，连山县依托禾洞林场、金子山景区等建立了若干森林旅游地和森林康养基地。

4）生态旅游。清远市中部的阳山县是自然风光秀丽的旅游胜地，其典型的喀斯特地貌造就了阳山独特的自然景观。近年来，阳山县积极发展生态旅游产业。该县提出的具体措施包括打造全域旅游发展模式、实施绿色生态旅游战略、举办体育旅游活动等，从而逐步形成其集山水观光、山地度假、体育探险和生态旅游等于一体的大健康生态旅游格局。

（4）肇庆市大健康产业的体系结构和布局情况

肇庆市重点规划了养老产业发展，如该市政府于 2017 年 12 月颁布《肇庆市养老服务体系建设“十三五”规划》，要求其养老产业要从服务网络、服务设施、机构发展、医养结合、福利保障、服务队伍等方面加强建设，以便尽快构建与建设全面小康社会相适应和经济社会发展相协调的养老服务体系。此外，其下辖的怀集县积极打造“互联网+大健康”的产业发展模式。该县政府与广东康美药业股份有限公司于 2015 年联合兴建三甲医院并实现公立医院信息化管理、现代化医药物流和智慧药房等签署战略合作协议，共同推进建设“互联网+医疗健康”服务平台。其下辖的封开县积极打造生态旅游业态，推出了贺江奇景生态旅游线路并建成龙山景区、大斑石景区、千层峰景区、黄岩洞、广信文化园、大旺海鹰博览中心等精品旅游景点①。

（5）阳江市大健康产业的体系结构和布局情况

阳江市因依山傍海且风光旖旎造就其丰富的旅游资源。特别地，阳江市拥有规模庞大、数量众多、质量良好、景观秀美的优质滨海沙滩及喀斯特峰林和溶洞

① 佚名. 打好“三张牌”旅游发展快——封开县大力发展旅游经济振兴旅游产业纪实[EB/OL]. (2019-09-23) [2022-02-22]. https://www.sohu.com/a/343090856_99960669.

等自然风光，同时遍布丰富而优质的高山瀑布、森林湖泊和温泉群落，使其山海风光旅游资源具有品种齐、品位高、空间布局良好等特点。因此，阳春市立足于打造生态旅游强市，争创国家级生态旅游区，同时通过打造康养旅居酒店等推行康养发展战略。

3.4.2　湖南省相关县市区的结构与布局

（1）怀化市大健康产业体系结构和布局情况

近年来，怀化市重点发展以健康养老服务业和中医药产业等为代表的大健康产业。

1）健康养老服务业。《怀化市人民政府关于推进医养融合加快健康养老服务业发展的实施意见》（怀政发〔2019〕2 号）提出，加强健康养老服务设施规划布局，推进社会养老服务体系建设，支持医疗卫生机构开展养老服务，推动养老机构开展医疗卫生服务，落实健康养老服务业扶持政策等；发挥社会力量的主体作用，优先发展医养型、护理型等突出床位功能的养老机构；重点培育规模较大的医养融合服务机构，建设辐射五省边区的高端健康养老聚焦区等。2018 年的统计数据显示，怀化市在其市委市政府的倡导下已建立了众多的养老机构，见表 3-4。

表 3-4　怀化市养老机构名录（2018 年）

地区	性质	单位名称
怀化市	公办	怀化市社会福利院
	公办	怀化市第四人民医院老年养护院
	公办	洪江区社会福利院
	公办	鹤城区社会福利院
	民办	怀化市晋源老年公寓
	民办	怀化市神鹤老年服务中心
	民办	怀化市华辉养老服务中心
	民办	鹤城区长者康护服务之家
中方县	公办	中方县社会福利院、光荣院
沅陵县	公办	沅陵县社会福利院
辰溪县	公办	辰溪县社会福利院
	民办	辰溪县德善老年公寓
溆浦县	公办	溆浦县社会福利院
会同县	公办	会同县老年福利服务中心
	公办	会同县福利院

续表

地区	性质	单位名称
麻阳苗族自治县	公办	麻阳县福利院
新晃侗族自治县	公办	新晃侗族自治县福利院
芷江侗族自治县	公办	芷江侗族自治县社会福利院
靖州苗族侗族自治县	公办	靖州县光荣福利院
通州侗族自治县	公办	通道侗族自治县社会福利光荣院
洪江市	公办	洪江市社会福利院

2）中药材产业。怀化市地处武陵山脉和雪峰山脉之间，拥有丰富的品质优良的中药材资源，因而有“药材之乡”的美誉。截至 2020 年，全市已建成 30 余个规范化的中药材种植基地，主要品种包括金银花、百合、茯苓、龙脑樟、天麻等。另外，怀化市拥有茯苓和黄精两个国家级中药标准化建设基地，同时培育发展了 36 家中药材种植企业（含 1 家国家级农业产业化重点龙头企业和 3 家省级重点企业）、126 家中药材农民合作社和 14 个药材协会，全市共有 13 个县（市、区）、121 个乡镇、290 个行政村推广种植中药材①。《湖南省医药行业“十三五”发展规划》要求，怀化市鼓励发展中医药产业并推动产业向价值链高端延伸，同时加快新技术应用，实现产业的转型升级。目前，怀化市重点推动以汉药、侗药和苗药为主的中药材种植、中药材加工、中医药流通、健康养生领域的发展②。

（2）湘西州大健康产业体系结构和布局情况

湘西土家族苗族自治州（简称湘西州）依据其拥有的独特的绿色生态和丰富的医药医疗等资源来规划其大健康重点产业，包括健康养老养生、森林康养、健康旅游文化、体育健身休闲、医疗健康服务、健康管理与信息化、健康保险、健康食品与保健品等，同时也规划建设若干养老养生服务的特色示范点等。另外，湘西州基于优越的自然条件、丰富的中草药资源和悠久的种植历史等强化发展生物医药产业，并于 2009 年 10 月与中山大学签约共同规划中草药基地建设和产品开发。湘西州卫计委的信息显示，湘西州在 2018 年 1 月至 9 月的生物医药产业产值超 20 亿元，健康养生产业产值超 72 亿元。再者，湘西州依托生物医药建设和旅游资源优势推动其民族生态旅游产业发展，逐步形成了以民俗风情、山水风光、文化创意等为主导的特色旅游产业链。目前，湘西州在花垣县、龙山县、泸溪县、凤凰县、古丈县、保靖县、永顺县等地已经形成众多的中草药种植基地，并在吉

① 怀化市人民政府. 全力推进八大重点产业链建设系列报道[EB/OL]. (2020-06-17) [2022-12-15]. http://www.huaihua.gov.cn/huaihua/c200023/202006/a81a8d62dc35423595c7904f8e14df3f.shtml.

② 怀化日报. 武陵深处“药草”香——写在怀化高新区中医药特色产业基地获批 2020 年第一批国家火炬特色产业基地之后[EB/OL]. (2020-02-25) [2022-12-15]. http://www.huaihua.gov.cn/huaihua/c200023/202003/a1e8912352ad44acbd7179e1cbee5b42.shtml.

首市、泸溪县、凤凰县、古丈县、花垣县、保靖县和龙山县等地开发了众多的生态旅游景点景区。

（3）郴州市大健康产业的体系结构和布局情况

丰富的自然资源及优美的生态环境赋予郴州市发展态势良好的中药材种植业及生态旅游业等。《关于促进五大融合加快发展健康产业实施方案》（郴政办发〔2017〕56 号）详细阐述了郴州市关于健康养老、健康旅游、智慧健康等产业布局规划，见表 3-5。

表 3-5　郴州市康养旅游产业发展思路

产业结构	发展思路
健康养老产业	推动社区医疗与养老服务的融合发展以及医疗机构与养老机构的深度融合；鼓励社会力量建设医养融合机构；基于优质的生态资源特色而挖掘并提升福寿文化的内涵；促进建设若干健康养老的产业聚集区、优质基地和特色小镇
健康旅游产业	开发旅游健康产品，加快建设一批重点旅游项目；结合休闲养生和文化体验等开发一批旅游产品和旅游服务；推进中医药健康旅游并着重建设汝城热水温泉国家级旅游度假区、北湖区龙女温泉康养小镇和仙岭高铁温泉文化园等；打造以休闲度假旅游为核心并含洗浴药浴、养生文化和相关用品制造等多项活动的温泉旅游康养产业链
智慧健康产业	基于互联网+健康产业建设互联互通和开放共享的健康服务信息平台；基于智慧健康产业视角推动健康医疗服务的信息化和智慧化；基于互联网+医疗视角推动电子科技和医疗装备等产业发展的规模化

1）中药材种植产业。郴州市下辖的安仁县、桂阳县、桂东县、汝城县等地均集中种植了各类中药材。其中，安仁县因拥有良好的自然生态环境、深厚的中医药文化底蕴和丰富的野生中药材资源而使中药材成为其重点发展产业，并于 2016 年被认定为湖南省中药材的首批种植基地示范县。桂阳县因拥有玉竹、苦参、桔梗等多种中药材资源及遍布全县的各类型中药材种植企业和专业合作社等而成为郴州市重要的中药材发展基地，并形成大宗中药材、特种濒危药材、药用保健品等产业体系。桂东县因其拥有多种药用植物和中草药标本而成为湖南省中药材第二批种植基地示范县。汝城县其下辖的南洞乡因拥有种植面积大、产值高的中药材而成为郴州市的重点中药材种植区域。

2）康养旅游产业。郴州市近年来凭借汝城热水温泉、北湖区龙女温泉、飞天山国家地质公园等著名景区景点而着力打造相应的集养生养老和休闲旅游于一体的康养特色小镇并取得了显著成绩。例如，龙女温泉康养小镇于 2018 年在建成一所康复医院的基础上又规划建设一个占地 7000 余亩的康养工程，从而形成一个集健康医疗、文化游旅、教育培训等多功能于一体的国际度假区。

（4）永州市大健康产业的体系结构和布局情况

《永州市集中培育医康养产业实施方案》（永政办函〔2019〕48 号）提出“到

2025年，逐步形成内涵丰富、布局合理、功能互补的医康养产业体系”和“各县区（含管理区、经开区）至少开办一家以上医养融合机构”，“将永州打造成‘宜居、宜养、宜医’的健康休闲度假目的地”，其主要健康产业如下。

1）养老产业。永州市依托优良的生态资源大力发展养老医疗服务，推动医疗与养老的融合发展并建设康养保健基地，积极探索集居住、疗养、美食、休闲、娱乐、健身等功能于一体的养老服务模式。目前，永州市建设的养老机构包括宁远县的九嶷富硒谷、江永县的夏层铺健康养老小镇、金洞管理区的森林康养基地、新田县的湘南现代农旅康养文化小镇等。

2）医药产业。永州市充分利用湘江源头的优美生态环境和丰富的中药材资源，普遍种植诸如厚朴、枳实、杜仲、黄柏、银杏、槐米、金银花、玉竹、薄荷、零陵香等2000余种面积超过50万亩和年产量达到2.1万吨的高开发价值本土药材；异蛇年养殖和异蛇酒年产量分别超过40吨和接近500吨①。另外，永州市大力发展保健食品、生物医药等产业，依托九嶷山、阳明山等景区资源及厚朴和枳实等中医药资源积极发展康养旅游产业，其主要代表企业包括恒伟制药、希尔制药和馨恒堂中药科技等。永州市的医药产业在零陵区、祁阳县、东安县、宁远县、双牌县、道县、蓝山县、金洞管理区等均有布局。

3）智慧健康产业。永州市扎实推进健康管理的体系建设，促进健康管理与信息产业的融合；加大整合医疗康养的现有信息化资源，提升医疗康养产业信息资源的共享和服务。

4）其他健康产业。永州市通过统筹规划体育基础设施、创新运动场馆运营模式、建设中小型体育场馆、举办户外健身休闲活动等方式培育壮大健身休闲运动产业链，积极推动健康服务领域的商业保险及其产品种类，全面规划设计养老住宅小区等。

（5）张家界市大健康产业的体系结构和布局情况

张家界因其拥有丰富的生态旅游资源而将其大健康产业的发展重点定位于康养旅游产业，见表3-6。例如，张家界市与康美实业投资控股有限公司于2018年签订战略合作框架协议共同打造国家级康养综合项目；依托独特的自然山水和气候条件于2019年建设九州颐康文旅康养综合体项目；依托优质的森林资源和丰富的文化资源（如大庸古国文化和佛教文化）于2020年建设天伦养生文化产业园项目等。

---

① 佚名. 永州，一座国家森林城市的“中医药全球化”[EB/OL]. (2017-05-09) [2023-02-22]. https://www.sohu.com/a/141025033_758240.

表 3-6　张家界生态旅游资源

<table>
<tr><th>品牌名录</th><th>名称</th><th>品牌名录</th><th>名称</th></tr>
<tr><td>世界自然遗产</td><td>武陵源风景名胜区</td><td>省级风景名胜区</td><td>张家界溇江风景区</td></tr>
<tr><td>世界地质公园</td><td>张家界世界地质公园</td><td>5A 级景区</td><td>武陵源风景名胜区</td></tr>
<tr><td rowspan="2">国家级森林公园</td><td>张家界国家森林公园</td><td rowspan="6">4A 级景区</td><td>黄龙洞旅游区</td></tr>
<tr><td>天门山国家森林公园</td><td>张家界土家风情园</td></tr>
<tr><td>省级森林公园</td><td>贺龙森林公园</td><td>张家界宝瓶湖风景区</td></tr>
<tr><td rowspan="2">国家级自然保护区</td><td>八大公山国家级自然保护区</td><td>张家界江垭温泉度假区</td></tr>
<tr><td>张家界大鲵国家级自然保护区</td><td rowspan="2">张家界茅岩河九天洞旅游区</td></tr>
<tr><td>国家级风景名胜区</td><td>武陵源风景名胜区</td></tr>
</table>

（6）衡阳市大健康产业的体系结构和布局情况

衡阳市拥有悠久的中草药种植业历史。其中，祁东县有 1000 余种中药材和近 200 年种植史且目前有 60 余个品种被普及种植，并于 2018 年被评为湖南省中草药种植基地示范县，后于 2019 年成立了中药材产业协会；常宁市白沙镇因其广泛种植了丹皮、白芍、玉竹、尾生、黄精、半夏、无渣生姜、射干、玄参等多个品种而使其中药材产业成为当地的特色农产业；湖南衡岳中药饮片有限公司于 2016 年在衡山县的东湖镇团山村和岭坡乡潮水村建立了白芨种植产业基地，后于 2020 年在衡南县建立了承康中药材产业园等。

（7）株洲市大健康产业体系结构和布局情况

株洲市的大健康产业主要包括中药材种植业、养老产业等。

1）中药材种植业。《株洲市生物医药健康产业发展规划（2018—2022）》提出，通过 5 年时间促进生物医药健康产业发展，建设集生物医药研发、中草药种植和健康康养等为一体的株洲生物医药健康特色产业集群[①]。目前，株洲市的中药材种植主要分布在茶陵县、醴陵市、攸县、炎陵县等县市区。截至 2019 年 11 月，株洲市的生物医药产业已经拥有 136 家工业企业和 94 家规模以上企业，其部分代表性企业包括株洲千金药业股份有限公司、湖南千金湘江药业股份有限公司、株洲市瑞邦医疗器材制品有限公司、苑医堂中医药有限公司和现代佳美牙科器械有限公司等；建有省级企业技术中心和省女性健康药物工程技术研究中心等高端科研平台。

2）养老产业。《株洲市人民政府办公室关于推进森林康养发展的通知》（株政办发〔2017〕29 号）提出了促进森林康养产业的发展思路，并建议到 2025 年建设攸州、神农谷、云阳等国家森林公园康养试点示范基地及每个县市区建设 1 处

① 陈春贵. 《株洲市生物医药健康产业发展规划（2018—2022）》顺利通过专家评审[EB/OL]. (2018-04-26) [2023-02-22]. http://www.hetang.gov.cn/c11739/20180921/i767180.html.

以上的特色森林康养基地。经过若干年发展，株洲市在 2019 年成为湖南省首个智慧健康养老示范基地；其辖区泰山路街道成为全省第三个智慧健康养老示范街道；其养老床位数大幅增加且由社会力量运营的床位比例也大幅提升。

（8）常德市大健康产业的体系结构和布局情况

常德市的大健康产业进入发展的快车道，正在积极筹建多个大健康产业园并逐步落实大健康产业项目。例如，常德市 2020 年 5 月分别筹建落实桃花源健康产业园和柳叶湖国际健康产业城等项目，并将其打造成为集养老、医疗、护理、旅游等多功能于一体的大健康产业园区；津市高新区的湖南微生态健康产业园被打造为国内领先的产业园区；澧县医药器械产业园依托康哲（湖南）制药有限公司、稳健平安医疗科技（湖南）有限公司、天圣药业有限公司等现代企业与周边的中草药种植区域等共同形成生物医药和医疗器械产业园区。

（9）益阳市大健康产业的体系结构和布局情况

益阳市是一个地处洞庭湖平原的典型农业大市，其 60 岁以上人口占常住人口的四分之一，并且老年人口的高龄化和空巢化现象日趋明显。近年来，益阳市积极响应“健康中国”战略和发展大健康产业。特别地，《益阳市人民政府关于促进五大融合加快发展健康产业的实施意见》（益政发〔2017〕17 号）规划了益阳市大健康产业的发展目标和空间布局等（见表 3-7）。

表 3-7　益阳市大健康产业分布区

功能区	区县（市）	布局载体及其重点产业
核心区	赫山区	以汉森制药有限公司为核心的中医药产业园；以湖南中以高科技发展有限公司为核心的中国—以色列合作创新大健康产业园；以生态养生、文化休闲、运动体验、健康旅游等为一体的养生度假区
	资阳区	以皇家湖、青龙洲为主体，集医、养、游和运动体验等为一体的养生度假区；以“一江两岸”景区为核心的城市文化养生区
	益阳高新区	以康雅医院为核心的医护养一体化健康城；以奥林匹克体育中心、高尔夫球场为主体的体育产业园；以生态养生、文化休闲、运动体验、健康旅游等为一体的养生度假区
	益阳东部新区	面向高端人群的银发产业园
拓展区	沅江市	中药材种植基地；有机食品种养及加工基地；以生态养生、文化休闲、运动体验、森林康养、健康旅游等为一体的养生度假区
	桃江县	中药材种植基地；医疗器械生产基地；医、养、游一体化健康服务基地
特色区	安化县	中医药产业园；黑茶产业园；生态养生、文化休闲、运动体验、健康旅游区
	南县	中药材种植基地；有机食品种养及加工基地；以生态养生、文化休闲、运动体验、健康旅游等为一体的养生度假区
	大通湖区	健康种养基地；以生态养生、文化休闲、运动体检、健康旅游等为一体的养生度假区

益阳市的具体健康产业发展大致如下。

1）中药材种植。益阳市大力开展中药材种植行动。例如，安化县因其境内遍布 263 科和 1277 种的各类中药材而素有“湘中药库”的美誉，目前重点发展黄精、玉竹、五加皮、木瓜、厚朴等若干品种，其种植面积达到 26 万亩并于 2019 年被评为湖南省中药材种植基地示范县①；桃江县的中药材产业发展迅速，其辖区内的鑫龙生态农业发展有限公司于 2017 年与桃江县中医院共同投资建设医养结合中心，并于 2018 年在该县的若干村镇扩建了 800 亩药材基地②。另外，益阳市还在龙岭工业园建立益阳中医药产业园，通过打造重点产业和形成特色产业来促进全市中医药产业的产、供、销、用一体化发展。

2）生态旅游产业。益阳市重点发展山水观光型、运动休闲度假型、生态旅游型等旅游产业，并依托安化茶马古道、桃花江竹海、梅山文化生态园等著名景区景点开发若干观光体验旅游线路；依托高尔夫球场、奥林匹克公园等运动场所开发若干健身旅游服务产品；依托诸如会龙山佛教公园、白鹿寺、浮邱山等著名宗教场所开发若干文化旅游路线；依托梓山湖、皇家湖、桃花湖、川岩江、雪峰湖、鱼形山水库、南洞庭湖、罗溪瀑布等水体，以及北峰山、寨子仑、碧云峰、鱼形山等山体开发若干自然生态旅游产品；依托花乡、竹乡、渔乡、茶乡、樵乡等农家乐场所开发若干乡村旅游服务。

（10）邵阳市大健康产业的体系结构和布局情况

邵阳市近几年的大健康产业发展迅猛，表现在以下方面：中药材种植面积大幅度增长并引起当地的药材加工业蓬勃兴起，促使其市场规模不断扩展而成为全省最大的中药材生产区域。邵阳市的种植区域主要集中在新宁县、隆回县、邵东市、新邵县、武冈市等县市区。其中，新宁县的中药材种植主要包括博落回、半枝莲、香薷草、厚朴、黄柏、甜茶、槐米、枳壳、玉竹、黄精、白术、七叶一枝花、白芨、绞股蓝、百合等，截至 2020 年已经发展了与中药材有关的 61 家种植专业合作社和 11 家初加工企业等③；隆回县的小沙江镇种植了包括金银花、杜仲、白术和药用玫瑰等在内的中药材并畅销全国，其面积在 2016 年达到 10 万余亩并成为全国六大中药材生产基地之一④；邵东县因种植玉竹、白芍、丹皮、白术等

① 佚名. 安化县开启中药材产业“黄精时代”[EB/OL]. (2020-04-28) [2023-02-22]. http://www.yiyang.gov.cn/yiyang/2/3/74/content_1174733.html.

② 陈倩，陈超. 草药种植“医”活贫困村[EB/OL]. (2018-05-19) [2023-02-22]. http://www.taojiang.gov.cn/24397/24407/content_1009344.html.

③ 杨坚，沈万群. 新宁县博落回获国家农产品地理标志证书[EB/OL]. (2020-05-13) [2023-02-22]. https://www.shaoyang.gov.cn/shaoyang/qxdt/202005/faeeca8d832f49e8a3fd2cd16f22364e.shtml.

④ 陈远志. 隆回小沙江镇中药材产业助力镇域经济发展[EB/OL]. (2017-09-25) [2023-02-22]. http://www.syxwnet.com/p/47115.html.

25 种中药材而于 2016 年被湖南省授予中药材种植基地示范县，且中药材综合产值于 2018 年突破 100 亿元①。

（11）娄底市大健康产业的体系结构和布局情况

娄底市因其丰富的药材资源而闻名国内。其中，新化县是娄底市的主要药材种植区，已于 2016 年被湖南省认定为首批中药材种植基地，其辖区内种植的中药材包括金银花、玉竹、百合、天麻、厚朴、杜仲、栀子、五加皮等，并拥有新化绿源农林科技开发有限公司、新化唐奇中药材种植专业合作社、新化县颐朴源黄精科技有限公司和新化县美华农林牧业开发有限公司等中药材初级加工企业。另外，《娄底市健康产业发展规划（2016—2020 年）》（娄政办发〔2016〕15 号）对大健康产业发展提出了“一核一带四基地”的总体布局思路，即中心城区健康产业核心区、娄底大道健康产业带及双峰青树坪甘棠中药材种植加工集散基地、涟源龙山传统中药疗养基地、冷水江现代生物医药及医疗器械制造基地和新化大熊山原生态休闲养生基地。

（12）湘潭市大健康产业的体系结构和布局情况

近几年，湘潭市的大健康产业得到了较大发展，其规模逐渐扩大并呈现出蓬勃发展的态势。例如，湘潭市大健康产业联盟于 2018 年 6 月正式成立；截至 2018 年全市共有 930 家（含零售）医药企业和 60 亿元以上年产值；落户于昭山市的湖南健康产业园核心区仅 2017 年就引进 6 个产业项目且投资金额达到 220 亿元以上，已建成全国唯一的健康产业展示馆并进入试运营阶段，另有恒大养生谷、湖南惠景生殖与遗传专科医院以及湖南健康产业园医学医疗医药创新中心等项目已经动工建设等，其产业集聚效应已逐步显现②。

（13）岳阳市大健康产业的体系结构和布局情况

岳阳市的大健康产业在不断地规范发展。例如，岳阳经开区通过不断打破传统产业的发展局限性和持续引入大健康产业等方式来充实其经济结构并打造宜人的健康生活环境，具体包括：以金凤湖为中心建设金凤湖城市森林公园，形成生态景观带打造岳阳生态宜居新城；建设集食品、药品、化妆品、保健品、医疗器械研发、生产、销售、物流于一体的综合性的现代智慧物流园区——岳阳医药健康产业园。③

① 佚名. 邵东医药企业参展，中药材产业声名远扬[EB/OL]. (2019-08-29) [2023-02-22]. http://www.shaodong.gov.cn/shaodong/ldhd/201908/4e1c469585f84b2e9d9fcf71431dc94c.shtml.

② 佚名. 湘潭市大健康产业联盟成立[EB/OL]. (2018-06-15) [2023-02-22]. https://news.xtol.cn/2018/0615/5201491.shtml.

③ 佚名. 岳阳医药健康产业园项目一期开园在即[EB/OL]. (2018-07-13) [2023-02-22]. http://www.yueyang.gov.cn/mobile/23184/23187/content_1382208.html.

3.4.3 重庆市相关县市区的结构与布局

近年来，重庆市高度重视并依托其自然资源优势等持续推进大健康产业的发展，特别是将大健康产业与其他产业进行融合发展。当前，重庆市重点发展的大健康产业主要有中药材产业、养生旅游产业、健康养老产业等。

1. 中药材产业

中药材产业是重庆市重点规划的大健康产业，其规划区域主要包括渝东北、渝东南和渝西等。其中，渝东北种植区包括巫山县、巫溪县、城口县、奉节县、开州区、万州区、云阳县等；渝东南种植区包括石柱县、秀山县、酉阳县等；渝西种植区包括南川区、渝北区、潼南区等。

（1）渝东北种植区

巫山县是渝东北发展中药材产业的重点区域。截至 2023 年，该县中药材的种植总面积达 21.2 万亩，同时中药材的干货年产量达到 3 万吨；其下辖的红椿、官阳、笃坪等 3 个乡镇已经形成道地药材万亩产业园或万亩基地；还有骡坪和三溪等 11 个乡镇已初步形成 5000 亩的中药材种植基地；共培育了 53 家市县级龙头企业，其中重庆市神女药业有限公司的经营范围包括中药材的种植和加工及中药饮片的生产和流通等[①]。巫溪县依托明显的中药材资源优势和其“天然药库”的美誉而成为中药材的全国重点生产县之一；城口县也因其拥有 700 多种野生中药材而被誉为“生态药谷”。截至 2022 年，城口县约有 36 万亩的中药材面积，逐渐形成了以明中乡、厚坪乡、周溪乡、鸡鸣乡、蓼子乡、咸宜镇、岚天乡和治平乡 8 个药材种植大乡[②]。奉节县林业局的信息显示：全县共有 22 个乡镇的 110 个村种植中药材，2022 年的中药材产量达到 11.9 万吨，综合产值超过 12 亿元；2023 年已经达到 17.3 万亩并涌现出 67 个新型的经营主体。《云阳县中医药事业中长期发展规划（2021—2035 年）》的信息显示：2019 年云阳县的中药材种植总面积已超过 5.4 万亩，并拥有三峡云海药业、旭达药业和万力医药 3 家规模以上的中药材加工企业，生产中成药、中药饮片、中药口服液、中药饮品、保健食品等多种大健康产品。

（2）渝东南种植区

渝东南区域的石柱县是黄连的原产区，其黄连种植面积常年保持在 5 万余亩，产量占据全国的 60%及全球的 40%以上；截至 2020 年 5 月，已拥有黄连的种植

① 佚名. 广州医药行业协会赴我县调研中药材质量，签订战略合作协议[EB/OL]. (2019-05-20) [2023-02-22]. http://wush.cq.gov.cn/zwxx_258/bmjz/202003/t20200328_6427383.html.

② 佚名. 城口：实施中药材产业三年扶贫行动计划（2018—2020）[EB/OL]. (2018-07-17) [2023-02-22]. https://www.sohu.com/a/241719543_537832.

加工销售企业达到 25 家、个体工商户超过 110 家，因而被誉为“中国黄连之乡”①。秀山县盛产金银花，其种植区域覆盖全县 23 个乡镇和街道。秀山县政府官方网站的信息显示：截至 2020 年 3 月该县已种植金银花等中药材达到 38 万亩并培育了 36 家中药材龙头企业和 135 家专业合作社。另外，近几年酉阳县也通过大力推广中药材种植面积来达到调整农业产业结构的目的，截至 2017 年该县共有 45 家中药材种植公司和 287 家专业合作社，其主要中药材包括金荞麦、芡实、青蒿等，且面积超过 20 余万亩②。

（3）渝西种植区

渝西区域的南川区拥有丰富的中药材资源，其主要品种包括玄参、白术、白芷、栀子、杜仲、黄连、前胡、天麻、黄柏、大黄和木瓜等，而其玄参的种植面积则占据全国 60%以上。近年来，南川区更是加快了中医药产业的发展并在 2018～2019 年发布了《南川区中药材种植区划地图》《南川区中医药产业发展规划（2019—2025）》《南川区 2019 年中医药产业发展工作要点》等重要文件，详细阐述和布局当地的中医药产业发展。南川区的中药材种植面积仅在 2018 年就新增 5.5 万亩并新建了 200 亩繁育基地，其新增中药材的初加工能力达到 5000 吨/年；而南山区在 2019 年的种植面积已超过 30 万亩③。渝北区注册了诸如潜延兴中药材种植场、子余中草药种植场和铁林中药材种植园等种植基地；潼南区则拥有吉友中药材种植场、绿地中药材种植场等种植基地和华尊中药材种植有限公司等企业。

2. 养生旅游产业

重庆市不但旅游资源丰富，而且还是“温泉之都”，其温泉资源为当地的养生旅游产业发展奠定了良好的物质基础。截至 2018 年，重庆市已探明超过 1 万平方千米的温泉面积和达到 146 处的温泉矿点，其地热可开采水量达到每天 40 万立方米，但已开采水量仅占全部可开采量的 20.2%④。因此，重庆市政府可依托丰富的温泉资源和旅游资源打造具有特色的温泉养生小镇。例如，重庆市北碚区于 2018 年 10 月召开中国首届温泉与气候养生旅游国际研讨会，并将“温泉”与“气候养生”等相结合作为会议主题；于 2019 年规划以缙云山和十里温泉城等为主体并依托

---

① 隆太良. 四川内江客人来我县考察[EB/OL]. (2020-05-19) [2023-02-22]. http://cqszx.gov.cn/zwxx_260/qxdt/202005/t20200519_7456861.html.

② 曹宇. 重庆酉阳调整农业产业结构，种植中药材 20 余万亩[EB/OL]. (2017-03-14) [2023-02-22]. http://news.cnr.cn/native/city/20170314/t20170314_523656491.shtml.

③ 唐德景. 南川区科协将全力推动全区 2019 年中药材种植[EB/OL]. (2019-01-04) [2023-02-22]. http://www.cqast.cn/htm/2019-01/04/content_50225055.htm.

④ 佚名. 签约 117 亿元！重庆打造“世界温泉谷”，加快温泉旅游国际化发展[EB/OL]. (2018-10-17) [2023-02-22]. https://www.sohu.com/a/260133097_99941276.

北温泉、金刚碑和西山坪等景区景点而打造集旅游文化、运动健身、温泉康养等于一体的生态文明示范核心区①。《重庆市促进大健康产业高质量发展行动计划（2020—2025 年）》对养生旅游产业的未来发展做了详细规划（见表 3-8）。

表 3-8　重庆市养生旅游产业发展规划

产业	发展内容
养生旅游产业	建设若干特色康养小镇；基于名山大川和库区生态及气候环境等多种优质资源，重点推出休闲、滋补、康体和温泉等四大养生业态；打造若干特色养生服务，如药浴养生、调理保健、慢病预防和针灸推拿等
	大力发展温泉康养游、森林与气候康养游、中医药康养游等，努力推动大健康与大文旅的深度融合，建成四季皆宜的国际一流养生旅游胜地
	壮大“温泉之都”品牌，加快建设一批重点项目，如融汇国际温泉医疗中心和统景温泉康养中心等；打造提升一批康养旅游聚集区，如世界温泉谷康养文化产业园和卧龙盐浴温泉国家康养旅游示范基地等
	创建一批国家级健康旅游示范区，做优南川区国家中医药健康旅游示范区

3. 健康养老产业

重庆市积极发展健康养老产业，不断提升和完善养老服务机构的数量和质量。例如，《重庆市社区居家养老服务全覆盖实施方案》指出，“到 2020 年，全市所有街道、社区基本实现养老服务设施全覆盖。到 2022 年，全市所有乡镇、行政村基本实现养老服务设施全覆盖，城市养老服务设施社会化运营率达到 90%以上，农村养老服务设施社会化运营率达到 60%以上，城乡养老设施具备医养服务能力的比例达到 100%”。目前，重庆市的养老机构建设取得了较为显著的成绩（见表 3-9）。重庆市人民政府官方网站相关数据显示：全市截至 2020 年 6 月已基本完成街道服务中心和社区服务站的初步规划工作，其中落实选址的街道服务中心有 51 个、社区服务站有 473 个；正在施工建设的街道服务中心有 52 个、社区服务站有 329 个；已经竣工验收的街道服务中心有 4 个、社区服务站有 59 个等。另据重庆市民政局的相关信息显示：重庆市于 2019 年指定了 6 个市级健康养老示范试点基地，即綦江横山、江津四面山、武隆仙女山、石柱黄水、酉阳龚滩和万盛黑山，并于 2021 年完成项目建设。

① 佚名. 北碚深入打造环缙云山区域的文化旅游产业[EB/OL]. (2020-04-16) [2023-02-22]. https://www.sohu.com/a/388626794_120461421.

表 3-9　重庆市部分养老机构名单

地区	单位名称	地区	单位名称
南川区	南川区社会福利中心	合川区	君知健养老中心
	重庆德康养老院		南津街街道办事处敬老院
	重庆宏仁一医院康复托老中心		燕窝镇养老院
武隆县	重庆市武隆县长坝镇社会福利中心		风山敬老院
	武隆县黄草乡敬老院		油桥镇敬老院
	芙蓉之家养老服务中心		东津沱社区托老所
	夕红养老服务中心		三庙镇敬老院
	三坪春晖养老院		合阳城街道办事处敬老院
	长坝康复休闲养老服务中心		钓鱼城街道办事处敬老院
酉阳县	酉阳县苍岭镇敬老院		南办处南屏敬老院
	酉阳县李溪镇敬老院		十塘场镇敬老院
	酉阳县兴隆镇敬老院		盐井镇敬老院
	酉阳县龚滩镇敬老院		合川市光荣院
	酉阳县黑水镇敬老院		皂角幸福院
	酉阳县南腰界乡敬老院		太和镇敬老院
	酉阳县麻旺镇敬老院		方溪敬老院
	酉阳县大溪镇敬老院		龙市镇敬老院
	酉阳县酉酬镇敬老院		黄土镇敬老院
	酉阳县龙潭镇福利院		三汇镇敬老院
秀山县	秀山县社会福利中心	垫江县	垫江县天宝寨老年公寓
奉节县	奉节县老年公寓服务中心		垫江县华圣夕阳生态苑
云阳县	帆水乡敬老院	黔江区	黔江区白石乡敬老院
	塔棚乡敬老院		黔江区两河镇敬老院
	新津乡敬老院		黔江区冯家镇敬老院
	院庄乡敬老院	城口县	城口县葛城镇敬老院
	云阳县社会福利院	彭水县	彭水县敬老院
	云阳县老年社会福利院	石柱县	石柱县老年公寓
	云阳县康乐福托养院	万州区	万州社会福利院
	云阳县新晨居家养老中心		万州区望柱老年公寓
巫山县	巫山县福利中心		九九养老院
璧山区	正兴敬老院		钟鼓楼街道办事处柑子园社区敬老院
	三合镇敬老院		鹿山乡敬老院
	保家镇敬老院		万州第二社会福利院
	龙江乡敬老院		万州区天援社会福利院
	丁家镇敬老院	巫溪县	巫溪县社会福利院
	璧山县社会福利中心		巫溪县社会福利中心
	重庆医科大学附属第一医院青杠老年护养中心		

3.4.4　四川省相关县市区的结构与布局

四川省悠久的历史文化、独特的民族风情和丰富的自然景观是其喀斯特县区发展大健康产业的优厚物质基础。

1. 宜宾市大健康产业的体系结构和布局情况

大健康产业已成为宜宾市的支柱产业之一，特别是其医药产业的发展具有良好的基础和潜力。其下辖的兴文县有悠久的苗医药历史和丰富的中药材资源（见表 3-10）。近年来，兴文县更积极打造“中国苗医苗药之乡”，并成为四川省中医药产业的示范县。兴文县截至 2024 年 3 月底已种植 4.8 万余亩的中苗药材，综合产值达 6.6 亿元[①]；截至 2023 年 11 月，在县中医医院或县域医疗次中心内获批 1 个省级重点专科和 11 个市级重点专科；建立 2 家苗医药体验馆、4 家苗医医院、12 家苗医馆和 160 个苗医角等[②]。宜宾市下辖的筠连县大力发展中药材种植，通过“公司+基地+农户”等方式立体种植“茶+药”“粮+药”“林+药”等，并截至 2022 年 4 月已建立 2000 亩包含黄精、金荞麦、筠姜和黄柏等的中药材标准化种植基地，并且另有 18 个村初步培育中药材种植基地[③]。同时，筠连县还强化产学研合作，如与高校共同加强青蒿素等药物的提取研究；引进四川科创集团和中健科际等企业建设中医药产业园并开发生产中药材、生漆、苦丁茶等药品食品。

表 3-10　兴文县中药材种植的区域和品种

区域	种植地区	品种
林下仿野生种植区	仙峰、九丝、毓秀等乡镇	天麻、银花、重楼、续断、蒲公英、血通、血藤、淫羊藿、五倍子等
集中种植区	周家、石海、大坝、麒麟、僰王山、大河等乡镇	太子参、当归、川芎、杜仲、黄柏、黄精、板蓝根、银杏等
大户种植区	古宋、太平、莲花、共乐、五星、玉屏等乡镇	三七、砂仁、蒲公英等

资料来源：作者基于宜宾三农在线等网站的资料整理。

2. 广元市大健康产业的体系结构和布局情况

广元市良好的生态环境使其具有天然的中药材资源禀赋。近年来，广元市将

---

① 佚名.【宜宾】兴文县：深山种中（苗）药材，发家致富好“良方”[EB/OL]. (2024-03-26) [2024-05-28]. http://www.sctyzx.gov.cn/yb/202403/54304155.html.

② 佚名. 发展中苗医药 助力民族地区发展[EB/OL]. (2023-11-03) [2024-05-28]. https://m.baidu.com/bh/m/detail/ar_9321090286516031327.

③ 佚名. 筠连县大力发展中药材产业[EB/OL]. (2022-04-21) [2024-05-28]. https://www.scjlx.gov.cn/sy/jcdt/202204/t20220421_1721952.html.

中医药产业作为优势产业进行重点培育，并立足地理人文等优势发展康养旅游产业。

1）中药材种植业。广元市优越的生态优势和资源优势造就了丰富的中药材资源。《广元市中医药大健康产业“十三五”发展规划》对该地区的中医药产业发展作出了比较详细的规划（见表 3-11）。例如，广元市中药材仅在 2017 年的种植面积就达 86.4 万亩、产值超过 21.8 亿元，另有种植企业 28 家、种植专业合作社 107 家等①。广元市下辖的旺苍县截至 2019 年 11 月共种植有吊瓜、杜仲、柴胡等道地中药材，面积达到 55 万亩，产量超过 2.2 万吨，产值实现 2.3 亿元②。广元市下辖的青川县拥有天麻、柴胡、葛根等道地优势药材，截至 2018 年 8 月已先后建成 7 个标准化种植示范基地，年总产量达到 1.1 万吨、产值实现 1.29 亿元③。广元市下辖的苍溪县截至 2018 年 6 月已建成川明参和僵蚕等 2 个道地药材基地和 20 个标准种养基地，并种植了 12.5 万亩中药材等④。

表 3-11　广元市主要中药材种植区域及品种

种植区域	种植品种
青川县	天麻、银杏、麝香、油橄榄、重楼、大鲵等
剑阁县	柴胡、石斛、金银花、葛根等
苍溪县	川明参、僵蚕、白芨、陈皮、黄精等
旺苍县	杜仲、柴胡、淫羊藿、陈皮、大鲵等
昭化区	茯苓、百合、花椒、银杏叶、葛根、前胡等
朝天区	山葵、灵芝、天麻等
利州区	天麻、山葵、灵芝、金银花等

2）养生旅游产业。广元市良好的生态资源为康养旅游业带来了难得的发展机遇。《广元市健康产业发展规划》（广府发〔2015〕8 号）提出“一核、三极、五带”的布局思路（见表 3-12）。近年来，广元市积极推进旅游产业与健康养生和中医药等其他健康产业的融合发展。广元市旅游发展大会于 2018 年提出“充分挖掘养生文化，开发森林康养系列产品”“引导中医药资源向旅游景区渗透”和“建设中国生态康养旅游名市”等⑤；该市的朝天区提出药旅文融合的发展思路，并相继

① 赵敬梅. 广元市中药材产业协会正式成立[EB/OL]. (2018-04-12) [2023-02-22]. http://www.cngy.gov.cn/artic/show/20180412090430769.html.

② 佚名. 旺苍县中药材实现产值 2.3 亿元[EB/OL]. (2019-11-04) [2023-02-22]. http://www.cngy.gov.cn/artic/show/20191104103044517.html.

③ 佚名. 青川县发展“道地药材”做优“道地产业”[EB/OL]. (2019-11-04) [2023-02-23]. http://www.cngy.gov.cn/govop/show/20180806083656-30580-00-000.html.

④ 佚名. 苍溪县保障药材精品化推动中医药健康产业发展[EB/OL]. (2018-06-11) [2023-02-23]. http://www.cngy.gov.cn/govop/show/20180611092109-35680-00-000.html.

⑤ 杨艺茂，白骅. 四川广元：倾力打造“中国生态康养旅游名市”[EB/OL]. (2018-10-30) [2023-02-23]. http://travel.gog.cn/system/2018/10/30/016892440.shtml.

建立金银花和山葵等药旅产业园及规划若干条药旅线路，如青林水磨沟—转斗金银花和曾家山避暑—两河花千谷等①。

表 3-12 广元市健康产业的布局思路

功能区	发展区域及发展重点
一核	以利州区为核心区，重点发展女性文化、中医药文化、中药材深加工等产业
三极	指剑阁、昭化、朝天等三个区，重点发展养生休闲、温泉养生等产业
五带	指五大养生旅游带，即朝天至汉中的秦巴文化带、旺苍至巴中的红色文化带、剑阁至成都的三国文化带、苍溪至南充的嘉陵江文化带及青川至九寨沟的民族风情文化带等，其重点发展方向是特色养生旅游目的地

3. 泸州市大健康产业的体系结构和布局情况

叙永县和古蔺县是泸州市下辖的两个喀斯特县区。叙永县依托其丰富的林地资源而重点发展林下中药材产业，并规划于 2020 年发展 30 万亩，如黄精、白芨、青蒿、生姜、白芷等林下中药材基地。古蔺县石屏镇是泸州市中药材主产区之一，主要种植吴茱萸、木瓜、天门冬等药材，截至 2020 年 2 月已种植 6000 余亩中药材②。

4. 巴中市大健康产业的体系结构和布局情况

巴中市非常重视发展大健康产业，相继出台了《巴中市生物医药产业发展规划（2016—2025 年）》《中共巴中市委办公室 巴中市人民政府办公室关于推进中医药产业高质量发展意见》《巴中市中医药产业发展规划（2020—2030 年）》等重要文件，对市域内的大健康产业进行规划部署（见表 3-13），并重点发展中药材产业、医药工业产业和健康与养生产业等。

表 3-13 巴中市中药材种植的区域和品种

种植区域	重点品种	指导性品种
南江县	川银花、杜仲、厚朴、黄柏、猪苓	天麻、玄参、牛蒡子、百合、白芍、党参、何首乌、铁皮石斛等
通江县	银耳、银杏、天麻、大黄、川乌、附子	油牡丹、桔梗、茯苓、赶黄草、粉葛、地黄、山茱萸等
平昌县	白芍、皂角、赶黄草、瓜蒌	玫瑰花、旱半夏、玄参、生地、栀子、乌梅、防风、板蓝根等
巴州区	皂角、虎杖、鱼腥草、川明参	药玫瑰、栀子、丹参、桔梗、枳壳等
恩阳区	川明参、栀子、山药、桔梗	防风、柴胡、菊花、姜黄、当归等

① 佚名. 朝天区凝心聚力助推中药材全产业链发展[EB/OL]. (2019-11-18) [2023-02-23]. http://www.cngy.gov.cn/govop/show/20191115060239-18350-00-000.html.

② 陈荞. 古蔺县石屏镇发起产业发展“春季攻势”[EB/OL]. (2020-02-26) [2023-02-23]. http://local.newssc.org/system/20200226/002873252.htm.

1）中药材产业。巴中市是历史上有名的秦巴药材道地产区，其中药材种类繁多，如丹参、芍药、杜仲、黄精等，并且种植大宗的产品，如金银花、川明参、天麻、枳壳、青钱柳等。2019 年，巴中市的中药材种植面积已超过 42 万亩并拥有 25 家以上的中药材初加工企业和精深加工企业，如四川国药天江药业有限公司、四川巴中新普瑞制药有限公司、四川百顺药业有限公司等。

2）医药工业产业。巴中市通过现有医药工业的技术升级来调整目前落后的医药工业结构，基于提高医药产业集中度而构建较为完善的技术链等。因此，巴中市致力于医药产业的创新与开发以提高医药产品的科技内涵和品质，加快医药工业的信息技术发展，打造西部地区先进的医药工业产业基地。

3）健康与养生产业。巴中市有舒适的气候及丰富的森林资源，其下辖的巴州区于 2018 年建成若干 4A 级国家景区和新型森林康养基地，如天马山国家森林公园、莲花山山地运动公园和巾字村农业生态康养园等；其下辖的平昌县充分利用其森林资源打造“森林康养+乡村旅游”“森林康养+特色产业”等诸多“森林康养+”业态，实现就业人口达 2.38 万人、综合收入突破 5 亿元的显著成效①。

5. 绵阳市大健康产业的体系结构和布局情况

近年来，绵阳市凭借其丰富的自然资源及优良的生态环境等优势，促使其中药材产业及康养旅游业等保持良好的发展态势。

1）中药材种植业。绵阳市因其拥有麦冬、附子、天麻、杜仲等道地药材，成为四川省中药材的主产区之一。绵阳市致力于打造“中药材+种植基地”“中药材+服务平台”“中药材+追溯体系”“中药材+初级加工”等示范区，在 2017 年已实现中药材总种植面积达 50 万亩和年产量达 5 万吨的规模；拥有中药材龙头企业近 20 家、其他初加工企业 30 余家，实现年产值 50 亿元以上②。特别地，绵阳市下辖的江油市战旗镇以种植石斛为主体并打造集中药种植加工和康养旅游等于一体的中医药产业发展模式③；其下辖的安州区重点发展乌药、重楼、川佛手等道地中药材，于 2018 年实现 36.4 亿元产值而居绵阳市第一位；在 2019 年实现种植面积 16.5 万亩、年产 6.1 万吨④。

① 佚名. 平昌县打造“森林康养+”释放森林康养产业新活力[EB/OL]. (2020-01-09) [2023-02-23]. http://www.cnbz.gov.cn/xxgk/zdxxgk/shgysy/whly/12571231.html.

② 佚名. 绵阳市立足资源优势加快中药材产业发展[EB/OL]. (2017-05-16) [2023-02-23]. https://www.sc.gov.cn/10462/10464/10465/10595/2017/5/16/10422849.shtml.

③ 王岚，唐玲. 江油：走中医药文化特色富民强镇之路[EB/OL]. (2018-11-23) [2023-02-23]. http://my.newssc.org/system/20181123/002558790.html.

④ 安峥. 【安州区】“四位一体”构建中医药健康产业生态圈[EB/OL]. (2019-05-01) [2023-02-23]. http://nyncj.my.gov.cn/jjmy/4892921.html.

2）康养旅游业。四川省林业厅鉴于绵阳市丰富的森林资源于 2017 年把当地的药王谷、九皇山、罗浮山、寻龙山、窦圌山、七曲山、猿王洞、佛爷洞等景区，以及江油国家地质公园、王朗自然保护区等列入森林康养基地名单。同时，绵阳市于 2018 年提出着力构建“两区、一核、两带”的旅游产业发展空间布局，即加快创建全域旅游联动发展区（安州、平武、北川）和特色旅游产业聚集区（江油、盐亭、三台、梓潼）两大核心区，中国科技旅游城（城市旅游发展核）和九环东线国际自驾游精品带、三国（蜀道）文化旅游发展带等，形成绵阳生态文化凸显、功能结构完整、区域优势互补和资源利用高效的旅游发展大格局[①]。

6. 达州市大健康产业的体系结构和布局情况

达州市立足于良好的生态旅游资源和丰富的中药材资源而规划发展中药材产业，并通过促进中医药与旅游资源融合来推进生态康养基地建设。

1）中药材产业。达州市因广泛种植各品种药材而使中药材产业成为其重要的支柱产业之一。例如，宣汉县重点发展木香、厚朴、杜仲和黄连等品种；万源市主要种植花萼贝、桔梗、木瓜、天麻等品种；达川区和通川区则培育乌梅和金银花等；开江县有银杏等；渠县着重规划白芍、白芷、百合等品种；大竹县种植大通草、茯苓等。截至 2019 年 3 月，达州市种植中药材 65.3 万亩并实现产值 37.7 亿元，先后培育和引进了包括地奥天府、天泰、龙森、琦云、天予等共 95 家中药材种植和加工企业，建立了 117 家中药材种植合作社和 1 个万亩中药材科技示范园[②]。

2）建设生态康养基地。《达州市中医药大健康产业发展三年攻坚计划（2018—2020 年）》提出，立足良好的生态条件、文化底蕴、温泉资源和中药材优势等打造“一区两带”的空间发展格局。其中，一区，即中医药康养创新发展核心区（含通川和达川等）；两带，即秦巴地区生态森林康养发展带（含万源和宣汉等）和中医药特色康养发展带（包括开江、大竹、渠县等）。同时在推动中医药与旅游休闲等融合基础上积极开展森林康养、温泉养生、禅道养生等中医药健康旅游精品线并努力建设龙潭河、八台山、巴山大峡谷、铁山森林公园等养生度假基地[③]。

① 陈文娟，李春梅. 转型升级构建“旅游+”产业发展大格局[EB/OL]. (2019-05-06) [2023-02-23]. https://www.sohu.com/a/311980952_100144867.

② 佚名. 达州市已发展中药材产业基地 65 万亩[EB/OL]. (2019-03-15) [2023-02-23]. http://www.dzxw.net/cms/a/41856461/content.

③ 吴海名，罗天志. 建设秦巴药库打造康养天堂[EB/OL]. (2018-06-27) [2023-02-23]. https://www.sohu.com/a/238002484_100137571.

7. 雅安市大健康产业的体系结构和布局情况

雅安市素有“动植物基因库”的美誉，其丰富的药材资源为当地发展中医药产业奠定了良好的基础。《雅安市中医药及大健康产业发展规划（2020—2025 年）》提出重点发展“中医药+”的多种业态，如“中医药+健康旅游”“中医药+美容”“中医药+餐饮”“中医药+大数据”等；投资建设中医药大健康产业园、川西医养中心、蜀天 • 康养医疗培训中心、华西雅安康养中心等重大产业项目；投资 20 亿元建设占地 1800 亩的川藏药材城；基于中医药产业发展多功能融合的康养旅游产业等。

1）中药材种植产业。雅安市拥有良好的中医药产业基础，是四川省中药材主产区之一。雅安市中药材产业截至 2019 年已种植 48.2 万亩、产值达 7.1 亿元，同时拥有 6 家规模以上中医药制造企业、2 个中药材产业园区和 4 个药材种植基地等，共种植了玄参、党参、山药、当归、白芍、石斛、杜仲、天麻、川牛膝、云木香、鱼腥草、川续断、白术、黄柏、柴胡、黄连、厚朴、佛手、重楼、白芨、玉竹、黄精等 1200 多个中药材品种①，拥有雅安三九药业有限公司、雅安迅康药业有限公司、芦山达康中药材有限责任公司等著名企业。下辖的天全县截至 2020 年 2 月已种植包括黄柏和杜仲等木质中药材及其他草本药材约 2.2 万亩②；芦山县建有 2 个中草药种苗繁育基地和 4 个人工种植示范基地，并成立了 13 家中药材专业合作社③；宝兴县拥有天麻、杜仲、川贝、厚朴、黄柏、雪莲花等在内的 600 余种药用植物，其种植面积达到 24.8 万亩④。石棉县中药材种植以重楼、白芨、黄精、石斛、佛手柑等为主并实现面积 1.44 万亩、产值 9800 万元；组建 5 家龙头企业、24 户合作社和 12 个家庭农场；拥有石棉县地生中草药农业开发有限公司等种植示范基地⑤。汉源县依托中药材的种植和粗深加工而培育中药材产业园区，实现“一园一区多辐射带”的中药材产业布局，并于 2021 年完成包括川牛膝等中药材在内的 30000 亩林下种植规模⑥。

---

① 佚名. 雅安市“三个三”举措，推动中医药及大健康产业高质量发展[EB/OL]. (2020-03-04) [2023-02-23]. http://wjw.yaan.gov.cn/xinwen/show/33dbc95b-22a3-4163-b5cd-99acd01d64a0.html.

② 佚名. 天全县中医药产业发展（种植）概况[EB/OL]. (2020-02-25) [2023-02-23]. http://www.tqx.gov.cn/gongkai/show/20200225154550-22890-00-000.html.

③ 郑雨莎，骆梁鍪. 芦山县中药材产业发展成果喜人[EB/OL]. (2020-03-11) [2023-02-23]. https://baijiahao.baidu.com/s?id=1660871992818897834&wfr=spider&for=pc.

④ 孙振宇. 政企合作，县校合作，助推宝兴中药材产业发展[EB/OL]. (2020-04-21) [2023-02-23]. http://www.baoxing.gov.cn/xinwen/show/B3D03691-9332-4D87-A974-D61B04A763BA.html.

⑤ 佚名. 石棉县道地中药材产业挑起产业振兴“大梁”[EB/OL]. (2020-07-22) [2023-02-23]. http://www.shimian.gov.cn/gongkai/show/b61f51c361fbcf0edbaf8cf2ddf51e0f.html.

⑥ 佚名. 汉源县多措并举规范中药材质量源头管理[EB/OL]. (2020-06-07) [2023-02-23]. https://baijiahao.baidu.com/s?id=1734942878648203133&wfr=spider&for=pc.

2）康养旅游产业。雅安市部分县区利用其优越的自然生态环境相继发展健康旅游产业。例如，宝兴县陇东镇的大圆包中药种植基地在近几年来不断加大“药旅”融合的发展力度，培育壮大集中草药种植休闲观光和中医药养生文化展示等功能于一体的旅游产业，并于 2019 年被认定为四川首批中医药健康旅游示范基地[①]。

8. 成都市大健康产业的体系结构和布局情况

1）成都市丰富的自然资源成为生物医药产业发展的良好基础。例如，《关于促进成都医药健康产业高质量发展的实施意见》《促进成都生物医药产业高质量发展若干政策》等文件提出，成都将加快构建具有国际竞争力和区域带动力的万亿级现代化医药健康产业体系，努力建设成世界级医药健康产业高地；积极鼓励部分高校和研究机构相互合作发展大健康医药产业，如成都中草药研究所与成都大学的药学与生物工程学院共建中医药大健康产业创新研究中心等。

2）成都市积极壮大智慧医疗产业。例如，《关于推进 5G 智慧医疗融合发展的指导意见》强调“提高远程协同能力、增强应急响应能力、创新远程医学教育、提高监督管理效率、提升患者就诊体验、提升公卫保障水平、助推产业融合发展”；中国移动四川成都分公司等企业分别与成都市锦江区妇幼保健院、四川锦欣妇女儿童医院等医院联合举办智慧医疗的相关展示活动等[②]。

3）成都市基于其悠久的文化底蕴和丰富的生态资源等壮大旅游产业发展。具体措施包括：建设高品质科创空间推动文旅（运动）产业的功能补链和错位发展；塑造天府文旅品牌，加强高品质景区特别是平乐古镇、天台山、安仁古镇等的景区建设，积极创建 5A 级景区及全域旅游示范区和天府旅游名县；整合各种旅游目的地资源，开发更多康养旅游和生态旅游的线路产品和推出更多乡村旅游的精品线路等；积极引进资金建设重大项目，如三郎国际旅游度假区和安仁世界文博小镇等文旅景区等[③]。

9. 凉山彝族自治州大健康产业的体系结构和布局情况

特色的旅游资源、宜人的气候条件、全国日照时数最多等是凉山彝族自治州

---

① 孙振武. 宝兴县大圆包中药材种植基地被认定为“四川省首批中医药健康旅游示范基地”[EB/OL]. (2019-01-05) [2023-02-24]. http://www.yaan.gov.cn/xinwen/show/22b842f3-4c63-4eea-93cd-a608206ec7b6.html.

② 佚名. 四川发布《关于推进 5G 智慧医疗融合发展的指导意见》[EB/OL]. (2019-09-05) [2023-02-24]. https://ishare.ifeng.com/c/s/7picarjAKOD.

③ 王嘉. 深度挖掘特色文化和旅游资源，成都将推出更多乡村旅游精品线路[EB/OL]. (2020-03-27) [2023-02-24]. https://baijiahao.baidu.com/s?id=1662276080134851983&wfr=spider&for=pc.

发展康养旅游产业的突出优势，其拥有包括泸沽湖、冕宁灵山、邛海的螺髻山和泸山等国家级风景名胜区，以及马湖、大风顶、彝海、龙肘山等省级风景名胜区在内的 160 余个代表性景区和景点。特别地，凉山彝族自治州提出要依托丰富的森林、湖泊、草原、阳光、湿地、温泉等生态资源快速发展各类康养业态并打造具有显著特色的国际康养胜地。《凉山州森林康养产业发展总体规划（2017—2025年）》提出，打造凉山森林康养精品样板；建设若干森林康养示范基地。近几年，凉山彝族自治州的康养旅游产业发展取得了显著成绩。例如，百草坡自然保护区、角半沟森林公园、会理仙人湖等于 2015 年入选四川省“网络推选最具潜力森林康养目的地”；冕宁灵山和大桥小村沟等于 2016 年被确定为第二批省级森林康养基地；雷波雷马坪、西昌大箐林场、西昌安哈、美姑洛木干等则于 2017 年被批准为第三批省级森林康养基地[①]。另外，德昌县永郎镇和西昌市邛海镇等被定位为四川省康旅小镇，努力打造“旅居康养+健康旅游”的服务品牌。

10. 乐山市大健康产业的体系结构和布局情况

乐山市的 2900 多种中药材资源优势是发展中医药产业的坚实基础，其著名品种包括川牛膝、干姜、姜黄、黄连、白术和金银花等（见表 3-14）。截至 2018 年，乐山市已经建成 33.1 万亩的植物类中药材种植基地，其中金口河区和夹江县等成为省级重点中药材基地。截至 2019 年 11 月，乐山市已经种植 5 万亩干姜、4 万亩黄连、3.7 万亩姜黄、2.65 万亩黄柏、2.49 万亩泽泻、2 万亩佛手、1.7 万亩石斛和 0.9 万亩川牛膝等，并通过优化中药材种植品种促进中药材的加工仓储业及其他医疗医药产业和康养服务业等的发展，持续推进医药产业的发展壮大[②]。

表 3-14　乐山市主要中药材的栽培品种及分布区域

序号	品种	主要种植地	序号	品种	主要种植地
1	黄连	峨眉山市、沙湾区、峨边县等	6	佛手	沙湾区、五通桥区、沐川县等
2	姜黄	犍为县、沐川县等	7	川牛膝	金口河区、峨边县、峨眉山市等
3	石斛	夹江县、马边县等	8	泽泻	五通桥区、峨眉山市、夹江县等
4	天麻	金口河区、峨眉山市等	9	黄柏	峨边县、峨眉山市、金口河区等
5	干姜	犍为县等	10	虫白蜡	峨眉山市、金口河区、峨边县等

11. 攀枝花市大健康产业的体系结构和布局情况

近十年来，攀枝花市依托其丰富的旅游资源和优越的自然资源等优势大力发

① 佚名. “森林康养+精品酒店”是怎样的“亮点”[EB/OL]. (2017-12-18) [2023-02-24]. https://www.sohu.com/a/211217157_677089.

② 佚名. 乐山十大道地中药材（附图）[EB/OL]. (2021-12-07) [2023-02-24]. http://awfw.cn/post/37856.html.

展以养老和旅游等为重点的康养产业。攀枝花市相关政府部门（如投资旅游促进局等）的官方网站信息展示，其康养产业发展的主要成果包括：2014 年被评为全国呼吸环境十佳城市；2015 年成为四川省首个养生旅游示范基地；2016 年创办全国首家康养学院（攀枝花国际康养学院）；2016 年被评为第一批国家级医养结合试点单位；2017 年推进阿署达花舞人间景区和普达阳光国际康养旅游度假区等重点项目建设；2018 年入选中国康养城市排行榜 50 强；2019 年推进龙潭康养文旅小镇、金沙滩康养旅游运动休闲度假区、大黑山森林康养项目、大纸房森林康养项目等重要基地和项目的筹建工作；2020 年举办第五届中国康养产业发展论坛，同时康养产业增加值达到 130.12 亿元；2021～2022 年发布《攀枝花市康养产业标准体系》《攀枝花市康养产业监测制度》《攀枝花市康养产业项目认定标准（试行）》等重要文件，并且该市东区针对其“十四五”康养产业发展还发布了一批重大项目规划；2023 年度分别入选全国康养产业可持续发展能力 20 强市和百强县。这些成果大大加快了攀枝花康养产业的发展步伐。

12. 广安市大健康产业的体系结构和布局情况

广安市种类繁多的自然生态资源和良好的中药材产业发展基础等，为其近年来紧紧抓住大健康产业的发展机遇和重点发展中药材产业及康养旅游业等提供了契机。特别地，《广安市乡村旅游扶贫规划（2016—2020 年）》《广安市中医药强市建设行动方案（2021—2025 年）》《广安市“十四五”文化和旅游发展规划》《广安市“十四五”中医药高质量发展规划》等文件强调了中药材产业和康养旅游业的发展地位。

1）中药材产业。广安市气候温暖造就了优势突出的中药材种植业。据统计，广安市有 200 多种自然生长的中药材并分布于岳池县、邻水县、广安区、前锋区、华蓥市、武胜县等地，如生长在华蓥山、铜锣山、明月山等的薄荷、半夏、杜仲、野生山药、何首乌、川藿香、鱼腥草等中药材（见表 3-15）。广安市人民政府的官方网站信息显示：截至 2018 年 11 月，该市已种植 84143 亩近 40 余种中药材，特别是该市下辖的岳池县和邻水县种植的银杏和枳壳等中药材的产业规模相对较大。

表 3-15　广安市主要中药材的栽培品种及分布区域

种植区域	重点品种
广安区	枳壳、黄精等
前锋区	枳壳等
华蓥市	金银花、菊花、银杏等
岳池县	银杏、桔梗、吴茱萸、黄精、丹参、佛手等
武胜县	黄精、杜仲、川芎、白芨等
邻水县	黄精、油牡丹、桔梗、川芎、吴茱萸、瓜蒌等

2）康养旅游产业。广安市依托其良好的自然生态环境不断推进康养旅游产业发展。例如，华蓥市利用华蓥山的高山避暑及五华山的人文景观等自然生态和人居环境等优势资源，形成以绿色为主题的生态康养旅游产业；基于华蓥山的高海拔气候发展候鸟式养老业态，如度假型“旅游康疗”和“旅游养老”等。邻水县依托成渝双城经济圈、五华山旅游区、温泉资源等加快推进国际温泉康养度假旅游区建设等。

3.4.5 云南省相关县市区的结构与布局

云南省各喀斯特市县区的大健康产业发展情况大致如下。

（1）昆明市大健康产业的体系结构和布局情况

昆明市基于云南省经济、社会和文化等中心的有利地位，在大健康产业发展方面取得显著成绩。昆明市政府于 2016 年 12 月发布的《昆明市大健康发展规划（2016—2025 年）》提出大健康产业的发展核心包括医疗卫生、生物医药、养生养老，而其延伸发展领域涉及健身体育、健康食品、健康农业、健康管理等；于 2019 年 12 月发布的《昆明市大健康产业发展规划（2019—2030 年）》又进一步优化大健康产业的重点领域包括医疗服务、健康产品、健康管理、健康养老、健身体育、健康旅游和智慧健康等。部分大健康产业的发展状况如下。

1）生物医药产业。昆明市显著的立体气候孕育了丰富的药材资源，其种植品种包括当归、三七、党参、重楼、云当归、云茯苓和板蓝根等，主要分布在东山区、倘甸区、禄劝县、寻甸县、富民县、石林县、宜良县、五华县等地，其重点企业有云南白药、昆明中药厂、云南植物药业、积大药业、三七科技等。昆明市的中药材种植面积从 2010 年仅 9000 多亩增加到 2018 年 22.93 万亩，中药材的种植业产值达到 21.27 亿元、加工业产值达到 229.78 亿元①。

2）养生养老产业。昆明市素有“春城”之称，其境内四季温暖如春。昆明市积极建设各种养老机构（见表 3-16），构建以中医疗养为主并集预防保健和养生康复等于一体的全链条大健康医疗实体。例如，昆明市南市区的云南省中医医院创建了中医药健康服务中心，其主要业务就是开展以中医治未病为主并以预防保健和养生康复为重要内容的养生养老服务；被列为国家中医药健康旅游示范基地的石林杏林大观园积极举办中医药文化展示、中医养生养老、休闲旅游度假、生态农业观光体验等活动；倘甸区和轿子山则打造休闲养生、康复医疗等兼具多功能的生态旅游产业；安宁市重点发展以温泉资源为主的养生旅游产业等。

---

① 刘凯达. 多措并举深耕细作，开创中药材产业发展新局面[EB/OL]. (2019-02-18) [2023-02-24]. http://www.km.gov.cn/c/2019-02-18/2917306.shtml.

表 3-16　昆明市养老机构名单

序号	机构名称	所属区域	序号	机构名称	所属区域
1	昆明市官渡区妙音老年公寓	官渡区	12	宜良县社会福利院	宜良县
2	昆明市官渡区吴井官房老年公寓	官渡区	13	安宁鑫湖医院医养中心	安宁市
3	昆明市官渡区柏寿老年公寓	官渡区	14	云南省老年公寓	官渡区
4	昆明市官渡区当你老了健康养老中心	官渡区	15	昆明三一一养老护理院	五华区
5	昆明市晋宁区昆阳幸福九九老年公寓	晋宁区	16	富民县中心敬老院	富民县
6	寻甸回族彝族自治县社会福利院	寻甸县	17	昆明广福养老中心	西山区
7	昆明市官渡区都市新家老年公寓	官渡区	18	安宁市连然中心敬老院	安宁市
8	昆明市官渡区知青老年公寓	官渡区	19	昆明市东川区社会福利院	东川区
9	昆明市官渡区官房老年公寓	官渡区	20	嵩明县“暖阳阳”老年公寓	嵩明县
10	昆明市西山区大观怡养中心	西山区	21	昆明市盘龙区社会福利中心	盘龙区
11	昆明市西山区西仪敬老院	西山区	22	昆明市西山金太阳养老院	西山区

资料来源：昆明市民政局官方网站整理。

3）其他健康产业。昆明市最近几年开始重视康体旅游产业，通过以赛事活动为载体推动健身体育产业和旅游产业的融合发展。《云南省昆明市“十三五”时期体育产业发展规划》提出构建“一核、两环、三带、四季、多点”的体育产业发展思路并积极举办多项体育赛事。

（2）曲靖市大健康产业的体系结构和布局情况

曲靖市立足于自身特色不断促进大健康产业的发展和完善，并重点建设森林康养产业和高原体育产业等。其中，森林康养产业是曲靖市最具关注度的健康产业之一。该市以较高的森林覆盖率于 2019 年被批准为国家森林城市，为森林康养产业奠定了良好的发展基础。特别地，《云南省林业和草原局关于促进林草产业高质量发展的实施意见》提出“积极探索森林康养与医疗、教育等产业的融合模式，大力兴办保健养生、康复疗养、健康养老等森林康养服务”和“建设森林浴场、森林氧吧、森林康复中心、森林疗养场馆、康养步道和导引系统等服务设施”。另外，曲靖市积极发展高原体育产业并形成众多具有一定知名度的赛事品牌。

（3）文山壮族苗族自治州大健康产业的体系结构和布局情况

据不完全统计，文山壮族苗族自治州在已发现的近 3000 种天然药物中，包括了 1727 种农特作物，如三七、重楼、八角、草果、石斛、灯盏花和红豆杉等。文山壮族苗族自治州的 8 个县市均种植以三七为主的各种中药材，其中 2018 年就有 69 户基地企业和合作社种植了 140 余万亩三七；还有 178 户的基地企业和合作社种植了其他中药材①。特别地，文山壮族苗族自治州人民政府于 2020 年发布的《关

① 佚名. 瞄准千亿目标，文山三七产业大有可为[EB/OL]. (2019-09-02) [2023-02-24]. http://sq.xnttc.com/wssq/14839.html.

于加快生物医药产业高质量发展的意见》提出了“加快现代中药转型发展、积极引进和推动生物技术药仿制药实现突破发展、加快三七产业园区集聚发展、培育壮大龙头企业和特色品牌、实施文山三七品牌战略”等发展思路。

（4）丽江市大健康产业的体系结构和布局情况

丽江市充分发挥其优越的中药材资源和生态优势，重点发展生物医药和生态旅游等大健康产业，同时不断提升中药材的种植规模和质量。

1）中药材种植产业。玉龙县既是丽江市中药材种植产业的重点区域，也是云南省中药材的重要种植基地。玉龙县除了拥有木香、白芨、续断、云当归、青阳参等名贵中药材之外，还种植了滇重楼、珠子参、胡黄连等珍稀药材，2019 年的种植面积达到 12.83 万亩，种植农户达到 22844 户，实现了 11.64 亿元的综合产值[①]。另外，玉龙县在长期的中药材种植业发展历史中利用其天然的中药材和生物资源造就了驰名中外的云南白药集团，也逐步形成了诸如“云鑫”“华利”“云全”等较具影响力的本土企业品牌。2017 年 2 月，玉龙县政府与云南白药集团规划建设“云南白药（丽江）生态科技产业园”，致力于建设集中药材种植、中药饮片、康复保健、养生体验、保健品、食品加工、科普观光和乡村旅游等于一体的高原特色产业化示范庄园[②]。华坪县的中药材种植业主要分布在该县的新庄、兴泉、通达、永兴等乡镇，其主要品种包括重楼、白芨、黄精、续断、黄芪、山药、天门冬、云当归、金铁锁、何首乌等。永胜县重点推广续断、广佛手等中药材并涌现了诸如顺源中药材种植有限责任公司、旺福中药材种植专业合作社、源裕中药材种植基地、程海镇晓永中药材种植基地和程海镇瑞琪中药材种植基地等多家种植企业和种植基地；宁蒗县孕育了包括滇重楼、金铁锁、云当归、珠子参、附子、白芨、草乌、贝母等共约 2171 种药用价值较高的中药材资源，并涌现了正茂中药材种植有限责任公司、宁山中药材种植有限公司、森农中药材种植有限公司、宁武中药材开发有限公司、加富中药材种植有限公司、宏岭中药材种植有限公司和铁发中药材种植基地等多家企业和种植基地。永胜县、宁蒗县等基于“公司+基地+合作社+农户”的发展模式为中药材种植业和粗深加工业的发展壮大发挥了重大的作用。

2）生态旅游产业。丽江市的生态旅游业主要分布于古城区、宁蒗县、玉龙县等县区，其壮丽的自然风光和丰富的生态资源造就其诸多闻名中外的旅游景点，如丽江古城、老君山森林、玉龙雪山、束河古镇、黑龙潭、观音峡、玉水寨、蓝月谷、泸沽湖和虎跳峡等。近年来，丽江市更积极推动旅游业和养老产业的融合

---

① 佚名. 玉龙县发展中药材产业助力精准脱贫[EB/OL]. (2020-04-28) [2023-02-24]. http://lijiang.yunnan.cn/system/2020/04/28/030660435.shtml.

② 罗丽霞. 【玉龙关注】去年实现销售收入 6.4 亿元！太安乡云南白药生态科技产业园成效初显[EB/OL]. (2021-01-13) [2023-02-24]. https://www.sohu.com/a/444300697_700649.

发展，努力打造以养生养老为核心的健康生活目的地。例如，于 2018 年 8 月正式开业的丽江市重点项目——东巴秘境玉龙雪山大峡谷国际康养度假区，就是融合独有的民族文化、绚丽的自然景观和现代的健康理念于一体的旅游观光与养生养老基地①。

（5）迪庆藏族自治州大健康产业的体系结构和布局情况

迪庆藏族自治州丰富的野生药材资源造就了特色的藏医藏药，并形成了该州独特的生物医药产业。迪庆藏族自治州的药材种植基本分布在香格里拉市、维西县、德钦县等。其中，香格里拉市截至 2019 年 4 月拥有 3.7 万亩的中药材种植面积②，其品种主要包括白术、重楼、桔梗、木香、秦艽、附子、油牡丹、川贝母、金铁锁、珠子参、冬虫夏草等③。维西县种植的药材包括当归、天麻、川芎、附子、秦艽、白术、木香、滇重楼、桔梗等，2017 年实现约 7.23 万亩的种植面积④。德钦县依托其生态资源优势盛产虫草、川贝、雪莲等高山药材，2018 年的中药材种植面积达到 1.64 万亩⑤。

（6）红河哈尼族彝族自治州（简称红河州）大健康产业的体系结构和布局情况

红河州近年来高度重视生物医药等大健康产业的发展。《红河州生物医药和大健康产业发展规划（2016—2020）》指出生物医药产业和养老产业为该州重点发展的产业。

1）生物医药产业。红河州的生物医药产业主要分布在屏边县、金平县、红河县、绿春县、泸西县、弥勒市等县区，并形成了以原料药、中药制剂、西药制剂、生化药制剂等为主体的综合制药产业，其代表性企业包括康力美生物科技有限公司、红河云百草药业公司、红河千山生物工程公司等⑥。红河州的生物医药种植业近年来发展迅速，其中药材于 2019 年达到 127.57 万亩，实现了 12.5 万吨的喜人成绩，三七、生姜、草果、砂仁等中药材种植超过 10 万亩，药农达到 13.75 万人；截至 2020 年 4 月拥有 19 户中药材加工企业，同时贵州百灵、浙江康恩贝、天津

---

① 佚名. 东巴秘境开业，丽江打造康养旅游新模式[EB/OL]. (2018-08-22) [2023-02-24]. https://www.sohu.com/a/249395766_597912.

② 佚名. 云南香格里拉：中药材产业助力脱贫增收[EB/OL]. (2019-04-18) [2023-02-24]. http://www.gov.cn/xinwen/2019-04/18/content_5384234.htm#1.

③ 杨之辉. 【坚决打赢精准脱贫攻坚战】小中甸和平村千亩中药材促农增收[EB/OL]. (2017-11-23) [2023-02-24]. https://www.kmzyw.com.cn/news/20171123/1511405134000.1744.html.

④ 佚名. 迪庆维西中药材种植及精深加工建设项目[EB/OL]. (2017-06-07) [2023-02-24]. http://invest.yn.gov.cn/ZWArticleInfo.aspx?id=15137.

⑤ 佚名. 德钦县产业扶贫惠民生[EB/OL]. (2019-06-21) [2023-02-24]. https://www.tibet3.com/news/zangqu/yn/2019-06-21/119531.html.

⑥ 车安达. 红河州生物医药和大健康产业发展强劲[EB/OL]. (2019-08-31) [2023-02-24]. http://www.hh.cn/xw/szyw/201908/t20190831_767272.html.

天士力、昆明华润圣火、云南生物谷和曲靖博浩生物等众多的知名药企也落户红河州①。

2）养老产业。红河州借助国家财政和地方资源等优势，持续完善其各类养老机构并取得明显成效（见表 3-17）。例如，红河州下辖的开远市和弥勒市于 2017 年被确定为首批省级医养结合试点市；截至 2018 年年底该州共拥有 583 所各类养老机构和 1.71 万张养老床位，以及其他 15 家医养结合机构和 2577 张床位；该州的医疗卫生机构分别与 77 家养老机构签约，为老年人入住养老机构提供良好的医疗卫生服务②。

表 3-17　红河州喀斯特县区的部分养老机构名录

地区	性质	单位名称	地区	性质	单位名称
个旧市	公办	个旧市养老院	蒙自市	公办	蒙自县老年公寓
	公办	个旧市老年公寓		公办	蒙自县社会福利院老年公寓
	公办	个旧市贾沙乡敬老院		公办	蒙自县社会福利院
	公办	个旧市社会福利院	建水县	公办	建水县社会福利院
	公办	个旧市大屯镇敬老院		公办	建水县福利院
	民办	个旧市老年公寓	泸西县	公办	泸西县旧城乡敬老院
开远市	公办	开远市社会福利院		公办	泸西县金马镇敬老院
	公办	开远市乐白道区敬老院		公办	泸西县白水镇敬老院
	公办	开远市羊街乡敬老院	弥勒市	公办	弥勒县西山老年公寓
屏边县	公办	屏边县中心敬老院		公办	弥勒县社会福利院
河口县	公办	河口县农村中心敬老院		公办	弥勒县西三镇养老院

3.5　大健康产业发展的简要分析

自我国 2016 年首次倡导“大健康”以来，国内及各省区市积极出台与大健康事业发展相关的各项政策和法规，为国内大健康产业的兴起培育和发展壮大准备了良好的社会舆论和经济环境。随着全民健康意识的普遍提高和国家实施全面建成小康社会的战略需要，我国南方喀斯特地区的各省区市及各地市州等纷纷依据独具特色的健康产业基础提出具有一定区域特征的大健康产业发展思路，也使各健康产业在迎来前所未有的发展机遇的同时极大地推进了新型的融合模式，促进

① 佚名. 红河州中药材产业向百亿目标发力[EB/OL]. (2020-03-30) [2023-02-24]. http://www.hh.gov.cn/szhh/bmdt/202003/t20200330_399503.html.

② 佚名. 红河州卫生健康委员会对政协红河州十二届二次会议第 238 号提案的答复[EB/OL]. (2019-10-17) [2023-02-24]. http://www.hh.gov.cn/zmhd/jytabljg/jytabl2019n/2019nzxtabldf/201910/t20191017_369860.html.

了新兴的健康业态。通过本章的分析发现：①我国南方喀斯特地区由于其众多的民族聚居、独特的地理地貌和适宜的气候环境等特征而共同关注医药（特别是中医药和生物医药）及养生养老等产业的发展；②贵州省和广西壮族自治区作为省级层面而使其大健康产业具有比其他省市的喀斯特县区更完整的大健康产业体系结构，但两个省区的其他健康产业大多可依附于医药和养生养老等产业而形成诸如农文旅、康体旅、养生旅等融合业态；③尽管医疗、旅游、体育运动、健康食品、健康管理等产业都是大健康产业体系的重要构成，但其他喀斯特县区由于其行政区域偏小和经济体量较弱等特点而使这些健康产业未得到充分的发展和壮大等；④部分省市尽管非常注重体育产业的发展壮大并举办了诸多具有一定影响力的体育赛事，但这些体育赛事或因融合了农工商文旅等业态而缺乏产业独立性，或因参与人数和赛事经费等问题而不具有可持续性等。因此，本书将着重探讨我国南方喀斯特地区关于中医药产业体系和养生养老产业体系的布局分析与优化策略。

第 4 章　贵州省大健康产业体系的布局与优化

贵州省结合其本身的自然地理、人文基础和生态景观等优势，在全国先行先试、因地制宜地发展大健康产业，并成为全国大健康产业的试验区。贵州省构建以大健康为目标的大健康医药产业和大健康全产业链，对促进贵州省经济结构调整和产业转型升级发挥了重要作用。因此，本章探讨贵州省中医药产业和养生养老产业的布局与优化，以进一步提升贵州省大健康产业的发展空间。

4.1　中医药产业的体系分析与布局现状

具有数千年发展历史的中医药是中华民族的伟大创造和中国古代的科学瑰宝。随着全民健康意识的普遍提高，独具特色的中医药产业迎来了前所未有的发展机遇。我国自 2016 年以来陆续发布了中医药发展的各项政策和法规，党的十九大报告也把中医药的复兴和传承作为健康中国战略的重要组成部分。特别地，党的二十大报告还指出："促进中医药传承创新发展……，健全公共卫生体系"。特殊的喀斯特地貌和亚热带湿润季风气候等非常适合中草药的生长，使贵州省成为"夜郎无闲草，黔地多灵药"以及"国内四大中药材产地之一"的美誉。相关资料显示，贵州省共有中药材 4800 余种，其品种数量居于全国第二位；贵州下辖的各地市州均拥有千种以上的中医药品种；贵州省的中药材除了品种多、蕴藏量大、质量优等特点之外，还包括很多诸如天麻、牛黄、杜仲、石斛、吴萸、黄连、珠子参、艾纳香等珍稀名贵的药材品种。

4.1.1　理论基础与文献述评

国内外学术界和企业界对中医药产业的发展进行了较为系统的研究。首先，我国学者基于不同角度探讨了中医药产业的内涵和特征。例如，齐谋甲（1991）从产业分类和生产体系等角度提出中医药产业是集种植、生产、供应、科研、应用、经营管理等为一体的社会生产体系，涵盖了农业、工业、服务业等；李泊溪（2001）将中医药产业界定为在国民经济中从事中医药类产品的生产经营和研发管理等相关经济活动的领域，包括中医药农业、中医药工业、中医药商业、中医药知识业等；张伯礼（2010）指出，大中药产业是以中药工业为主体、中药农业为基础、中药商业为枢纽、中药知识经济产业为动力的新兴产业；张丽青等（2011）认为，中药产业是一个包括中药农业、中药工业、中药商业、中药研究及知识产权等的产业集群。部分学者还探讨了中药材产业的特征，如陈其兰（2017）认为其主要特征包括：中药材种植相比于其他传统农作物而言对生产者的技术要求高；中药材的市场价格波动受供给弹性影响较大；中药材种植相对于其他农作物而言投入成本相对较高。另外，医药界越来越密切的国际交流与合作促使传统中医药在国际社会的地位日益提高，也导致国外学者非常关注中医药的概念和特征等研究。例如，国外学者较多关注植物药或天然药物等行业，因而认为中医药是西药的“补充与替代疗法”。其次，贵州省中医药产业的发展也得到了部分学者的关注，但仅限于发展现状、市场分析、扶贫效果和国际交流等方面。例如，任小巧等（2014）根据贵州省的相关数据和调研情况分析了贵州省中药（民族药）的产业链现状和发展制约因素并探讨其发展战略的思路与对策；周红欢（2011）基于市场经济学视角探讨创建贵州省中药材专业市场的可行性；王汇闽等（2019）梳理总结了贵州中药材产业的扶贫经验和存在问题，并提出中药材产业的扶贫长效机制；杨婷婷（2021）通过中国-东盟中医药产业合作（贵阳）对接会的合作成果和发展经验探究贵州中医药的跨境经贸办法等。

文献分析表明，尽管贵州省在我国中医药产业领域占据了重要的发展地位，但国内外学者对贵州省的产业发展研究还不够重视。

4.1.2　体系结构的分析与优化

作为国民经济发展较快的行业之一，贵州省中医药产业是支撑经济发展的支柱产业和特色产业之一，因而贵州省委省政府高度重视中医药产业的发展并出台了诸多的相关文件，如《贵州省中药材产业发展扶贫规划（2012—2015 年）》《关于加快民族药业和特色食品产业发展的意见》《贵州省地道特色药材开发利用高技术产业链发展专项规划》《关于加快推进新医药产业发展的指导意见》等。特别地，贵州省认真贯彻中共中央、国务院《关于促进中医药传承创新发展的意见》，在 2020 年集中出台了又一批重要文件，如《贵州省全面推进“定制药园”建设工作方案》、《贵州省农村产业革命中药材产业发展 2020 年工作方案》、《贵州省健康医药产业 2020 年工作计划》、《贵州省中药配方颗粒管理细则（试行）》（2021）、《贵州省中医药条例》（2021）和《贵州省“十四五”中医药发展规划》（2022）等，表明贵州省政府重点发展中医药产业和紧抓中医药强省机遇的决心。

1. 中医药产业的发展现状

1）中医药种植业发展现状。进入 21 世纪以来，国务院批准建设贵州省中药现代化产业基地。贵州省充分利用这个难得的发展机遇，将中药材产业发展与生态治理以及与农民增收和农业结构调整等进行结合，促使贵州省中医药产业取得了宝贵的发展成就。本节基于《贵州省中药民族药产业统计报告》整理贵州省各市（州）在2011～2016年的中药材种植面积（见表4-1）和中药材种植品种情况（见表4-2）等。总体来说，贵州省各市州的药材种植面积虽然呈现出不同的变化趋势，但基本保持稳定且较高的增长趋势，同时中药材的品种数量也在不断增加。

表4-1　2011～2016年贵州省各市（州）中药材的种植面积

市（州）	种植面积/万公顷						差值/万公顷	年均增长率/%
	2011年	2012年	2013年	2014年	2015年	2016年		
贵阳市	0.33	0.59	0.68	1.20	1.08	0.99	0.66	24.5
六盘水市	0.69	1.13	1.66	2.21	2.59	2.82	2.13	32.4
遵义市	10.03	11.35	10.57	9.01	9.95	10.31	0.28	0.5
安顺市	0.80	1.59	1.18	2.43	2.50	3.12	2.32	31.4
毕节市	1.21	2.73	2.67	4.16	4.66	4.30	3.09	28.8
铜仁市	1.14	1.88	2.22	3.17	3.29	4.26	3.12	30.1
黔西南州	2.61	3.23	2.82	4.71	4.94	5.76	3.16	17.2
黔东南州	1.23	1.89	2.66	2.97	3.44	3.73	2.49	24.7
黔南州	1.22	2.53	3.82	4.38	4.17	4.87	3.66	32.0
总计	19.26	26.92	29.28	34.24	36.62	40.16	20.91	15.8

表4-2　2011～2016年贵州省达1万公顷以上药材的种植面积

药材品种	种植面积/万公顷					
	2011年	2012年	2013年	2014年	2015年	2016年
杜仲	4.22	3.66	2.82	2.59	2.64	2.68
金银花	2.20	3.48	4.05	3.05	3.19	2.91
厚朴	1.32	1.56	1.77	1.81	1.86	1.86
意苡	1.11	1.72	1.26	1.74	1.75	2.58
花椒	1.16	1.52	1.44	1.96	2.03	2.21
五倍子	0.90	1.03	1.14	1.01	1.10	1.18
刺梨	0.67	1.18	2.30	3.80	4.50	5.25
太子参	0.49	1.91	2.26	1.92	1.69	1.63
生姜	0.67	1.39	1.79	1.31	1.50	1.65
黄柏	0.70	0.54	0.77	0.80	0.92	1.11
总计	13.44	17.99	19.6	19.99	21.18	23.06

2）中医药工业发展现状。贵州省的中医药产业经济自1999年开始具有一定的规模，而之前其省内的制药企业寥寥无几。科技部在2001年将贵州省评选为国家中药现代化产业基地后，贵州省的民营制药企业开始崛起，贵州省共有154种民族药被列入国家标准。在国家相关政策的支持下，贵州省的医药企业不断崛起，

中药的原材料需求也日益增长。贵州省在2015年共有187家登记在册的医药企业，2017年贵州省百强企业中共有9家中医药制造业企业（见表4-3），特别是贵州信邦制药股份有限公司的营业收入超过51.5亿元。贵州省中医药工业经过各市州政府的积极推动，在十余年间取得了显著的发展成就。《贵州省中药民族药产业统计报告》的数据显示，贵州省各市州的中药材产业呈现了明显的增长态势（见表4-4）。

表4-3　2017年贵州省部分中医药制造百强企业的中医药制造业企业及其营业收入

序号	企业名称	营业收入/万元
1	贵州信邦制药股份有限公司	515703
2	贵州益佰制药股份有限公司	368000
3	贵州百灵企业集团制药股份有限公司	221412
4	贵州康心药业有限公司	200323
5	贵州一树连锁药业有限公司	196579
6	贵州医药（集团）有限责任公司	191084
7	上海神奇制药投资管理股份有限公司	165207
8	贵州汉方药业有限公司	157569
9	贵州健兴药业有限公司	134361

表4-4　2011～2016年贵州省各市（州）的中药材产值及年均增长率

市（州）	产值/亿元						差值/亿元	年均增长率/%
	2011年	2012年	2013年	2014年	2015年	2016年		
贵阳市	0.19	3.11	5.28	1.98	2.65	2.72	2.53	70.3
六盘水市	3.07	9.97	13.04	12.32	7.07	6.34	3.27	15.6
遵义市	8.60	20.40	23.66	13.55	14.05	14.04	5.44	10.3
安顺市	3.32	8.80	8.19	12.72	12.85	13.05	9.73	31.5
毕节市	2.99	9.88	15.00	24.52	33.17	28.24	25.25	56.7
铜仁市	3.15	9.90	13.50	10.40	10.86	10.90	7.75	28.2
黔西南州	2.91	4.57	9.26	14.87	15.72	22.63	19.72	50.7
黔东南州	7.53	13.72	17.69	13.90	16.21	22.19	14.66	24.1
黔南州	2.28	10.58	13.93	15.85	14.63	9.13	6.85	32.0
总计	34.04	90.93	119.55	120.11	127.21	129.24	95.2	319.4

3）中医药商业发展现状。中医药作为我国传统医药融入商业发展还存在一定的问题。在信息技术高速发展的时代，贵州省格外关注信息价值和利用信息的传播力量。为了充分发挥其大数据试验区的优势，全面推动大数据与中医药事业的深度融合，贵州省中医药管理局探寻贵州省中医药产业发展新模式，以“融合创新、赋能发展”为主题，举办了首届“互联网+”中医药产业创新发展论坛。贵州省紧抓大数据时代的历史机遇，通过推动中药材电子商务平台的建设全面提升黔

药品牌的影响力和竞争力。中医药商业为贵州省打造“医药强省”和推动中医药高质量发展作出了突出贡献。《贵州省中药民族药产业统计报告》的数据显示，贵州省中医药商业在2014～2017年取得突出成绩（见表4-5）。

表4-5　2014～2017年贵州省中医药商业的各项指标细分表

指标	2014年	2015年	2016年	2017年
通过GSP认证的药品经营企业/个	9325	11957	13050	13619
批发业/个	172	192	200	208
零售业/个	9153	11765	89	110
纳入医药统计的批发和零售连锁企业实现主营业务收入/亿元	249.83	275.43	305.17	358.33
药品批发和零售企业商品购进总额/亿元	258.43	285.69	315.98	361.58
商品销售总额/亿元	278.45	293.06	324.13	410.19
年末库存总额/亿元	26.98	37.82	39.87	45.57

2. 中医药产业的体系结构分析

本部分基于产业链角度分析贵州省中医药产业的构成情况。

中医药产业链可分为上、中、下三个部分的产业链条。上游产业包括中医药种植业和医药制造业等，主要由为中医药行业提供原材料和相关生产设备的企业所构成，如中药材培育基地、中药材加工研发基地等。中游产业是产业链中最关键的组成部分，包括中成药制造和中药加工等中医药工业，如采用现代制作方法制作的中药片剂、针剂、口服液、胶囊等，或采用中药传统制作方法制作的丸剂、冲剂、膏药等。下游产业则为中医药商业，包括医药流通、居民健康等行业，如中药店、中医药电子商务平台等。另外，中医药科技业或称为中医药知识业包括中医药产业发展和创新的理论知识和技术基础，是贯穿于整个中医药产业链的子产业。该产业以中医药理论为基础并以实现中医药技术创新为目的，成为推动中医药产业发展的重要动力。基于《贵州中药民族药产业统计公报》的统计数据，贵州省中医药农业、中医药工业、中医药商业和中医药科技业的构成要素和发展成就大致如下。

1）中医药农业。作为国内中医药材的主产区之一，贵州省具有较好的中医药农业种植规模，药材种植面积仅次于甘肃、陕西和湖北，位居全国第四。贵州省中医药农业包括中医药野生抚育及种植养殖行业、野生药材资源采集行业、中药材生物工程行业、中药材加工与储藏行业和中药材流通行业等，涵盖了上、中、下三个部分产业链。贵州省中医药农业在2014～2017年的种植面积、总产量和总产值都有明显的增长趋势，但增长幅度不同（见表4-6）。

表 4-6　2014～2017 年贵州省中医药农业的各项指标细分表

指标	2014 年	2015 年	2016 年	2017 年
中药材人工种植及野生保护抚育总面积/万亩	511.28	546.83	599.45	579.54
其中：草本类/万亩	250.08	267.24	300.87	259.77
木本类/万亩	261.20	279.59	298.58	319.77
中药材人工种植及野生保护抚育总产量/万吨	155.25	181.04	165.79	115.38
其中：草本类/万吨	141.69	166.52	150.19	98.67
木本类/万吨	13.56	14.51	15.60	16.71
中药材人工种植及野生保护抚育总产值/亿元	120.12	127.20	129.25	104.40
其中：草本类/亿元	102.33	108.18	108.76	83.34
木本类/亿元	7.79	19.03	20.49	22.06
中药材种子种苗基地面积/万亩	20.29	21.11	30.73	19.02
销售收入/亿元	12.17	13.66	25.82	7.83

2）中医药工业。中医药工业是贵州省中医药产业链条中最重要的环节，也是贵州省中医药产业近几年能够平稳运行的关键链条。经过近多年的培育建设，贵州省的中医药工业涵盖中成药生产、中药饮片加工、中药制药机械、医药包装材料、植物药材提取物等多个行业。《贵州省中药民族药产业统计报告》提供的信息显示：贵州省中医药工业除了个别指标（如医药园区和生物制品企业等）的数量不变之外，其余大多数指标在 2014～2017 年呈现上升趋势（见表 4-7）。其中，变化的部分指标包括先增加后减少再增加的指标（如医药企业个数和中药饮片生产企业数量）等；先减少后增加的指标（如利润总额等）；持续减少的指标（如中成药的企业数量）等。

表 4-7　2014～2017 年贵州省中医药工业的各项指标细分表

指标	2014 年	2015 年	2016 年	2017 年
医药企业数量/个	168	175	145	162
规模以上企业数量/个	106	115	139	148
工业总产值/亿元	371.40	381.30	423.51	381.58
中成药工业产值/亿元	274.92	324.65	344.39	300.73
全行业工业销售产值/亿元	327.81	337.87	364.15	348.37
中成药销售产值/亿元	244.92	290.13	299.53	273.89
全行业主营业务收入/亿元	304.15	311.57	353.99	330.84
利润总额/亿元	38.35	35.88	49.67	49.54
医药园区数量/个	6	6	6	6
中成药的企业数量/个	110	108	89	93
化学药的企业数量/个	99	97	62	64
生物制品的企业数量/个	3	3	3	3
中药饮片生产企业数量/个	29	40	34	41

3）中医药商业。中医药商业的壮大对中医药产业的发展有着重要的作用。中医药商业不但能使中医药产业链条更加完善，而且能提高药材与产品附加值并使其充分发挥市场的引领作用。目前，贵州省中医药商业包括中医药加工业、中医药储藏业、中医药运输业、中医药进出口贸易业、中医药服务业等。表 4-5 展示了贵州省中医药商业各行业在 2014～2017 年的发展成绩。

4）中医药科技业。生物技术、电子信息、大数据和人工智能等先进生产力的快速应用，特别是贵州省提出实施大数据发展战略等，促使中医药科技创新成为贵州省中医药产业发展的重点。中医药科技业贯穿了整个中医药产业链。《贵州省中药民族药产业统计报告》显示了贵州科研项目经费等多项指标的变化情况（见表 4-8），表明贵州省政府正在逐渐重视中医药科技业的发展。但从科研项目经费所占中医药工业生产总值的比例来看，贵州中医药产业的研发力度还比较弱。

表 4-8　2014～2017 年贵州省中医药科技业的各项指标细分表

指标	2014 年	2015 年	2016 年	2017 年
科技项目经费支出/亿元	6.08	6.66	7.14	9.54
中药民族药产业领域专利申请受理数/个	1158	833	791	903
发明专利数量/个	634	454	432	475
实用新型数量/个		106	86	179
外观设计数量/个		273	273	249
专利授权数量/个	641	762	674	725
中药民族药产业领域新产品产值/亿元	46.125	47.97	47.53	54.64
中药民族药产业领域共发表科技论文数量/篇	2560	2262	3285	2756
核心期刊数量/篇	1181	1110	1005	905
科学引文索引 SCI、工程索引 EI 和科学技术会议录索引 ISTP 等收录数量/篇	120	131	253	354
中药民族药产业领域研发人员数量/人	10194	7850	8152	8954
从业人员数量/人	58586	54514	55836	56314
创新平台和机构数量/个	59	64	71	73

3. 中医药产业体系结构的优化策略

贵州省中医药产业链的结构优化不但能够有效促进中医药产业的发展，而且有助于使中医药与贵州省的社会经济发展相适应。

（1）强化中医药相关标准体系的建设和应用

鉴于贵州省的中医药产业特别是中医药工业的发展历程还比较短，其行业标准体系还在不断完善的过程中，贵州省需要建设中医药标准委员会并牵头组织省内中医药各行业的核心专家，依据国家和贵州省的有关技术标准和管理规范等文件，加快推进中药材、中药饮片、种子种苗生产技术等行业的标准制定工作；抓紧制定和发布贵州省“定制药园”建设的规范和标准，开展“定制药园”的绩效评价和达标建设；加大专家现场技术指导和培训力度等。通过强化实施有关标准体系的建设和应用来逐步引导和带动贵州省各中药材种植大户的标准化种植和规范化生产。

（2）积极构建和加快完善中医药产业链

对某特定的产业链来说，其整体竞争力和抗风险能力与产业间的关联程度呈正相关。第一，贵州省的中医药种植需通过政府引导产业的方式采用专业化和规模化以及企业主导和科研机构辅助等模式综合开展生产活动，同时在原有的“公司+农户”或“公司+基地+农户”等经营模式上持续开展创新活动；第三，贵州省的政府部门、行业组织和中医药企业要通过加快 GMP（good manufacturing practice，良好生产规范）认证来提高产品质量，并以此突出该行业在贵州省中成药领域的引领和带动作用；第三，贵州省基于其便捷的航空、铁路、公路等交通方式来加快建设中医药现代化物流体系并健全完善其销售网络体系；第四，贵州省要充分发挥中医药科技在中医药产业链的强化带动作用，特别是中医药种植业和中医药工业的纽带联结作用，通过构建和完善中医药产业链的上、中、下游行业来促进贵州省中药材的资源优势向产业优势转化，从而使贵州现代中医药产业的综合效益快速提升。

（3）探索完善和开拓创新中医药示范区的建设工作

目前，贵州省正在开展中医药服务综合示范区的建设工作。为了使该项工作更有效率，相关部门还需突出强化中医药综合园区在科研创新孵化基地、高品质康养园区和对外交流中心等方面的地位和作用。中医药综合示范区还需分别依托中药材种植基地和中医药商业服务企业等深入推动“大数据+中医药工业”的融合发展模式，积极针对中药材产业开展信息化平台建设、电子商务应用、数字化研发设计、园区新基建建设和中药材控制系统云服务等的创新和实践，促使贵州省中医药的生产和服务逐步实现数字化、标准化、协同化、国际化、公益化。

（4）推动和促进贵州省中医药的科技发展

中医药科技业贯穿于整个中医药产业链。因此，贵州省要实现中医药产业结构的升级和优化就必须努力促进中医药科技的创新与发展，其具体工作包括以下几方面。首先，建立健全贵州省中医药科研机构与其他科研组织的协同创新。经过若干年的努力，贵州省已经拥有部分国家级和省级的中医药科研机构和研究基地。今后，贵州省还需以这些中医药研究基地和科研平台为核心，通过高等院校、医疗机构和医药企业等的产学研合作健全其与中医药相关的多学科和跨部门的协同攻关机制；还需要统筹协调各类科技计划的专项课题和研究基金等支持中医药相关的科技创新工作等，从而快速提升中医药科技的创新能力及创新成果的产权化、商品化和产业化等，持续推进中医药科技布局的优化完善。其次，重视基础科学和应用实践的研究活动。贵州省需鼓励科研人员继续深化中医药的基础理论和诊治方法等科研工作，并重视现代科学技术在中医药研究领域的方法应用。特别是关于中药药性理论、方剂配伍理论、中药复方药效机理等方面的基础研究；需要针对传染病、疑难疾病、常见多发病、慢性病等开展中药方和古方偏方的收集整理和理论升华等实践研究；还需要针对中药的新药研发和民间配方的药理研究，探索中药材的治未病功能和创新中医药的新产品等。再次，完善贵州省中医药的科研创新评价体系。贵州省需要基于自身的中药材资源、中医药商品和中医类服务等，建立适合贵州省的气候条件、生态环境、社会特征、经济状况的中医药产业评价体系，以及制定和完善有利于本地中医药的商品和服务等创新激励政策等，提高贵州省各类中医药的项目管理效率和科研成果转化效率等。

4.1.3 体系功能的分析与优化

功能分析是一种以功能观点解释经济、社会或文化现象的一种分析方法。贵州省大健康产业的体系结构有效催生了体系的特殊功能。

1. 中医药产业体系的功能分析

本节基于中医药产业的功能视角深入分析贵州省中医药产业发展在健全医疗保障体系建设、促进经济可持续发展、增强民族文化自信和提高生态保护意识等方面的功能表现。

（1）健全社会医疗保障体系建设

中医药作为我国各族人民几千年的实践智慧，对中华民族的健康发展和繁荣昌盛发挥了重要作用，也对世界的社会文化进步和历史文明进程产生了积极的影响。贵州自古以来作为多民族聚居地和经济较落后区域，其医疗水平和卫生体系长期处于较低水平。在我国（特别是贵州）还未建立较为健全的医疗保障体系时期，贵州省中医药特别是少数民族中医药对当地农村的医疗保障体系建设做出了不可磨灭的贡献。原因是近十年来我国倡导以中医为主、中西医并举的农村合作医疗，为我国欠发达地区构建特色的医疗卫生事业和健康保障体系作出应有的贡献。贵州省中医药产业在临床诊疗方面的优势表现在以下几方面。

1）降低人民群众的医疗成本。基于贵州省各族人民长期的医疗实践，中医药在贵州民间获得普遍运用并拥有极强的生命力。遍布贵州省各地的中草药具有显著的“简、便、廉、验”等特点，有效降低了人力、物力和财力等成本。

2）提高医疗健康预防水平。中医药的特色技术是“治未病”。我国的中医理念有助于人体保持一种与自然和谐的生态平衡水平；而针灸、导引、推拿和中药等传统中医技术结合现代预防医学和运动康复等手段，有助于人们通过改善各种体质的亚健康状态来促使机体提高自身的预防水平。贵州省根据国家相关政策因地制宜地将中医药产业纳入城镇医疗和卫生保障体系，特别是在推进贵州省农村的养老事业发展和加强其养老宣传以及完善贵州省农村养老制度的保障体系和健全其养老机构的服务保障等方面发挥了积极的作用，有效促进了贵州省社会保障与救助体系的高质量发展和提高了贵州省广大人民群众的健康水平。

（2）促进经济可持续发展

贵州省特殊的喀斯特地貌和亚热带湿润季风气候非常适合中草药的生长，使其拥有得天独厚的中药材资源，成为中国中药材的四大产地之一，造就了贵州省中医药种植业的发展基础。丰富的中药材资源也为贵州省发展医药工业奠定了原材料基础。目前，贵州省已形成多门类中医药工业，其细分行业包括中成药、中药饮片、生物制品、化学原料药及制剂、医疗器械、药用包装材料和卫生材料等，并拥有 254 家以上相关企业（含 155 家药品生产企业和 36 家医药高新技术企业）和 38 个以上相关科研平台，形成了若干中药类骨干企业（如百灵、益佰、汉方、信邦、神奇和同济堂等）[①]。相关资料显示，贵州省有 567 个品种的药材入选国家基本药物目录，获得 2317 个药品生产批准文号，其苗药成为全国销售额最大的民族药[②]。显然，厚实的中药材种植业和强劲的中医药工业为贵州省的中医药健康服务业提供了发展动力，并使其成为贵州省大健康产业的重要组成部分。较为完善的中医药产业链有力地推动了贵州省经济发展空间和创新经济的闪光点。

（3）增强文化自信

中医文化源远流长、博大精深，是中国文化的精髓和世界医学的宝藏。贵州省各民族医学是我国中医药学的重要组成部分，体现了我国少数民族传统文化的精髓，构成了中华传统文化不可分割的一部分。例如，贵州省是苗族人民的主要聚居地，其苗药文化构成了贵州省中医药文化的重要特色之一。苗族医药拥有比较完善和自成体系的医药理论，其中《苗医药》包含了苗族人民的哲学思维方式、民族习俗风情、医药经验总结和特殊健身模式等，其医药理论总结，如“苗医生成哲学”“四大经脉理论”“苗医质征理论”“两纲两病理论”“五基成物学说”“三界九架理论”“交环理论”等成为苗族人民指导医疗用药的基本纲要，是贵州省重要的非物质文化遗产。随着我国经济实力的大幅提升，以中医药文化为代表的中国传统文化逐渐走出国门，扩大了贵州省中医药商品和服务在国际医疗领域的影响力。

---

① 佚名. 贵州：打造中药材大省和重要民族药强省[EB/OL]. (2015-02-26) [2023-02-24]. https://www.zyctd.com/zixun/204/14582.html.

② 佚名. 贵州将打造中药材现代化生产基地[EB/OL]. (2015-05-12) [2023-02-24]. https://www.zyctd.com/zixun/204/15171.html.

（4）提高生态保护意识

中医药产业特别是中医药种植业的发展壮大有助于提升和保护生态环境。近十余年来，贵州省坚守“发展与生态”两条底线，借助其独特的“天然药库”资源不断扩大中草药的标准化种植及中医药的加工合成和医药商品物流体系的完善等，使中医药产业链获得持续延伸和中药材产业逐步实现规模化及市场化而成为贵州人民的富民产业。鉴于中药材产业与生态环境保护有着天然紧密的关系，贵州省通过“林药套种”“果药套种”“药药套种”“林下仿野生种植”等创新种植模式获得“种植基地、生态保护和旅游发展”等立体而高效的经济社会效益。例如，黔西和黔中等石漠化严重地区通过种植山药、刺梨、花椒和金银花等中药材而恢复和重建了当地的植被并获得了较为显著的经济效益。

2. 中医药产业体系功能的优化策略

贵州省曾因其脆弱的喀斯特生态环境等条件而使其经济发展长期处于底子薄、基础弱等状况，导致新中国成立以来长期未能找到一条适合其自身的发展道路。近十余年，贵州省委、省政府在党中央和国务院的关怀下，努力将中药材种植业与农民的增收问题和喀斯特地区的生态环境保护等相结合，把扶持和壮大中医药产业作为贵州省坚持“发展和生态”两条底线的重要抓手，使贵州省中医药产业在获得蓬勃发展的同时，也提高了其对地区 GDP 的贡献率和生态文明建设的保障作用。根据中医药产业体系的功能发展现状，贵州省还需采取如下策略以持续优化其功能作用。

（1）树立“黔药”品牌的优质形象，强化其文化属性功能

贵州省的地形和气候孕育了数以千计的中药材。贵州省以此资源禀赋为基础，把中医药产业作为贵州省的“五大名片”之一。然而，自贵州省开始重视中医药产业发展和中医药文化传承以来，只有苗医药产业和苗医药文化“走”了出去。因此，贵州省今后还须重视挖掘瑶族、布依族等其他少数民族医药的经典配方和医疗的基本理论，一起打造“黔药”的文化品牌，更好地开展少数民族中医药的传承。基于行业标准快速提升“黔药”的品牌影响力和行业竞争力，全力打造贵州省医药特别是少数民族医药的强省地位。

（2）促进中医药产业发展的动能转换，提升其经济属性功能

为了促使贵州省中医药产业的快速发展和中医药文化的发扬光大，各级地方政府和相关行业组织需紧紧依托贵州省的“大数据·大健康”战略行动，建设“互联网+”中药材的新业态，通过电子商务平台构筑贵州省中药材电子交易网络，借助大数据综合试验区的政策优势尽快赋能中药材产业，促使贵州省中药材产业体系朝着“网络化、集约化、规模化”的方向发展，扩大中药材产业在整个区域经济的比重。

（3）创新中草药种植模式的多业态，巩固其生态属性功能

贵州省的喀斯特地貌既造就了该省独特的自然环境与宜人气候，但也存在生态脆弱和石漠化严重等诸多问题。因此，贵州省需基于中草药种植业强化生态环境保护的功能作用。贵州省各市县应基于自身资源优势重点选择有发展前途的特色中药材并打造林下种植、林药混种、森林培育等多种种植模式，基于植被保护和绿色发展等生态建设角度打造中药材产业项目并扩大其产业规模效应。

（4）加强中医药人才多方位培养，实现其社会属性功能

中医药产业体系是一个涉及种植业、加工业、制造业、服务业等多行业的跨产业体系，其传承和发展需要多方位的人才。贵州省较为落后的社会经济制约了中医药文化的传承和中医药产业的发展。今后，贵州省须完善中医药事业的人才培养体系，如依托农学培养中药材种植人才，依托化学培养中草药加工人才，依托经济管理学科培养中医药经营人才等，建立中药材各司其职的跨行业协同发展机制，拓宽贵州省中医药的就业渠道，提升贵州省少数民族的文化认同感，全面推进我国多民族团结的良好局面。

4.1.4　产业布局的影响因素分析

尽管贵州省在改革开放前的健康产业布局基本体现为经济利益最大化，即各类健康产业的分布特征主要受到产地与城市之间的距离、交通的便利程度、自然地理条件、商品服务成本和市场消费情况等因素的影响，但是近年随着我国经济社会的快速发展，贵州省的健康产业更取决于信息化和智能化等新兴技术的应用。当前，贵州省中医药产业的布局同时受到多种因素的制约，并在多种因素的共同作用下获得持续发展。本节从 3 个传统因素（自然因素、社会因素和经济因素），以及 3 个新兴因素（经济全球化、信息化发展与科学技术体制化）和环保理念等若干方面阐述贵州省中医药产业布局的影响因素。

1. 自然因素

作为产业布局的物质基础和先决条件，贵州省的自然因素扮演了发展要素和动力基础的角色，其丰富的中草药资源为中医药产业特别是中医药工业的发展壮大作出了重要的贡献。

（1）地形因素

极富喀斯特地貌的贵州省地处我国西南部的高原山地，其特定的气候条件适宜多种药用动植物的生长和繁殖；同时，其复杂的地质构造也造就了丰富的矿藏和多种矿物类中药。第四次全国中药资源的普查统计数据显示：贵州省共有药用资源品种 7837 种，其中 4419 种植物药材、301 种动物药材、82 种矿物药材及 91 种民族药材。在我国中医药发展的数千年岁月中，贵州省逐渐形成了本地规模化

的道地药材种植品种，如天麻、杜仲、厚朴、黄柏、半夏、重楼、石斛、何首乌、天然冰片等。《贵州省发展中药材产业助推脱贫攻坚三年行动方案（2017—2019年）》提出“全省布局五大重点种植区，主要在51个县开展中药材种植，重点培育18个生产周期短、见效快、市场竞争力强、生态效益好的优势品种”。截至2020年年底，贵州省的中药材已建成近1300个超过200亩以上的标准化种植基地、25个超10万亩的种植大县和总量超过700万亩的种植面积①；有效形成了包括遵义市和铜仁市的黔北黔东北生产区、六盘水市和毕节市的黔西黔西北生产区、黔西南布依族苗族自治州（简称黔西南州）和黔南布依族苗族自治州（简称黔南州）的黔西南黔南生产区、贵阳市和安顺市的黔中生产区及黔东南生产区等五大中药材种植区。贵州省中药材种植品种和分布区域见表4-9。

表4-9　贵州省中药材种植品种和分布区域

生产区	所在县区	主要品种	生产区	所在县区	主要品种
黔北黔东北生产区（含遵义市和铜仁市）	赤水	金钗、石斛	黔西南黔南生产区（含黔西南州和黔南州）	兴义	石斛、金银花
	道真	洛龙、党参、玄参		安龙	白芨、金银花
	正安	白芨		兴仁	薏苡
	绥阳	金银花		龙里、贵定	刺梨
	德江	天麻		罗甸	艾纳香
	石阡	丹参		惠水	皂角刺
	江口、印江	黄精	黔中生产区（含贵阳市和安顺市）	乌当	天麻
				修文	丹参
黔西黔西北生产区（含六盘水市和毕节市）	赫章、大方	半夏		关岭	桔梗
				西秀	山药、黄柏
	威宁	党参		紫云	薏苡
	大方	天麻	黔东南生产区［含黔东南苗族侗族自治州（简称黔东南州）］	施秉、黄平	太子参
	织金	头花蓼、续断		施秉	何首乌、头花蓼
	钟山	灯盏、细辛		雷山	淫羊藿、天麻
	盘州	银杏、黄精		黎平	茯苓
				剑河	钩藤等

另外，贵州省以喀斯特地貌为主的山地和丘陵占据了该省92.5%的面积，而且其山间的小盆地仅有7.5%。山地和丘陵等地势所造成的交通不便必然会制约区域产业在区域内外部之间的经济联系，进而影响贵州省大健康制造业的布局。因此，贵州省境内相对平坦开阔的中部和东部地区集聚了贵州省绝大多数的中医药制造业，而西部山区的相对封闭独立则制约了贵州省中医药制造业的发展进程。

（2）资源因素

中医药行业属于典型的原料指向型产业。贵州省中医药产业在不同的发展阶

① 杨国军. 贵州中药材种植面积超700万亩，种植规模跃居全国第二[EB/OL]. (2021-06-23) [2023-02-24]. https://www.sohu.com/a/473617557_121106687.

段对中草药资源存在不同程度的依赖，因而其需求自然资源的程度也不相同。例如，贵州省中医药制造业的发展布局在改革开放初期及以前都对自然资源非常依赖，因而其产业活动基本是集聚在相应的中草药资源非常丰富的区域。例如，地处安顺的贵州百灵企业集团制药股份有限公司出品的咳速停糖浆和泻停封胶囊等都是当地的苗药配方生产的药品，其所需的原材料均为当地周边区域种植的中草药资源，如吉祥草、黄精、百尾参、桔梗、虎耳草、枇杷叶、麻黄、桑白皮及金果榄、苦参、地榆、功劳木等。随着中医药制造业的规模不断扩大，贵州省中医药产业对资源因素的依赖程度会相对减弱。特别地，中草药资源的供给方式将从农户种植转变为基地大规模培育。

2. 社会因素

中医药产业虽然是原料指向型产业，但其社会因素仍有深远影响。贵州省中医药产业布局的社会因素包括人口因素、历史文化因素和政策因素 3 个方面。

（1）人口因素

人既作为生产者又作为消费者，对产业布局发挥重要的影响作用。其中，人口的数量、素质、结构、分布等特征对产业布局的影响尤为突出。一方面，传统的中医药种植业基于生产者角度对人口数量有较大的依赖，并表现在市场规模和资源开发程度等方面，即尽可能地利用充足的劳动力资源开发和利用土地等自然资源来扩大生产；人口的质量或素质则与中医药种植业的生产力水平及中医药工业和中医药科技业等密切相关。表 4-10 为 2013～2020 年贵州省的卫生从业人数概况。本节基于表 4-10 的数据采用相关分析法和皮尔逊（Pearson）相关系数探讨贵州省非私营单位的卫生工作从业人数分别与贵州省的人口总数、就业人数、普通高等学校医药院校毕业生数和普通高等学校医药院校教职员工数等四项指标之间的相关关系及其强弱情况（见表 4-11）。

表 4-10　2013～2020 年贵州省卫生从业人数

年份	贵州省卫生工作从业人数/万人	贵州省人口总数/万人	贵州省就业人数/万人	普通高等学校医药院校毕业生数/人	普通高等学校医药院校教职员工数/人
2013	16.4010	3632	1864.21	12798	5891
2014	17.7808	3677	1909.69	14234	6691
2015	19.5739	3708	1946.65	15577	7333
2016	20.1689	3758	1859.00	15973	7502
2017	22.2537	3803	1881.00	22253	8151
2018	21.6301	3822	1886.00	24432	8516
2019	24.1710	3848	1888.00	26174	9240
2020	27.0434	3858	1892.00	27539	9706

资料来源：贵州省统计年鉴。

表 4-11　贵州省卫生从业人数相关性分析

项目		全省非私营单位卫生工作从业人数/万人
全省人口总数/万人	相关系数	0.941**
	p 值	0.000
全省就业人数/万人	相关系数	−0.013
	p 值	0.975
全省普通高等学校医药院校毕业生数/人	相关系数	0.938**
	p 值	0.001
全省普通高等学校医药院校教职员工数/人	相关系数	0.979**
	p 值	0.000

** $p<0.01$。

表 4-11 表明，贵州省非私营单位的卫生工作从业人数和贵州省人口总数之间的相关系数值为 0.941 且其显著性水平为 0.000，表明此二者之间存在显著的正相关关系，其原因体现为贵州省总人口的变化与中医药产业的劳动力投入紧密相关；贵州省非私营单位的卫生工作从业人数和贵州省就业人数之间的相关系数值为 −0.013 且其显著性水平为 0.975，表明此二者之间没有相关关系，其原因是贵州省全省的就业人数基数过大，但 2013～2020 年卫生从业人数占全省就业人数均不超过 1.5%；贵州省非私营单位的卫生工作从业人数与普通高等学校医药院校毕业生数和教职员工数之间的相关系数值分别为 0.938 和 0.979 且其显著性水平分别为 0.001 和 0.000，表明其有显著的正相关关系；贵州省普通高等学校医药院校的毕业生总数和教职工总数的年均增长率分别为 9.92%和 6.836%，表明贵州省近几年都在重视高素质人才的培养。

人口基于消费者角度显著影响贵州省中医药产业的分布，表现为省内各地区的人口数、民族构成、性别比例、消费水平等差异，导致中医药的产品和服务在市场需求方面呈现出多样性，因而各市州乃至各区县等需要科学甄选当地中医药产业的项目内容和发展规模，以便于最大限度地满足省内外乃至国内外各层次人口的健康需求。基于贵州省城镇居民和农村群众的医疗保健品消费情况（见表 4-12）的数据，贵州省的居民家庭医疗保健在 2013～2020 年的人均支出一直处于增加状态且其增长比例基本处于上升态势。

表 4-12　2013～2020 年贵州省居民家庭医疗保健人均支出

年份	城镇居民家庭			农村居民家庭		
	医疗保健人均支出/元	人均年总支出/元	医疗保健支出占全年总支出比例/%	医疗保健人均支出/元	人均年总支出/元	医疗保健支出占全年总支出比例/%
2013	634	13703	0.046	302	6753	4.472
2014	927	15255	0.061	373	10893	3.424

续表

年份	城镇居民家庭			农村居民家庭		
	医疗保健人均支出/元	人均年总支出/元	医疗保健支出占全年总支出比例/%	医疗保健人均支出/元	人均年总支出/元	医疗保健支出占全年总支出比例/%
2015	872	16914	0.052	449	12121	3.704
2016	1050	19202	0.055	528	14193	3.720
2017	1174	20348	0.058	602	15357	3.920
2018	1218	20788	0.059	703	16818	4.180
2019	1257	21402	0.059	817	18647	4.381
2020	1307	20587	0.063	959	17985	5.332

资料来源：贵州省统计年鉴。

贵州省统计年鉴的数据显示了全省中医药制造业工业总产值和社会消费品零售总额的情况，见表 4-13。本节分别基于表 4-12 和表 4-13 的数据采用相关分析法和 Pearson 相关系数描述其相关关系的强弱情况，结果见表 4-14 和表 4-15。贵州省医药制造业工业总产值与城镇居民和农村居民的家庭医疗保健人均支出之间的相关系数值及其显著性水平表明：人口因素作为消费者对中医药工业的布局没有影响作用。然而表 4-15 数据表明：社会消费品零售总额与城市居民和农村居民的家庭医疗保健人均支出之间存在显著的正相关关系，说明人口因素对中医药商业有着重要的影响作用。

表 4-13　贵州省医药制造业与社会消费数据

单位：亿元

年份	2013	2014	2015	2016	2017	2018	2019	2020
医药制造业工业总产值	300.47	354.29	401.60	451.50	380.49	356.76	361.08	339.27
社会消费品零售总额	2601.20	2936.85	3283.02	3708.99	4154.00	7105.02	7468.15	7833.37

资料来源：贵州省统计年鉴。

表 4-14　贵州省医药制造业工业总产值与居民医疗保健支出的相关性分析

项目	医药制造业工业总产值/元	
城镇居民家庭医疗保健人均支出/元	相关系数	0.203**
	p 值	0.630
农村居民家庭医疗保健人均支出/元	相关系数	−0.011**
	p 值	0.979

** $p<0.01$。

表 4-15　贵州省社会消费品零售总额与居民医疗保健支出的相关性分析

项目	社会消费品零售总额/元	
城镇居民家庭医疗保健人均支出/元	相关系数	0.860**
	p 值	0.006
农村居民家庭医疗保健人均支出/元	相关系数	0.952**
	p 值	0.000

** $p<0.01$。

（2）历史文化因素

我国中医学的理论部分和治疗技术早在两千多年前就已具有较为系统而完整的体系，并在明清之际形成了诸多学派。贵州省是我国少数民族的聚居地且位于西南一隅，其交通落后、信息闭塞等劣势导致贵州省的中医学只能依靠民间的师徒相授和口耳相传而得以传承。另外，贵州省中医学未能更多地吸取中国医学主流文化的营养且又缺乏系统的理论体系，使得贵州省的中医和巫医长期处于不加区分的原始行医状态。直至清代雍正实施改土归流后，贵州省才得以引进中原文化，但《伤寒论》《温热论》《脾胃论》等中医典藏仍被中原人士视为秘籍，导致贵州省本土的医学著作在辛亥革命之前鲜有问世。清末辛亥革命之后，贵州省的交通条件得以初步改善，其闭塞的信息状态也逐步被打破。在此背景下，中原医药的涌入使贵州省中医学逐渐获得发展，并在 20 世纪 30 年代设立了贵州国医馆。贵州国医馆培养的大批学者成为贵州省医坛的活跃医者并受到贵州省民众的深切爱戴。作为一个多民族聚居的省份，贵州省各民族（特别是苗族、侗族、布依族和水族等少数民族）在上千年的探索和积累过程中都各自发展了自身别具特色而又经济实用的民族传统医药。例如，苗族人民由于逃避古代战乱而频繁迁徙并最后到达人迹罕至的荒僻山区，而后隐居于植被茂盛且草药丰富的地区。苗族人民为了战胜恶劣的自然环境，保证本民族人民的生存繁衍而逐渐形成了自己独具特色的医药活动，如流传于贵州省西南部和西北部的糖药针疗法就是一种独特的苗医外治疗法①。贵州省目前重点培育的以苗药为代表的民族医药产业，在通过加大品牌推介来扩大贵州苗药知名度和影响力的情况下，培育和发展了一批知名品牌的产品和企业，如贵州百灵企业集团制药股份有限公司等。

（3）政策因素

贵州省区域产业政策对中医药产业布局发挥了极其重要的影响作用。近十余年来，贵州省把苗医药等民族医药作为中医药产业的重点发展对象，出台了相应文件以示支持。例如，《贵州发展中医药条例》《贵州民族民间文化保护条例》等

① 佚名. 苗族民间中流传着“千年苗医，万年苗药”的歌谣[EB/OL]. (2019-01-10) [2023-02-24]. https://www.sohu.com/a/287758252_120017907.

文件规范了贵州省民族医药的发展方向；《中共贵州省委关于制定贵州省国民经济和社会发展第十四个五年规划和二〇三五年远景目标的建议》提出“充分发挥民族医药特色优势，推动中药材精深加工，巩固提升中药民族药”。显然，科学合理的产业规划一方面弥补了市场缺陷和优化资源配置，另一方面也促进了产业结构的合理化与高度化。本节整理出 2008～2021 年贵州省中医药的主要产业政策（见表 4-16），包括中医药发展的具体问题、产业政策和产业布局三类政策文件。例如，2019 年出台的《贵州省全面推进“定制药园”建设工作方案》提出要建成一批“企业+基地+农户”模式的“定制药园”并计划在 2025 年把贵州省建设成为国内外知名的中药材原料供应基地；2020 年印发的《贵州省农村产业革命中药材产业发展 2020 年工作方案》强调要积极推动中药材产业结构调整，引导中药材重点县和企业调整品种结构并迅速做优做强天麻、半夏、太子参、头花蓼、黄蜀葵等道地品种；《贵州省新医药产业发展规划（2014—2017）》和《贵州省大健康医药产业发展六项实施计划》等文件则着眼于解决产业布局的问题并促进产业的均衡发展。

表 4-16　2008～2021 年贵州省中医药产业政策文件

政策分类	文件名	年份	关键词
中医药发展具体问题	《省级重点专科建设评价标准》	2008	评价标准
	《基层中医药技术推广实施方案》	2010	基层、中医药技术
	《关于在城市社区卫生服务中充分发挥中医药作用的实施意见》	2009	中医药、社区服务
	《贵州省中医药知识宣传及项目实施方案》	2009	中医药、知识宣传
	《贵州省中药资源普查实施方案》	2012	中医药、资源普查
	《关于加快推进医疗卫生与养老服务相结合的实施意见》	2016	医疗卫生、养老服务
	《贵州省中药材产业助推脱贫攻坚三年行动方案（2017—2019）》	2017	中药材产业、脱贫攻坚
	《贵州省 2019 年大健康产业发展工作要点》	2019	大健康产业、发展黔药
	《贵州省全面推进“定制药园”建设工作方案》	2019	定制药园、脱贫攻坚
	《贵州省中医药条例》	2021	中医药、传承发展
产业发展政策	《贵州省“十二五”中医药事业振兴计划》	2011	“十二五”、中医药
	《贵州省中药材发展扶贫规划（2012—2015）》	2012	中药材、扶贫规划
	《贵州省新医药产业发展规划（2014—2017）》	2013	医药产业、发展规划
	《贵州“十三五”中医发展规划》	2016	“十三五”、中医药发展
	《贵州省中医药发展战略规划（2016—2030）》	2017	中医药发展规划
	《贵州省大健康产业发展新一轮六项行动计划（2018—2020 年）》	2018	大健康、中医药发展
	《贵州省农村产业革命中药材产业发展 2020 年工作方案》	2020	中药材产业发展
产业布局政策	《贵州省新医药产业发展规划（2014—2017）》	2014	医药产业、发展规划
	《贵州省大健康医药产业发展六项实施计划》	2015	大健康、中医药发展

3. 经济因素

贵州省的经济基础对中医药产业的发展有重要而持久的影响作用，并可从产业集聚和市场因子两个方面体现出来。

（1）产业集聚

韦伯的工业区位论认为，运输成本和生产密度是产业集聚最主要的影响因素，而企业家选择区位的主要原则是对基于集聚经济获得的额外收益与运输费用二者间的权衡。之后胡佛更深入考察了运输费用结构和规模经济等对产业区位的影响，而多数学者如高凤莲（2010）等则认为，产业集聚是在某空间范围内高密度聚集特定的产业领域而形成区域的特色产业和竞争优势。企业集聚、产业集聚和城镇集聚等是一个产业的区位集聚的三种常见形式，并且不同的集聚形式可产生不同的集聚效益，而且区位集聚的效益常常通过其规模经济和外部经济来实现。区位集聚在逐渐达到集聚经济之后，将随着产业集聚程度的升高而产生集聚不经济，并且其集聚不经济的可能性越来越大。因此，区位集聚的经济和不经济可相互转化，促使产业在某个区域内适度集中。基于这个指导原则，贵州省政府在《国务院办公厅关于促进医药产业健康发展的指导意见》（国办发〔2016〕11 号）的基础上出台了《贵州省人民政府办公厅关于促进医药产业健康发展的实施意见》（黔府办发〔2016〕39 号），提出“着力发展壮大益佰、乌当、修文、清镇、龙里等医药产业园”，并“推动形成在全国有影响力的医药产业示范区”，从而较大程度地促进了贵州医药的可持续健康发展，以实现创新能力明显增强、产业规模明显壮大、发展质量明显提升、发展环境明显改善等重要目标。贵州省发展和改革委员会于 2019 年印发的《贵州省 2019 年大健康产业发展工作要点》明确要求：重点打造 10 个黔药优势品种，打造规范种植及繁育基地，加快推进全省 25 个中药材产业园区转型升级。《贵州省农村产业革命中药材产业发展 2020 年工作方案》强调要积极推动中药材产业结构调整和“短平快”优势品种的规模化集聚发展等，并在 2020 年实现约 200 亿元总产值和提供 57 万余个稳定的就业岗位[①]。《贵州省推动中医药产业高质量发展攻坚行动计划（2023—2030 年）》又分别提出中医药产业高质量发展的 2025 年和 2030 年的阶段性目标，并特别强调在中药材产业、中医药民族医药工业、中医药康养产业和中医药品牌等领域实现规模和效益的双提升。显然，基于充足的就业和发展等机会，中医药的产业集聚体将对外地相关人才发生磁场效应，促使集聚区获得短期低廉的人才搜寻成本，并进一步促进人才集聚。

（2）市场因子

产品市场既包括原材料产地和成品或半成品的加工地，也包括最终产品的消

① 陇萃源. 2020 年上半年贵州中药材产值高达 22.47 亿元，同比增长 8 [EB/OL]. (2020-06-15) [2023-02-24]. http://www.longcuiyuan.com/news-id-7416.html.

费地等。产品市场影响产业布局的作用主要表现在：企业与市场的距离影响产品的运输量和运输时间及相关市场信息反馈的时间和程度等；市场规模决定商品和服务的需求量，从而影响产品的供求关系和产业的未来发展；市场结构决定商品和服务的需求种类从而影响产品和产业的结构类型；市场竞争实现专业化协作生产和产业集聚的合理布局等。此即市场区位理论强调的基于市场导向的产业布局，并且市场的需求因素是影响产业布局的重要因素。目前，不断增加的居民医疗保健需求促使各区域中医药产品的需求量不断增长。基于贵州统计年鉴的相关数据，本节描绘了 2012～2020 年贵州省居民的医疗保健支出情况，如图 4-1 所示。由图 4-1 可知，贵州省城镇居民和农村居民的家庭医疗保健人均支出自 2012 年开始呈现上升态势。贵州省居民对健康需求越高，则中医药产业市场需求也会越高。因而，贵州省中医药产业的合理布局需充分考虑贵州省市场的需求因素。

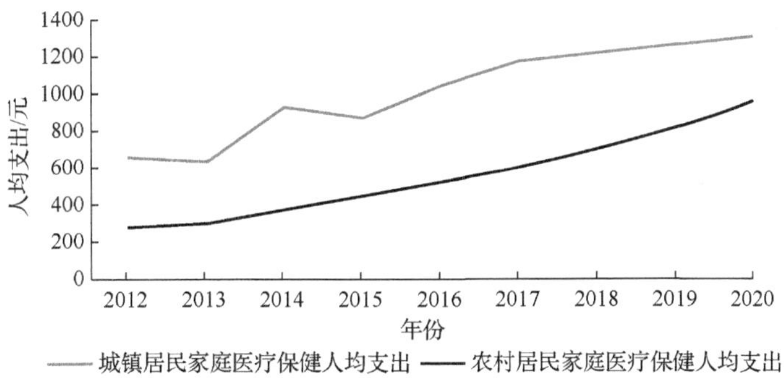

图 4-1　贵州省居民家庭医疗保健人均支出变化情况

4. 影响产业布局的新因素

随着经济社会的复杂化，现代产业的发展进程受到了若干新因素的影响，主要表现在以下几方面。

（1）经济全球化因素

世界经济已经进入前所未有的市场化阶段和同质化水平，任何企业都不得不面对全球竞争。经济全球化既有力推进了我国经济的快速增长，同时也深刻影响了我国产业的区域布局。在这种局势下，贵州省的中医药企业更需要基于全球市场视角判断其面临的竞争态势和发展战略，并以此构筑和优化其面向全球竞争市场的战略定位。近十余年，中国经济发展的巨大成就带动了世界防治疾病观念开始向中医理念转变，越来越多的国家开始密切关注天然药物的开发和使用，同时国外的科研机构、制药厂商和医药消费者等也将目光投向天然药物的研发。相关资料显示，世界草药市场在 2014 年已达 600 多亿美元的成交额，并以每年 10% 的速度递增，同时辉瑞和诺华等很多世界制药巨头也开始密切关注中医药，表明我国中医药理论和中医治疗技术在国际上发挥了越来越大的影响作用①。

“一带一路”倡议也为贵州省的中医药产业国际化发展提供了重要的契机。贵州省借助国内中医药产业的相关政策及省内便捷的交通优势等，适时提出大数据和大健康的战略行动，为贵州省中医药产业提供了政策支持和科技支撑。但是，贵州省中药产业要实现国际化发展还面临着诸多困难，如东西方医学理论的差异性融合，中西医认证标准的协调性体系，中医药国际化的发展瓶颈和国外天然药物的冲击等。为了促使中医药产业更好地走向国际化，贵州省需要更好地做到：加强中药材资源的保护与开发，提高制药企业的技术创新水平及成果转化能力，积极构建中医药的国际标准体系，强化贵州省中医药的特色品牌意识和外贸营销手段，积极培养中医药产业的国际化人才等。

（2）信息化和科学技术发展因素

信息技术的不断进步快速推动着信息产业的茁壮发展，信息技术的发展水平成为国家或地区社会进步和经济实力的象征。区域信息的产生与传播以及区域信息的反馈和使用等在不同国家或地区之间普遍存在一定的能力差异，这种差异构成了信息资源的区域比较优势。显而易见，区域的信息差异优势又使该区域的贸易地位变得越来越突出，即信息技术已经成为区域贸易竞争力的构成成分和参与要素。信息产业规模成为影响一个国家或地区的世界经济实力和全球竞争地位的重要物质条件；信息基础设施和信息处理效率成为某个国家或地区参与全球竞争的基本条件和前提基础。我国中医药的产业结构在信息技术的作用下逐渐从以农业为主转变为以工业为主，并不断拓展中草药资源利用的深度和广度，极大地促进了中医药产业的行业细分和快速发展。依据《贵州统计年鉴》的相关数据，本节整理贵州省中医药行业在2013～2020年的科研经费支出、信息传输软件和信息技术服务业的总投资额及中医药全行业的主营业务收入，见表4-17。显然，贵州省在2013～2020年非常重视科学技术和信息化的发展。在此趋势下，贵州省中医药全行业的主营业务收入也呈现总体上升态势。

表4-17　2013～2020年贵州省信息化投入与中医药产业科研投入

单位：亿元

年份	中医药产业科研项目经费支出	信息传输软件和信息技术服务业投资额	中医药全行业主营业务收入
2013	4.96	20.74	225.80
2014	6.08	54.73	304.15
2015	6.66	72.87	311.57
2016	7.14	107.95	353.99
2017	9.54	180.89	330.84

① 佚名. 人类防治疾病的观念有所转变，更多地关注和崇尚天然药物[EB/OL]. (2014-08-27) [2023-02-24]. https://www.zwzyzx.com/show-262-72996-1.html.

续表

年份	中医药产业科研项目经费支出	信息传输软件和信息技术服务业投资额	中医药全行业主营业务收入
2018	—	270.79	—
2019	—	285.14	—
2020	—	374.68	—

（3）环保理念因素

党的十八大以来，我国提出“五位一体”的总体布局和“绿水青山就是金山银山”的发展理念。自此，生态文明建设成为产业发展的先决条件。贵州省作为喀斯特区域，始终努力践行“生态优先、绿色发展”的理念，充分依托青山绿水和生物多样性的区域特征，以及丰富的中药材资源和民族医药资源，把自身建设成为全国四大中药材主产区之一和重要的动植物药材种源地。在当今中医药发展的大好时机，贵州省依据人民群众日益增长的健康需求，努力提高中医药的服务能力和发展规模，有效地促成了贵州省作为中药材资源大省的地位。贵州省在遵循山地经济发展规律的基础上发展中医药产业，通过基地园区建设、种子种苗繁育和企业行业带动等方式培植后发优势，并基于大面积种植金（山）银花、太子参、头花蓼、钩藤、艾纳香、刺梨等品种助推石漠化治理。例如，贵州省 2020 年建立总种植面积达 49 万亩的 23 个中药材产业园区，不断扩大中药材初加工规模，使其产值实现 5.60 亿元；构建施秉太子参、赤水石斛、龙里刺梨等 27 个国家地理标志产品的中药材品种；实现何首乌、太子参、头花蓼、淫羊藿、金钗石斛等中药材的国家 GAP 认证①。

4.2 养生养老产业体系与布局现状

党的二十大报告提出：“实施积极应对人口老龄化国家战略，发展养老事业和养老产业，优化孤寡老人服务，推动实现全体老年人享有基本养老服务。”目前，我国老年人口数量大、增速快、群体差异显著等是我国重大的人口国情，同时失能失智老人、农村留守老人、老年农民工等是我国养老问题的突出群体。我国老年人口比重的不断增加和国内民众生活水平的持续提高等，促使我国养生养老产业成为发展最快的行业之一。鉴于养生养老产业与康养产业等在内涵方面具有高度的一致性，因而部分学者也称养生养老产业为康养产业。贵州省独特的气候条件和地理位置等为老年人和普通民众提供了优质的康养条件，因而贵州省具有发展养生养老产业的天然禀赋。贵州省作为社会经济发展较为落后的西部内陆省份，

① 佚名. 贵州中医药剑指千亿产值，经济、扶贫和生态共赢[EB/OL]. (2015-08-26) [2023-02-24]. http://news.gog.cn/system/2015/08/26/014508440.shtml.

存在养生养老产业发展的先天动力不足、后发优势潜力无限的特点，使得贵州省养生养老产业在深入实施“大数据、大生态、乡村振兴”三大战略行动的背景下拥有良好的市场空间和千载难逢的机遇。贵州省强化养生养老产业发展的意义体现在以下几方面。

1）发展健康养生养老产业是推动贵州省经济转型升级和社会健康发展的重要途径。养生产业具有产业链条长、产业幅度宽、科技含量高、市场需求强、消费空间大等特点，且涉及第一、第二和第三产业，既切合贵州工业强省和城镇化带动的战略要求，又符合贵州省民族和谐与共同致富的社会需求。

2）发展健康养生养老产业是贵州省加强资源利用并守住生态底线的重要实践。健康养生养老产业所需资源消耗低且环境污染小。贵州省发展养生养老产业充分利用其气候适宜、生物多样、文化独特、中草药资源丰富等特征，推动相关资源的有机整合和提升资源的综合利用水平，而推动绿色特色资源的开发利用和组合发展，则有利于增强贵州省农业的基础地位和工业的可持续发展水平。

3）发展健康养生养老产业是贵州省促进技术工艺创新和管理提升发展的重要举措。贵州的养生养老产业对高端人才、新型技术、工艺传承、管理提升、市场开发等都有迫切的旺盛需求，而养生养老产业则借助于发展机遇可快速推动相关企业的管理创新，迅速提升企业的管理水平并加快高端人才特别是复合型人才的培养和引进，同时在加强企业自身产品研发和服务能力提升等基础上拉动相关产品的研发和服务创新等。

4）发展健康养生养老产业是贵州省满足人民群众美好生活需要和建成全面小康社会的重要保障。贵州发展养生养老产业适应了我国人民群众不断提升的美好生活需要，符合我国人口素质提升和人民群众生活质量提升以及老年人幸福感获得的要求，有助于解决我国新时代特色社会主义社会的基本矛盾问题。

因此，贵州省发展健康养生养老产业不仅使其独特的资源优势获得充分利用，而且使其生态环境和区位条件获得有效释放，同时促使其基础设施等条件日益改善，对贵州省的经济发展动力和社会喷发活力意义显著。

4.2.1 理论基础与文献综述

我国的养生养老产业发展起步较晚。自《国务院关于加快发展养老服务业的若干意见》（国发〔2013〕35 号）等文件发布以来，我国已经相继培育了一批养老产品的知名品牌和一批养老产业集群。因此，2013 年被称为我国的“养老产业元年”，标志着我国养老产业正式启动。另外，随着我国人民群众生活水平的不断提高和健康意识的逐渐增强，养生产业也在我国企业界被逐步重视。我国养生养老产业开始进入蓬勃发展期。

（1）养老产业研究概况

我国自 1999 年正式步入老龄化社会以来，老龄化发展较快且有深度发展趋势。党中央与国务院十分重视老龄群体的养老问题，并于近年来出台了一系列养老产业发展的政策文件，同时引发学界深入开展养老产业研究。

1）国内学者积极探讨养老产业的内涵研究。例如，田香兰（2010）指出，养老产业是为满足老年人口高层次的生活和文化需求，向其提供商品和服务的民间营利事业活动的总称。刘昌平等（2011）认为，养老产业是由养老市场需求拉动而兴起的综合性产业且其主要内容是让市场配置养老资源并为老年人群提供商品和服务。刘欢等（2015）认为，养老产业是为老年人提供产品和服务并满足老年人的衣、食、住、行、医、娱等多方面需求的行业统称。张新生等（2015）认为，养老产业链包括基本养老服务、养老保健服务、养老娱乐服务、养老教育服务和养老理财服务五大重要服务行业，以及养老产品的生成行业，同时涉及老年人的护理、康复和金融等领域；杨立雄等（2019）基于国外学者对养老服务产业概念的研究成果，结合中国养老服务产业的特征重新界定了养老服务产业的内涵与外延等。尽管这些成果对养老产业的观点还未达成共识，但基本认同养老产业是以老年人为服务对象和以提供养老服务和养老产品为主要内容的综合性行业。

2）养老产业及相关产业的特征研究。首先，养老产业具有生产性、商品性、求利性和组织性等基本特征。其次，由于养老产业的服务对象人群的购买及支付能力不足，投入的资金回收慢、盈利低，市场交易信息、双方交易能力不对称，对政府的依附性显著，从业人员的素质与工资等较低，存在类似于“医患纠纷”的经营风险而具有弱质性特征；养老服务作为第三产业的一种，具有市场性特征，然而由于服务对象的特殊性，养老服务还具有公共性与福利性特征。此外，互联网技术的发展及为老年人提供网络服务的出现，使得养老服务具有信息产业的特征。因而，养老产业可以认为是以服务老年人为核心，以为老年人提供商品和服务，满足老年人物质需求和精神需求而进行营利的综合性产业，具有市场性、生产性、商品性、组织性、求利性、福利性、公共性、弱质性等特征。

3）养老产业的养老模式和发展路径是学者们重点关注的研究内容。例如，孟艳春（2010）基于经济保障责任主体角度，把养老产业划分为家庭养老、自我养老和社会养老三种基本养老模式，并建议把三种养老模式相结合，朝着社会化养老方向发展；孟艳春（2011）指出当今中国的家庭养老已经逐步弱化，自我养老和社会养老又难以得到有效保障，因而新的养老模式即居家养老才是解决我国养老问题的最佳选择；冯佺光（2011）分析了养老保障服务业的产业化发展问题，并提出中国养老产业化发展的集成方法和实施策略；温锋华等（2013）依据系统规划理论和养老产业与养老基地的特征，提出养老产业基地规划建设的系统规划理念；张郧等（2015）指出我国的养老产业虽然具有良好的发展机遇，但养老产业链仍存在诸多问题，因而需要理顺养老产业链结构并提高其整体竞争力；张新生等（2015）认为，我国当前的养老产业链及养老产品和养老服务业等均与养老现实的差距较大，并提出我国养老产业转型和优化的若干建议；易艳阳等（2020）基于共享经济视角探讨社区居家养老产业的创新发展路径；吴雪（2021）认为我国智慧养老产业已经具备市场规模不断扩大、市场需求持续增长、政策扶持力度加大和产业体系基本形成等特征，但也面临商业模式不成熟、市场供需结构错配、专业人员稀缺等问题，并提出相应的具体优化路径；丁文珺等（2022）则认为，我国健康养老产业仍处于发展起步阶段，需重视建设制度体系和现代规则等，从而加快促进健康养老产业的结构调整与转型升级；杨复卫等（2022）提出，需强化金融特别是金融政策工具对养老产业的支持和引导作用。

4）国内学者积极对某区域的养老产业发展特别是融合发展问题等开展实证研究。例如，邓沂等（2015）分析了安徽省健康养老产业的发展现状，并提出围绕中医药产品和服务的中医养老产业发展对策；康佳丰等（2016）基于环境差异角度分别从宏观、中观和微观三个层面分析了我国各区域的环境情况，指出广东、江苏、山东、浙江等东南部沿海地区是我国最适宜的养老区域并提出若干布局建议；付琳（2017）基于我国人口老龄化的发展态势提出焦作市养老服务业和休闲养生产业融合的多项对策建议；苏昌贵等（2018）采用产业融合理论分析了健康养老产业融合的基础、动力和过程，并以郴州市为例探讨了健康养老产业与医疗卫生、体育健身和生态旅游等产业融合的模式和内容；王维等（2018）基于我国不同区域养老产业的发展现状及环境差异等揭示了各类养老产业环境的特点，并探讨了中西部地区独有的养老优势，同时结合各区域养老产业环境的优势与劣势提出了相应的对策建议；王文龙（2019）以湖州休闲养老产业为例，探讨城市生产要素对乡村振兴的重要意义和促进路径；何冬梅等（2019）采用耦合协调度模型探讨江苏省各地市的养老产业与区域经济的耦合协调规律；郁波等（2019）探讨了辽宁省健康养老产业的发展现状并提出对策建议。

（2）养生产业研究概况

养生观念在我国源远流长，可上溯到先秦乃至殷商时期。如今，随着经济社会的发展和人民群众生活水平的提高，社会的老龄化程度加快，再加上经济社会发展过程中伴随的环境污染问题，促使养生的观念在人群中逐渐盛行，同时学术界更多地关注养生产业的发展，主要体现在以下方面。

1）部分学者深入探讨了养生产业的概念内涵。例如，田香兰（2010）认为，康体养生产业包括两方面含义：广义的康体养生产业是以维持、修复和促进健康为根本宗旨并进行生产交换和分配消费与健康直接或间接相关的产品和服务，以及涉及这些产品和服务的产业体系；狭义的康体养生产业是指以维持和促进健康为根本宗旨并进行生产交换和分配消费与健康直接相关的产品和服务，且仅涉及制造业和服务业两大类产业体系。刘欢等（2015）指出，养生就是实现生命保养、健康促进、智慧增进和寿命延长等目的，并对身体通过保养、调养和补养等措施实现疾病预防，而与此相关联的产业可称为养生产业。关鹏等（2017）提出，健康养生产业是以健康为基础并附带与健康相关的其他产品及机构，而医疗产品和医疗服务等则组成健康养生产业的核心。

2）养生产业的发展路径是学者们重点关注的研究领域并取得丰硕的研究成果。例如，鄢行辉（2010）认为，我国传统养生涉及养生保健和延年益寿等多方面内容，但我国的传统养生产业存在管理体制不完善、统计指标不规范、政策法规不健全、市场主体不成熟和管理人才缺乏等问题；刘治彦等（2015）基于人与自然和社会的和谐共存、关注人的主观意识等方面，提出生态休闲养生城市的评价指标体系；黄瑞玲（2019）建议乐业县依托其得天独厚的自然资源进行招商引资，大力发展有机农业，助推休闲养老与度假旅游产业的发展；常悦等（2020）调查分析了贵州省健康养生产业的营销模式现状和大数据应用情况并提出精准营销的对策和措施；陈柯等（2020）认为，发展林下养生产业需要充分认识其约束条件，避免破坏森林资源和自然生态环境，即可实现养生产业发展和生态资源保护的双赢；吴黎围等（2020）指出，云贵川地区的康养休闲小镇存在数量较多、定位相似、项目相仿、资源转化表层化突出等问题，提出基于区块链技术解决相关问题，使康养产业实现高质量和差异化发展；刘邓（2020）分析了健康养生旅游发展的必然性并提出要基于顶层设计和特色产品等构建养生旅游的网上营销体系；曾芳芳等（2020）基于生产、生活、生态和生命 4 个维度探讨了康养休闲农业的建设内容和发展对策。

3）养生产业与其他产业的融合发展及其发展问题和建议对策等也是国内学者重点关注的课题。例如，祖鹏（2019）构建了休闲养生旅游与生态农业耦合发展的评价指标体系和耦合协调度模型，具体分析了安徽省休闲养生旅游与生态农业的耦合发展情况并提出相应建议；关晓光等（2020）认为，中医时尚养生产业既是养生产业与时尚产业的融合发展，也是传统养生产业的产业链延伸和升级，同时分析了黑龙江省中医时尚养生产业存在机构规模较小且行业监管弱化，以及从业人员的专业化水平低和创新能力不足等问题，并提出规范其发展的对策和建议；李秋蓉（2020）具体分析了普洱市的特色药膳文化和普洱康养产业的主要问题，并提出当地民族药膳康养产业的发展对策。

4）康养融合作为养生产业的新业态备受国内学者关注。例如，刘庆余等（2016）提出健康养生旅游可挖掘中医药资源并因地制宜推出全体验产品类型，以及构建全链条产业示范区、全覆盖公共服务体系和全媒体营销网络体系等策略；朱建定等（2019）将康养旅游界定为将有利于身心健康的自然资源、人文资源和旅游行为等有机融合，给游客带来身心愉悦的体验并提升其获得感与幸福感，同时以云南省为例探讨了我国康养产业发展存在的问题，并基于政府、社会、企业等层面提出产业发展路径；黄雪丽等（2019）认为，森林康养要充分利用森林的生态景观资源和食药文化资源等，融合医学和养生学开展医疗保健养生养老、康复休闲和体验教育等服务活动；张文斌等（2019）指出，森林休闲养生产业作为森林旅游发展的新业态，可实现林业转型升级、山区经济发展和农民有效增收。

（3）养生养老产业研究概况

由于发展时间较短，国内学术界尚未对养生养老产业形成统一的定义。丁宁宁（2010）认为，养生养老产业既要满足老年人所需的所有产品和服务，还要通过市场竞争来提高其经济效益；苏乃坤（2013）认为，养生养老产业是指为有养生需求的人群和老年人等提供特殊商品及设施和服务的产业集合；唐亚林等（2019）提出，健康养老是养生养老产业的核心，养生养老产业是重点向老年群体提供“养、用、医、康、游、住”六大方面相关产品与服务的综合产业体系；王艺润等（2019）提出，康养产业是与健康、养生和养老等活动密切相关并以滋养生命和维护身心健康为特色的诸多服务性和体验型业态的总称。学者们从其他多个角度研究了养生养老产业发展的相关问题。

1）部分学者研究总结了其他国家的发展经验，以期为我国的产业发展提供借鉴。例如，潘慧等（2019）通过研究欧盟、日本和美国等发达国家的养生养老产业的发展经验，提出我国须通过健全法规政策和完善市场等途径来构建多层次和多元化的服务体系。

2）一些学者关注了我国养生养老产业的国内政策并提出相关建议。例如，朱茜（2019）通过分析我国康养产业政策及康养产业的潜力和类型等，提出康养产业将成为我国养老事业的新趋势并给出投资建议。

3）部分学者重点探讨了养生养老产业的融合发展。例如，姜睿等（2012）基于需求开发、产品线设计、商业模式和战略合作伙伴选择四个角度探讨了我国养生产业与养老地产融合发展的未来策略；杨智涛（2012）通过分析湛江市遂溪县养生养老产业和旅游产业的发展背景和开发条件等提出相应的融合发展策略；麻益军（2013）基于产业融合视野提出丽水市的养生养老产业和农家乐融合发展的思路；张文菊（2015）分析了桂林市的养生养老产业和旅游产业融合发展的基础要素与制约因素并提出产业发展战略；符天俊（2017）探讨了海南省养生养老产业与旅游酒店住宿和医疗医院及其他高科技产业等的融合发展方式；杨静（2019）探讨了京津两地传统体育文化产业与养生养老服务业的融合模式问题；孟军本（2019）基于孟子的扶弱养老思想，提出陕南山区的养生养老产业与种植养殖业、旅游业及附属行业等融合发展的贫困人口脱贫思路等。

4）养生养老产业发展的路径和模式是国内学者重点关注的问题。例如，邓沂等（2015）基于人口老龄化特征探讨了安徽省养生养老产业发展的展望和对策；

王会儒等（2017）通过整合“医养结合”和“体医结合”等模式，构建“传统养生体育+医疗+养老”的老年健康干预模式；何莽（2017）提出康养旅游特色小镇的建设路径；程臻宇（2018）依据我国区域康养产业的发展需要，区分各区域的具体情况，提出以公共性康养为基础的金字塔状发展模式；王艺润等（2019）在综述分析森林康养、养老地产、其他康养模式等指标体系的基础上，构建了中国康养产业开发建设的适宜性评价体系；王芳等（2019）在分析我国养生养老产业发展现状的基础上，提出提高养生养老产业竞争力与社会经济效益的五项发展建议；余裕昌等（2019）根据国家的相关产业政策和龙岩市的区位优势、产业发展现状等提出龙岩市建设旅游养生特色小镇的发展思路；颜静婷（2020）从政府、企业和消费者等维度提出了武夷山市养生养老产业的发展路径；赵淑婧（2020）则基于消费者需求的角度探讨了农村的养老、康复和养生等方面的康养产业发展趋势等。

4.2.2　体系结构的分析与优化

本书认为，健康养生养老产业是以颐养身心、预防疾病、健康精神和延年益寿为目的，以医疗产品的生产及医疗服务和身心调养等消费为核心内容的，附带支持这些产品和服务的生产、交换、分配和消费等的相关产业而构成的产业体系。基于此，本书结合国内外学者关于养生养老产业融合的研究成果等，提出健康养生养老产业体系应以第二产业的实体产业为发展核心并把提供原材料的第一产业和提供商品服务的第三产业作为两翼，如图 4-2 所示。因而，基于养生养老产品视角，按照健康养生养老产业从生产到消费的整个过程，可将健康养生养老产业的体系结构划分为养生养老产业基础、养生养老农业、养生养老工业和养生养老服务业等。

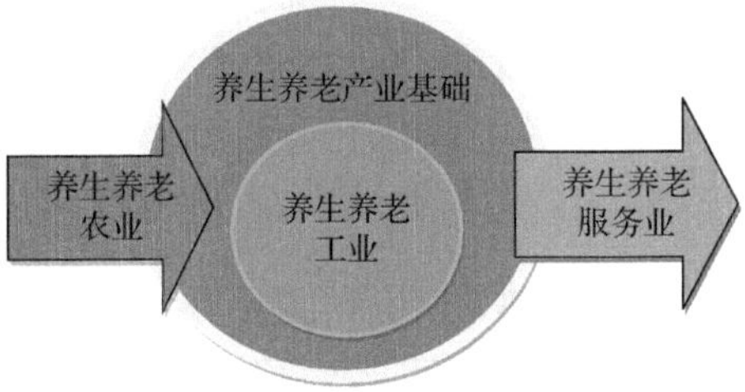

图 4-2　健康养生养老产业的体系结构

1）养生养老产业基础是指为养生养老产品的生产提供原材料等的自然资源，具体包括地理气候条件（如宜人的气候、舒适的温度和优良的空气），以及自然资源条件（如生物、森林、植被、温泉、能源和矿产等）。不同地区的自然资源和地理环境直接影响着本地区健康养生养老产业的发展方向。

2）养生养老农业是健康养生养老产业的上游环节，主要包括为养生养老产品的生产提供原材料的行业，如林业、中草药种植业、有机农作物种植业、特色农产品种植业、中医药养殖业、特色农产品养殖业等。这些原材料行业是养生养老产业链的源头，并且其产品质量直接影响养生养老产业的生存和发展。

3）养生养老工业是养生养老产业链的中游环节，以实体产业为主，既包括保健食品药品业、家具家电与服装业、日用品行业等，也包括建造医院、酒店、养老院、养老公寓等的地产建筑业，还包括专为老年人服务的交通工具制造业、运动器具制造业、医疗和康复器械制造业及其他产品制造业等。

4）养生养老服务业是健康养生养老产业链的下游环节，直接与老年人群和养生群体等进行互动消费，主要包括森林养生、林下养生、旅游养生、温泉养生、休闲养生、养老照护、医疗保健、娱乐运动、文化活动等业态，以及与养生养老相关的人才培养、产业融资、机构运营、教育咨询、护理保险、投资理财、地产金融等服务产品。

以下是对养生养老的体系结构分析与体系结构优化的阐述。

1. 体系结构分析

贵州省丰富的自然资源和优美的生态环境使其适宜人居和休养生息，因而长寿人口众多且传染类疫病较少。贵州省具有的十大特征，即适宜的纬度、适中的海拔、适度的气温、丰富的空气负氧离子、全球较弱的地磁辐射、独特的温泉资源、优良的生态环境质量、营养丰富的土壤作物、灿烂多彩的民间养生文化和多样性生物资源等都是贵州省发展健康养生养老产业的天然优势。另外，贵州省委省政府在近十年来加快发展生态农业、医药制造业、旅游业及加快建设交通水利等基础设施，大大增强了健康养生养老产业的发展基础。因此，本节依据文献查阅和资料收集等方式整理并形成了贵州省健康养生养老产业的体系结构和具体产业细分（见表 4-18），表明健康养生养老产业拥有众多的细分行业，其中以生态农业为代表的现代农业成为贵州省较为突出的养生养老产业。

表 4-18　贵州省健康养生养老产业的体系结构和产业细分

产业分类	具体行业	备注
养生养老农业	中药材种植养殖业	
	特色农产品种植养殖业	
	有机农作物种植业	
	生态农业	
	林业	

续表

产业分类	具体行业	备注
养生养老工业	保健食品药品的生产	
	服装、家电、家具、日用品等的生产	与养生养老相关的产品生产
	养生养老地产建筑业	医院、酒店、养老院、养老公寓、养生会所等
	老年人交通工具制造业	生产老年代步车、轮椅等产品
	健康运动器具制造业	
	养生养老专业设施	
	专业易耗品、医疗和康复器械的制造业	
	高科技产品制造业	
养生养老服务业	养生业态	林下养生、旅游养生、温泉养生、休闲养生
	养老照护服务业	
	养生养老医疗保健服务业	针灸、药膳、药浴等
	养生养老娱乐业	
	养生养老运动业	
	养生养老文化活动	民族民俗文化节等
	老年人教育业	老年大学等
	老年人心理咨询业	
	养生养老人才培养	包括医疗、照护、服务、管理、科研等人员
	养生养老机构管理运营业	养老院、养老公寓、养生会所等
	老年储蓄投资理财产品	
	老年地产的倒按揭类金融产品	
	寿险产品的证券化产品	
	长期护理保险产品	
	养生养老产业融资业务	

现代农业是以 20 世纪 30 年代化肥和农药的相继出现并应用于农业生产为标志的，但化肥和农药的高投入在提高农民实际收益的同时，也在环境、资源和能源等方面引发了一系列的负面效应，从而促使生态有机农业应运而生。生态农业倡导施用有机肥或长效肥进行轮作或间作等方式种植。贵州省特殊的自然地理环境适宜发展高附加值的农业产业，如中药材种养殖等，从而更迫切需要发展生态有机农业。另据贵州省卫健委官网公布的数据，贵阳市、铜仁市、遵义市等均拥有国家级医养结合试点单位。贵州省卫生计生委和民政厅于 2017 年 7 月共同发布了部分省级医养结合试点单位和休闲养生会所单位（见表 4-19）。截至 2021 年 7 月，贵州省已建设 128 家医养结合机构；累计培育 107 家基层医疗卫生机构医养结合服务试点、67 家省级医养结合服务示范单位、46 个智慧健康养老服务试点和 28 个安宁疗护试点等①。

① 席忞禾，韦倩，李清. 贵州“医办养”机构数首次超过“养办医”[EB/OL]. (2021-09-15) [2023-02-24]. https://baijiahao.baidu.com/s?id=1710953560079823839&wfr=spider&for=pc.

表 4-19 贵州省第一批省级医养结合试点示范单位名单

序号	机构名称	序号	机构名称
1	贵阳市乌当区曜阳养老服务中心	9	毕节市拱拢坪疗养中心
2	贵阳市云岩区康园老年公寓	10	毕节市怡心苑养老院
3	贵阳市云岩区中心敬老院	11	铜仁市德江县民族中医院
4	贵阳市观山湖区养老服务中心	12	黔东南州凯里中心医院
5	贵阳市第三人民医院	13	黔西南州兴仁县中医院
6	遵义康复医院	14	中铁国际生态城太阳谷医养结合项目
7	安顺市中医院	15	六盘水市钟山区黄土坡社区服务中心日间照料中心
8	遵义一鑫老年护养院		

经过若干年的努力实践，贵州省在全省范围内较好地实现了养生养老产业的业态模式和区域分布，其中较具代表性的部分省级医养结合试点和休闲养生会所单位见表 4-20。另外，贵州省在近 10 年根据省情在养生养老机构建设方面充分发挥了政府的积极作用，通过简政放权和创新机制等多项措施鼓励社会力量充分发挥主体作用，有效健全并充分完善区域的养老服务体系，从而更好地满足当地养老服务的多样化需求。贵州省截至 2019 年 12 月已有近 20 万张养老床位和 1023 所城乡养老机构；每千名老人拥有 34 张床位并远超全国平均水平；已经建成 5044 个农村幸福院、1051 个城市社区居家养老服务中心（站）和 559 个社区老年人日间照料中心等，初步实现养老服务城乡覆盖①。

表 4-20 贵州养生养老的业态模式与分布区域

模式	相关行业	代表地区	代表企业
旅居养老	养老服务业 旅游业	铜仁梵净山 贵阳市南明区	贵州梵净山养老养生有限公司； 太阳谷国家级养生养老示范区
机构养老	养老机构运营 养老护理	贵阳市	贵阳市云岩区皇钻老年护理院
医养结合	养老服务业 医疗产业	贵阳市	贵阳市乌当区曜阳养老服务中心
智慧养老	养老服务业 互联网 智能产品制造业	贵阳市龙里县	贵州曙晖智慧养老服务管理有限公司
休闲养生	休闲产业 健康运动产业	贵安新区	贵州布医坊健康养生有限公司
滋补养生	健康药食材	贵安新区	贵州月亮山保健品有限公司
康体养生	健康运动产业	安顺市、黔西南州	贵州宝慧康体养生有限公司
温泉养生	相关温泉行业	黔东南、铜仁、遵义、贵阳	贵州省石阡温泉投资开发有限公司

① 韦倩. [老有所养] 贵州：创新手段做优养老服务[EB/OL]. (2020-10-09)[2023-02-24]. https://baijiahao.baidu.com/s?id=1680045299108123384&wfr=spider&for=pc.

2. 体系结构优化

贵州省委、省政府依据其自然地理和人文风情等资源优势及经济发展的后发优势等，紧紧抓住“发展和生态”两条底线，积极实施“乡村振兴、大数据、大生态”三大战略行动，加快推进“工业强省”和“城镇化带动”的主基调，努力把贵州省建设成为国家生态文明试验区、内陆开放型经济试验区和大数据综合试验区。另外，贵州省积极实施“贵安绿色金融改革创新试验区”、“5 个 100”工程、“1+8”国家级开放创新平台和“四在农家•美丽乡村”等 6 个小康行动，使其社会经济发展实现了历史性跨越。尽管贵州省在相关战略行动和创新实践中获得了经济转型升级和创新发展等方面的显著成绩，但其健康养生养老产业还须“牢牢守住生态和发展两条底线”，基于结构优化角度实施以下措施。

（1）继续夯实养生养老产业基础

贵州省的轻工业和装备制造业及良好的大数据产业发展基础等，使得贵州省的养生养老产业具有特殊的发展优势。

1）贵州省须进一步夯实养生养老农业特别是种植养殖行业。养生养老农业主要涉及与养生养老相关的种植养殖产业及与森林资源相关的林业等。这些产业既直接与自然条件改善和生态环境提升等相关联，也为养生养老产业的工业和服务业提供原材料和初级产品，更对贵州省的喀斯特环境具有特殊的现实意义。

2）贵州省须重视轻工业和军民融合产业的发展。轻工业与军民融合产业作为贵州省的特色优势产业，也需要发挥其在健康养生养老产业中的积极作用。贵州省应通过工业实体努力发展那些与老年人群和养生群体的衣、食、住、行相关的工业产品，并以此促进贵州轻工业的可持续发展及实现军转民和军民融合。

3）贵州省应特别关注各种养生养老业态的创新发展。贵州省气候宜人、风景秀丽且温泉众多等成为其发展健康养生养老服务业的明显优势。贵州省约 119 处温泉富含多种有益健康的微量元素，同时丰富的森林资源、众多的旅游景区和悠久的民族文化等为健康养生养老产业的发展奠定了天然优势基础。因而，贵州省应结合当地的自然条件和文化习俗等合理规划并有序发展温泉养生、林下养生和旅游养生等项目，借助互联网、大数据和区块链等现代信息技术促进健康养老养生产业的业态融合、创新发展和特色发展。

（2）持续促进养老服务机构升级建设

贵州省养老服务的专业化队伍不断扩大，如 2012 年 9 月成立全国第一家省级养老指导服务中心，2014 年成立贵州省养老服务行业协会，2014 年在全国率先开展养老护理员远程培训等。尽管如此，贵州省养老服务机构在信息基础建设和专业人才队伍方面还是与发达地区存在较大差距。相关资料显示，贵州省计划到

2024年培养3.7万名与养老相关的包含护理、管理、医生、公务员等各类专业人才①，将为贵州省养老机构的专业化和标准化等水平提升做出积极的贡献。除此之外，贵州省还须借助其大数据战略行动加强养老机构的信息化建设。特别地，贵州省须基于智慧医疗、智慧社区和养老地产等模式积极促进养老机构的标准化进程和提高养老机构的信息化水平，从而催生和巩固贵州省的新兴业态，即智慧养老产业。

4.2.3 体系功能的分析与优化

经济系统的结构决定着一个区域的经济功能。对于养生养老产业而言，每一个细分产业既与其内部其他行业发生非常紧密的合作与竞争关系，也与其外部非养生养老产业的其他行业发生各种各样的关系。因此，不同区域培育的养生养老产业体系由不同的组成行业或者不同比例的相同行业等构成，形成了不同的养生养老产业体系结构，从而使各区域具有不同的经济功能，使各区域养生养老产业具有不同的价值和发展方向。区域养生养老产业体系的组成要素及其结构与同区域其他相关产业之间不论在关系还是在结构等方面都相互制约和相互作用，导致各区域养生养老产业表现出不同的性质与功能。复杂性科学理论认为，系统的内部结构决定系统的功能，因而某区域改善和提高其养生养老产业体系外部功能的最恰当办法就是调整和改变养生养老产业体系的内部结构。任何产业体系都与国民经济发展有密切联系，从宏观角度来说，产业体系的功能涉及政治、经济、文化、社会和生态等方面的功能。由于健康养生养老产业的产品在生产、加工、销售、消费等环节都与国民经济的其他活动发生关联，因而其宏观方面也须包括上述5大功能。另外，从微观角度来说，健康养生养老产业主要围绕人展开一系列经济活动。养生养老产业的核心功能是尽量提高生命的长度、丰度和自由度（何莽，2017），因而健康养生养老产业的微观功能可概括为生活居住、健康照护、医疗养生、休闲度假、文化体验等。基于以上分析，本节分别从宏观和微观两个角度具体探讨健康养生养老产业的各种功能，其中宏观功能指标和微观功能指标可分别参考表4-21和表4-22。

表4-21 养生养老产业的宏观功能指标体系

一级指标	二级指标	三级指标	指标解释
政治功能	社会稳定	负面新闻	相关负面报道率/%
		信访上访	相关信访案件/件

① 佚名. 贵州计划从2019年到2024年培养37000名养老专业人才[EB/OL]. (2019-12-18) [2023-02-24]. https://baijiahao.baidu.com/s?id=1653239523909958086&wfr=spider&for=pc.

续表

一级指标	二级指标	三级指标	指标解释
政治功能	身体素质	人均寿命	男女国民预期寿命
		癌症发病率	
		入院人次	
经济功能	产品产值	商品制造	相关商品制造业产值
		地产产值	
		服务产值	
	货币储蓄	养老储蓄	养老金储蓄额/亿元
	产业贡献	产值占 GDP 比重	
社会功能	兜底功能	收入提高	降低养老保险费率、延迟退休
		覆盖范围	明确福利院入院人群、覆盖农村地区
		帮扶计划	结对帮扶特殊对象
	服务功能	机构数量	养老养生公司机构数量
		企业数量	养老养生产品相关企业数量
	就业功能	就业人口	养生养老相关产业就业人数
文化功能	养生文化	养生节日数量	
	养老文化	养老风俗习惯	
	活动场次	活动、演出频次	
生态功能	生态保护	GDP 能耗减少	
		工业废弃物减少	

表 4-22　养生养老产业的微观功能指标体系

一级指标	二级指标	三级指标	指标解释
生活居住功能	建筑形式	旅游度假酒店	接待养生养老群体的酒店数量
		民族特色建筑	具有养生养老旅游价值的民族建筑数量
		养老院、养老公寓和养生机构	专业服务机构数量
	建筑面积	居住面积	建筑范围内的居住面积
		绿化面积	建筑范围内的绿化面积
	满意度	居住者的满意程度	5 分制满意度调查结果
医疗养生功能	医养结合	医养结合机构	医养结合机构数量
		医疗绿色通道机构	与医疗单位合作并建有绿色通道的养老机构数量
		医疗器械	常用的养生养老医疗器械产量
	医院	县级及以上医院	县级及以上医院数量
	卫生院	村、乡镇、社区卫生院	村、乡镇、社区卫生院数量

续表

一级指标	二级指标	三级指标	指标解释
休闲度假功能	旅游景点	旅游景点数量	
	人居环境	人居环境改造进度	绿化、亮化等工程
	新农村建设	新农村各项项目进度	最美乡村、四在农家（富在农家、学在农家、乐在农家、美在农家）等项目
文化体验功能	民族文化体验项目	民族文化体验项目类型	民族类型、文化类型
		民族文化体验项目数量	
	业余文化生活	养老群体的业余文化生活	
多元化功能	养老主题社区	养老主题社区类型	
		养老主题社区数量	

1. 体系功能分析

贵州省健康养生养老产业体系的宏观功能体现在以下几方面。

1）政治功能是解决农村居民养生养老的基本需求而助力乡村振兴等。贵州省养生养老产业既有效缓解了省内养生养老的供需矛盾，更助力于贵州省的乡村振兴战略行动等主要任务，很好地稳定了贵州省安定和谐的局面并推动其社会发展。贵州省长期的经济落后使其人民群众特别是老年群体的生活水平偏低，导致人民群众的养生意识薄弱和农村的养老问题突出。另外，我国当前的养老问题事关几乎所有家庭，并且上千年的小农经济还是贵州农村地区的主流形态，因而“养儿防老”的观念在贵州省占据了较重要的社会地位并成为维系家庭稳定和社会祥和的主要支柱。《“十四五”国家老龄事业发展和养老服务体系规划》指出，“把积极老龄观、健康老龄化理念融入经济社会发展全过程”“加大制度创新、政策供给、财政投入力度，推动老龄事业和产业协同发展”。我国当今社会的新形势如严重的人口老龄化和先进的现代生活意识等逐步显现，促使全国人民群众的养生需要和老年群体的养老需求等日益显化并带动了贵州养生养老产业的快速发展。

2）经济功能是涌现新兴业态和促进产业转型升级而培育经济增长点。现代养生养老产业涉及第一、第二和第三产业的诸多行业，具有链条长且幅度宽等特点。贵州省养生养老服务产业也充分体现了其劳动密集型、产业幅度宽和关联度强的产业特征并能够带动医疗卫生和旅游文化等相关产业发展。当前，贵州省正在实施“工业强省”和“城镇化带动战略”，其养生养老产业正可通过“大数据、大健康”的新理念、新技术和新模式培育新兴产业和促进传统产业的有机融合。因而，贵州省发展健康养生养老产业既有利于培育新的经济增长点，又能促进传统产业的转型升级，在提高科技含量和挖掘市场发展潜力的同时有力推动全省经济的快速发展，因而具有显著的经济发展功能。

3）文化功能是展现民族文化传承而有利于多民族的共荣。英国著名社会人类学家马林诺夫斯基提出文化具有两大类功能，包括满足基本需要，即生理需要的功能和满足派生需求的功能。美国心理学家马斯洛认为，人的需求可分为生理、安全、归属、尊重和自我实现等五个层次。因而，文化应具有满足人这样一个由低级到高级逐步发展的功能需求。何星亮（2013）提出，文化通常体现了人分别与自然、社会和自我（心灵）等三者之间的关系，即人与自然之间创造物质文化、人与社会之间缔造制度文化及人与自我"心灵"之间形成精神文化等，从而文化的功能可划分为生物性功能、社会性功能和心理性功能三大类（表 4-23）。贵州省因其特殊的地理地形和区位条件形成了我国众多的少数民族聚居区，世居的少数民族分别蕴含了各自丰富的健康养生民间文化。其中，苗族的"药王节"、布依族的"六月六"、水族的"端节"和瑶族的"盘古节"等各民族传统节日都包含各种健康养生元素；以温泉保养和瑶浴保健等各种形式的民间水疗保健方法则具有良好的养生疗效和千年的历史底蕴；各民族的节庆活动、禁忌习俗、饮食习惯和自然信仰等无不彰显"天人合一"的养生理念。

表 4-23　文化的功能

功能分类	内容
生理性功能	满足人体各部分器官正常活动的需要，即人类的求生、求偶和求安等需要，涉及人类在食物、衣着、住房、生命安全和种族繁衍等生物意义方面的生存性需要
社会性功能	维护人与人之间以及人与社会之间的关系的各种需求，具体包括教化的功能、规范的功能、整合的功能、凝聚的功能和适应的功能等五个方面
心理性功能	满足人需要抚慰和尊重等的心理需求并形成各种信仰、制度和习俗等，其具体形式包括宗教、神话、艺术、伦理和道德等。人的心理性需求汇总而成的精神文化成为人类社会区别于动物世界的显著标识

4）社会功能是提高经济欠发达地区人民的获得感和幸福感而有利于社会和谐。我国政府在近十余年来逐步重视养生养老产业的发展，先后出台了《国务院关于加快发展养老服务业的若干意见》等诸多文件。贵州省也面临着较严峻的人口老龄化趋势，其农村留守老人等养老问题逐步成为一个较为重大的社会问题。但是，贵州省的养生养老服务产业发展还略显不足，大力发展养生养老产业能够极大地缓解贵州省的就业压力，其社会功能极为显著。另外，贵州省特色的养生养老建筑如医疗型田园养老、旅居养老综合体等地产项目可进一步提高老年人群与养生群体的居住和审美等体验，使新时代社会主义的养生养老人群获取更高的幸福感。

5）生态功能是有利于喀斯特地貌的植被保护和生态建设。我国生态环境局部改善而总体恶化的情形表明国内治理能力还明显不足。贵州省也因其喀斯特地貌而使其生态环境脆弱且产业基础薄弱，而养生养老产业又具备资源消耗低和环境污染小等特征，因而养生养老产业切合贵州省的发展需求。有鉴于此，贵州省被列为我国的国家重点生态功能区之一，其喀斯特石漠化防治生态功能区包括赫章县、威宁县、平塘县、罗甸县、望谟县、册亨县、关岭县、镇宁县、紫云县等。因此，养生养老服务产业更凸显了贵州省生态建设的重要意义。

2. 体系功能提升

贵州省的养老市场和养生观念等还较弱，需要决策者采取与东部发达地区不同的投资开发策略和探索具有特色的养生养老模式。为了促使经济落后且山多地少但生态优美的区域更好地发展养生养老产业，贵州省还须继续培育和大力提升其养生养老产业体系的功能策略，具体包括以下几方面。

（1）基于养生养老观念强化生态环境保护

贵州省的喀斯特地貌既造就了该省独特的自然环境与宜人气候，但也使该省存在生态脆弱和石漠化严重等诸多问题。因此，贵州省须着眼于养生养老产业视角加强其对生态环境的保护意识。贵州省须以各市州乃至各县区的养生群体和老龄规模等为依据，基于养生养老角度大力宣传生态环境的作用和意义，重点加强养生养老服务需求旺盛地区的环境保护宣传。当地养生养老企业与机构须正确树立生态发展意识和关注环境承载能力，在开发和引进养生养老产业项目与保护和提升自然生态环境二者之间做到相互促进和相互发展。

（2）做强养生养老产业助力区域经济发展

健康养生养老产业是一个需求指向性很强的产业，其发展布局主要依赖当地和周边辐射区域的老龄人群和养生群体的人口规模和消费能力。养生养老产业的适度发展和结构均衡有利于促进当地的经济发展，而规模不足或结构不当或产能过剩都会影响当地经济的可持续发展。因此，贵州省各县区须通过合理利用资源和提升科技含量等措施做强养生养老产业，从而有效提升养生养老产业对当地经济的贡献。

（3）办好养老服务产业关乎社会职能提升

养老服务产业对于构建和谐社会、提升人民群众幸福感有重要的现实作用。贵州省可通过深化养老服务业的“放管服”改革，完善和加强养老服务过程中关于事前、事中和事后的具体监管措施，同时建立和加强基于政府部门、行业组织和服务机构各司其职且各尽其责的协同监管机制。例如，市场监管部门建立数据共享平台，民政管理部门监管养老机构运行，消防相关组织实施安全标准工作，养老服务行业组织信息公开和政策宣传等，都有助于养老服务产业提升其社会管理职能，各相关组织和部门等的沟通水平也对提升产业协同发展程度从而提升产业社会服务能力具有重要的促进作用。

（4）创造养生优美环境服务民族文化传承

贵州省需针对养生企业强化其推广民族养生文化的作用并建立相应的惩戒激

励机制，推进养生服务领域的文化传承体系建设，建立健全养生服务机制，并设立相应的惩治措施，以防止对各民族文化进行不实甚至歪曲的传播。特别地，贵州省相关部门需对存在迷信行为和其他非法行为的养生机构及其法定代表人和责任人员开展联合惩戒，同时充分发挥行业协会、商会组织等的行业监管作用以强化行业自律和行业诚信，大力开展养生公益宣传活动以营造健身的社会氛围和健康的文化氛围。

4.2.4　产业布局的影响因素分析

养生养老产业的静态布局是该产业的相关部门和生产要素，以及该产业各种中间链条和相应环节等在空间上的分布态势和在地域上的组合模式；养生养老产业的动态布局则表现为相关企业及其各种资源要素等基于生产服务区位的最佳选择而在一定区域内开展有效的空间流动和地理转移，由此也反映了这些企业或资源要素等的组合现状和配置过程。管理者和决策者科学有效地识别养生养老产业布局的影响因素需要动态考察如下方面：基于区域经济和产业经济等学科的相关知识，如区位理论、比较优势理论、产业组织理论和产业转移理论等；结合我国养生养老产业的布局现状及其变化趋势等。综合之，影响贵州省养生养老产业布局的因素包括当地的自然地理条件、社会经济发展和政策科技基础等。

1. 自然地理因素

根据工业区位论和区域比较优势理论，贵州省养生养老产业布局主要受到喀斯特地形地貌特征、海拔气候条件、水域森林资源等自然条件和地理环境的影响，即贵州省较高海拔的地形地势、亚热带季风性湿润气候、喀斯特的土质地貌和珠江长江的上游水系等自然条件和地理位置，既是促成贵州省形成养生养老服务业的天然优势，也是限制养生养老种植业和工业进一步发展的劣势。也就是说，贵州省基于其气候条件拥有丰富的中草药资源和药食材资源等，但是其地形地貌条件又限制了中草药和药食材等种植业的进一步扩展并进而影响其工业的扩张等。今后，贵州省养生养老产业的布局既要继续优先考虑自然资源禀赋，又要通过科学技术不断弱化自然条件约束。

2. 社会经济因素

根据产业布局的产业增长理论、区域比较优势理论和现代区位理论等，某个区域内部的经济位势基础、人力资源禀赋和基础设施条件等构成了其社会经济的重要影响因素。贵州省历史形成的长期经济弱势造成其现代较低的经济位势基础，并导致贵州省养生养老产业的集聚度低、辐射力小；核心经济区域如大城市或城市群的缺乏导致养生养老产业的增长乏力、规模偏小；贵州省的经济弱势导致其养生养老产业的基础设施落后甚至缺乏。另外，贵州省人力资源特别是高层次人才的短缺也是影响其养生养老产业培育和发展的重要因素。因此，贵州省社会经济的这些关键指标不足等，对养生养老产业的布局产生重大影响。路径依赖是复杂系统的重要特征和事物发展的“惯性规律”。在经济系统中，产业布局也具有历史继承性，即已有的产业基础始终是新的产业布局的出发点。工业区位论在论及集聚因子时最早涉及惯性概念，因而产业布局的路径依赖开始被学术界关注。贵州省养生养老产业的发展大多沿袭了传统健康产业特别是民间习俗的风格和特色，因而贵州省养生养老产业布局具有明显的路径依赖特征并将产生两个方面的作用效果，即一方面使得贵州省各地区的某些特色健康产业更具有比较优势，但另一方面也可能使某些健康产业无法在现代社会中凸显其经济效率。贵州省战略性调整其健康养生养老产业布局的目的，就是要打破那些无效率路径依赖的产业集聚旧因子，营造产业集聚有效路径的新因子（如技术升级和制度创新等），并打造养生养老产业空间的新格局。

3. 政策科技因素

基于政治经济体制的深入改革，我国各产业的体制机制创新将变成区域间产业增长的关键竞争要素。显然，资源禀赋只是区域产业的基本集聚条件，而资源配置能力（即区域内各种相关资源的有效结合）才能真正使区域资源禀赋快速转化为当地经济的现实增长。另外，区域内的政府管理能力和企业组织水平乃至区域的经济体制方式和地方经济结构等成为区域资源配置能力的重要影响因素。贵州省在近十年来相继下发《关于加快发展养老服务业的实施意见》《贵州省健康养生产业发展规划（2015—2020年）》《关于支持社会力量发展养老服务业的政策措施》《关于全面放开养老服务市场提升养老服务质量的实施意见》《贵州省“十三五”老龄事业发展规划》《“十三五”养老服务体系建设规划》《“十四五”贵州省老龄事业发展和养老服务体系规划》等文件，加快推进健康养生养老产业的发展，并基于“乡村振兴、大数据、大生态”三大战略行动以及“大健康·大旅游”和“全域旅游”等发展思路，加强政府的服务能力和管理能力，同时基于产学研的角度推动相关企业和服务机构的技术升级和体系完善，促使贵州养生养老产业的体制机制不断健全。另外，科技作为现代社会中产业发展的第一生产力和产业布局的主要推动力，在我国特别是贵州省的现阶段经济活动中仍然是发展定律。目前，贵州省通过“乡村振兴、大数据、大生态”三大战略行动来强调弱化地区资源禀赋，并要求凸显科学技术力量对各种产业布局的影响作用。因此，贵州省一方面强调引进先进的生产设备和医疗设备及高端的项目等促进养生养老相关制造业和服务业的换代升级，另一方面基于大数据的战略行动计划等推进省内养生养老企业的技术创新和管理创新。这些强有力的措施有效地推进了贵州省中药材种植业和加工业的培育和发展，用科技力量加大其自然资源利用的深度和广度。同时，贵州省充分利用科技力量的“后发优势”，积极推进交通工具和交通方式的重大变革，使贵州省养生养老产业所急需的生产要素（如人力资源、原材料及其他产品要素）等的运输指向获得有效变动并推动养生养老产业的布局变动。

以上 3 类因素相互作用，共同决定了贵州省健康养生养老产业的前期布局和近十年的调整布局。其中，贵州省特色的喀斯特地形地貌和亚热带高原季风湿润气候等自然因素，以及贵州省多民族的传统文化和生活习俗及历史长期形成的经济弱质性等社会经济因素，构成贵州省养生养老产业布局的原始形成与后期变动的基础性因素。

4.3 大健康产业体系的布局优化策略

产业布局的优化过程是那些与产业发展相关的包括企业在内的要素资源在空间的流动、转移或重组而再次选择最佳区位并实现要素资源的配置与再配置的过程。本节根据贵州省区位条件和环境因素及大健康产业的体系分析与布局现状，提出其大健康产业体系的布局优化策略。

4.3.1 中医药产业体系的布局优化策略

贵州省喀斯特县区中医药产业的布局优化需要基于其发展特点而统筹安排。

1）基于省级层面统筹布局中药材发展，提升产业的国际国内竞争力。贵州省需充分利用其丰富的中药材（中草药）资源、独具特色而浓郁的中医药文化、后发优势且领先的种植技术等来强化其中医药产业的国际国内竞争力。因此，贵州省应科学规划各类药材资源的原生种植和人工栽培，为贵州省提升中草药的规范化和规模化种植及提高中药材产品的质量和品质等提供基础保障。具体措施包括：制定中药材品种的人工种植标准和基地建设条件；修订特色中药材产品的生产技术和质量体系；整理挖掘各民族的医药文化和古方偏方；搭建中医药领域的经济交流平台和国际合作平台等。

2）各喀斯特市州培育中医药制造业龙头企业，推动区域中医药产业的集聚集群。产业布局理论认为，产业的高效集聚可提高相关产业的地理集中度和关联企业的集聚集群发展，从而形成和发展具有独特区域优势和较强市场竞争力的特色产业集群。贵州省的每个市州都适宜种植中草药，但各区域对若干中医药产业的集聚水平不足以促使该类中草药获得良好的创新效益和竞争效益，因而贵州省需以市州为区域单位扶持若干中医药制造业的龙头企业，并通过这些龙头企业带动相应的中草药种植业和关联产业的发展壮大。具体措施包括：扶持培育一批类似益佰、景峰和百灵等本地实力企业，引进共建国内外知名医药企业，作为各市州的健康医药龙头企业，构建具有贵州特色的健康医药产业体系；积极引导龙头企业与省内外高校开展研发活动和产品创新，提高龙头企业的创新思维和市场竞争意识；各市州针对中医药制造业龙头企业规划面向其原材料需求的中草药种植基地和面向其中间产品需求的中药材加工企业及其他关联企业等；依据贵州省委、省政府的规划部署，持续打造乌当、修文、清镇和龙里等医药产业园，并把贵阳新医药产业圈、侗乡大健康产业示范区和梵净山大健康医药产业示范区等建成全国重要的民族医药产业集聚区；贵州省各市州还须积极总结中医药产业的发展经验并提炼其存在的问题，以完善政策内容，改善工作模式，鼓励企业创新和扶持新兴业态等，促使贵州省中医药产业朝着更有利于集群集聚的方向发展。

3）各喀斯特县区因地制宜地发展特色中药材产业，推动区域经济生态的可持续发展。贵州省中医药产业的绿色发展既是经济可持续发展的需要，也是生态环境保护的要求。但区域生态环境的优劣取决于当地的经济结构和发展方式。贵州省中医药产业绿色发展的最直接有效途径是合理规划中草药的发展模式和种植规模。因此，贵州省各喀斯特县区须构建较为完善的中医药发展政策体系，特别是政策激励机制、法律约束机制、市场选择机制和科技支撑机制等，具体的中医药布局策略可包括：以乡镇为区域单位规划种植2～5类当地中药材（中草药）的特色品种；各乡镇依据市场需求科学评估中药材（中草药）的种植规模，基于中药材种植园区和种植基地带动当地农户科学种植并实现规模化生产；各乡镇依据当地的种植规模规划布局中药材加工业的若干企业，实现当地中药材（中草药）的就地加工；各乡镇基于中医药种植业和加工业的生产规模配备布局相应的物流企业和配件企业等，确保各喀斯特县区中医药产业的生产服务保障。

4.3.2 养生养老产业体系的布局优化策略

鉴于国内养生养老市场潜力巨大，健康养生养老产业成为贵州省经济结构调整和社会和谐发展的新引擎。贵州省作为经济发展落后且养生环境优良和养老问题较为突出的内地省份，更须重视健康养生养老产业的培育发展和优化布局。基于贵州省健康养生养老产业的发展现状和影响因素等分析结果，本节提出其产业布局的优化对策如下。

1）省级层面调整完善养生养老产业布局的政策体系。贵州省在近十余年来陆续出台了健康养生养老产业的发展政策，特别是全省统一的布局规划政策，同时配套出台了其他关联产业的政策体系，为贵州省促使养生养老产业要素资源的优化配置和效率提高做出有效保障和积极贡献。今后，贵州省更要及时和科学地制定全省健康养生养老产业的总体发展方向和区域布局规划，为快速推进该产业发展提供正确的政策措施和坚强的制度保障。具体措施包括：深入开展养生养老产业的资源普查工作，特别是中药材种植基地和养生休闲胜地等的普查；深入调查省内和邻近省份的老龄群体状况和养生群体偏好等基本情况；科学评估各地区健康养生养老产业的服务现状并不断完善和提升其评估机制；深入调查和持续完善土地、人才、资金和科技等方面的要素供给机制，明确各地养生养老产业的增长极和产业链上下游的发展布局；建立健全养生养老产品与服务的监管体系并不断改进养生养老的产品和服务；加快建设全省统一的智慧养老服务体系，推进智慧养老社区和智慧养老示范机构等。

2）市州层面科学规划健康养生养老产业的分级发展体系。贵州省须以各市州乃至各县区的养生资源丰度和老龄群体规模等调查结果为依据，基于资源承载力科学规划各养生养老服务区，特别是重点加强养生养老服务需求旺盛地区的环境保护与投资规模，正确引导当地养老企业与养生机构的布局发展。各市州布局养生养老产业的具体措施包括：依据省级部署明确市州级和各县区的养老机构建设名单和养生休闲名胜区域；建立和完善市、县、乡三级的养生养老产业的发展中心与服务机构；依据区域养生养老需求合理布局非营利性公办养老服务机构和营利性养生养老企业；完善养老服务的设施建设和供地计划，统筹规划省级和市州级的养老服务重大项目；鼓励社会资金进入养老事业，优化设计养老产品和服务内容；合理扶持养老服务机构的品牌化和连锁化发展，大力支持符合条件的养生养老企业上市融资等。

3）乡镇层面丰富养生养老业态。各乡镇在全面构建居家养老、社区养老和机构养老等养老服务模式的基础上，突出其政策支持、主体培育、人才支撑和模式创新的主力军作用。具体措施包括：着力推动居家养老和社区养老的服务模式，实现广覆盖和多元化发展；着力推动机构养老基地实现高质量和品牌化发展；改造老旧小区，实施老年人居家适老化改造；推动新建住宅小区同步配套养老服务设施；扶持若干家养老机构实现规模化和连锁化发展；开展老年人宜居社区的创建和评选活动，提升老年人对养老机构的认同感和归属感；适当发展专业化民营养老机构，打造区域性养老服务中心和示范性养老机构；深入推进医养结合，鼓励综合医院和中医院与养老机构合作共建康复中心和老年护理院等。

4.3.3　大健康融合产业体系的布局优化策略

贵州省在重点加强中医药产业和养生养老产业的合理布局之下，还需科学规划康养旅游产业、健康运动产业和健康管理服务业等的布局发展。

1）基于各县区的资源优势重点选择发展康养旅游、运动休闲、森林养生和文化体验等健康产业项目，拓宽健康产业的体系内容和发展布局。特别地，贵州省可依托现有的著名旅游景区，如镇宁黄果树瀑布、荔波小七孔、毕节百里杜鹃、安顺龙宫等布局康养健身基地、休闲养生基地和文化体验基地等。

2）基于各乡镇的经济社会资源适当创建若干健康运动小镇和健康养老小镇。特别地，各乡镇可依托名村名镇和生态人文资源等打造一批以避暑养老、健身休闲、养生保健等为核心内容的贵州康养小镇。

3）各市州基于新一代信息技术布局若干智能养老产业。例如，省级相关政府部门可设计和完善养生养老行业的技术创新政策、研发创新平台、生产营销渠道和知识产权保护制度等；各市州可培育一批满足老年人相关需求的智能机器人产业和若干老年用品制造业的龙头企业；各县区可培育一批从事智慧养老服务的小微企业并给予创业贷款、毕业生就业和从业人员培训等方面的激励措施。特别地，贵州省需积极促进包括智慧医疗和智慧养老等大健康行业的大数据民营企业的良好发展。然而，贵州省大数据民营企业在发展壮大过程中面临诸多困境，如数据垄断、高端人才短缺、融资难且融资贵、需求端的管理观念仍较落后等。因此，贵州省各级政府部门和行业协会等需积极采取措施优化大数据民营企业布局，如鼓励企业采用多元化经营模式，建立相应的监督和激励机制等促使企业保持其核心业务方向，指导和支持企业与其服务目标领域的企业形成稳固的合作机制等。

第5章　广西壮族自治区大健康产业体系的布局与优化

广西壮族自治区属于亚热带季风气候区，其优越的生态资源和经济政策为大健康产业的发展提供了广阔空间。当前，广西围绕“医、养、管、食、游、动”等健康产业积极搭建全产业链而发展大健康产业，通过健康产业与第一、第二、第三产业的融合发展把大健康产业培育成为战略性新兴支柱产业。

5.1　中医药产业的体系分析与布局现状

广西壮族自治区因其温暖的气候、丰沛的雨水及充足的光照、复杂的地貌等孕育了适宜中药材生长的自然条件和生态环境。据广西县域经济网报道，广西已经成为我国罗汉果、八角、桂皮、粉葛、穿心莲和猫豆等中药材的重要生产基地及4623种中药材资源的集散地。特别地，广西近年来将中药材种植业作为优势特色农业，被分别列入《广西壮族自治区现代农业（种植业）发展“十三五”规划（2016—2020年）》《广西“十四五”中药材种植业高质量发展专项规划》等重要规划文件中。同时将中医药和少数民族医药与现代科技融合从而打造医药行业的重点支柱产业。

5.1.1　理论基础与文献述评

大健康产业为广西经济的发展注入了新的动能。广西发展大健康产业的优势表现在：丰富的特色药材资源使其中草药种类的数量居全国第二；临海的优势使其拥有近千种海洋生物资源；壮族、瑶族、侗族等众多少数民族聚居，使其具备悠久的民族医药资源。部分学者积极关注广西中医药产业的发展情况。本节从中医药产业发展、中医药国际创新合作和基于大健康视角的中医药产业发展等方面来介绍广西中医药产业的研究现状。

1）中医药产业的发展研究。我国学者针对广西中医药产业的研究，涉及政策完善、产业模式、生产经营和具体企业等方面的中医药行业的具体发展问题。例如，蓝毓营等（2012）针对广西中医药产业深入探讨了政策体系存在的问题及内在原因，并提出包括主体产业、相关产业和内部产业等政策新思路；李常官（2013）采用钻石模型分析玉林中医药产业的竞争力和存在的问题并提出政策建议；王伟等（2015）以广西梧州制药（集团）股份有限公司为例分析了新常态经济环境下区域中医药制造企业生产经营的存在问题并提出相应对策；李姣等（2016）阐述了广西在中医药产权知识保护领域存在的问题并提出改善措施；广西中医药大学赛恩斯新医药学院（2016）积极探索中医药产业的应用型人才培养模式和本科专业人才培养方案；周彦伶（2019）从品种资源、生产种植和市场需求等角度分析了百色市中药材种植业产业化的发展优势及存在问题；谢凌凌（2019）调查了广西的中医药和民族医药及养生养老产业等在中青年及中老年人群中的接受度，并基于政府角度对相关行业的从业者提供若干规划建议；柏文婕等（2020）提出基于中医药产业的广西民族地区村级经济模式；张文富等（2022）运用 SWOT 分析法分析了广西中医药产业的发展现状并提出发展对策；陈月桥等（2022）基于中医药的政策支持、文化交流和人才队伍建设等角度剖析了广西少数民族地区中医药产业的发展路径和振兴村级集体经济的模式等。

2）广西中医药产业的国际创新合作研究。广西依托其作为“一带一路”倡议的出海大通道和东盟国家的重要门户，在我国对外开放的总格局中发挥着越来越突出的作用。鉴于广西拥有丰富的中药材资源和深厚的中医药与民族医药的文化底蕴，部分学者特别关注广西在近年来与东盟国家在中医药领域的交流与合作情况。例如，李晨辉（2010）探讨了广西与东盟国家在中医药方面的合作优势及双方合作的发展方向与重点内容；赵立春等（2019a）分析了在“一带一路”倡议背景下广西与东盟国家在中医药领域创新合作的国际思路等。

3）基于大健康视角的中医药产业发展对策。自从党的十九大报告将“实施健康中国战略”作为我国发展基本方略的重要内容以来，大健康产业受到了县域乃至省、市、区等各级政府的普遍重视。中医药产业作为优势和特色产业已成为广西大健康产业的重要内容和强劲基础。部分学者基于大健康视角积极探讨广西中医药产业的发展对策。例如，赵立春等（2019b）基于中医药发展的角度分析了广西大健康产业的促进优势和潜在问题，并深入探讨其发展思路；翟阳等（2021）认为，中医药旅游产业对广西乡村振兴与发展发挥至关重要的作用，并提出乡村中医药民族医药旅游业的培育发展建议；赵立春等（2021）基于中医药大健康产业视角探讨桂港澳与“一带一路”倡议共建国家和地区的中医药创新合作发展路径。

总的来说，学术界对于广西中医药产业的相关研究成果并不多，同时其权威的学术研究成果也相对较少。广西中医药产业的每个相关领域在近几年仅有 1～2 篇的学术研究成果，因而还达不到学者间的研讨效果。学术界今后还需强化和重视广西的中医药产业研究。特别地，学术界更需立足于经济全球化的时代趋势探讨其与东盟国家关于大健康产业发展的合作交流模式。

5.1.2　体系结构的分析与优化

近年来，广西的中医药产业逐渐发展壮大，其产业链也逐步完善。

1. 广西中医药产业的发展现状

（1）中医药种植业

截至 2020 年，广西的中医药种植业已经取得显著成绩，在 20 余个县区广泛种植中药材而使中药材产业成为当地重要的支柱产业之一。例如，融安县通过“以奖代补”方式鼓励和扶持农户发展青蒿种植项目，使每户平均产值达到 6687 元和人均纯收入增加 618 元①；在全区规划了面积达 17876.4 平方千米，约 60 多个各种类型的自然保护区并种植了大量的中草药资源，如龙胜县花坪和兴安县猫儿山等自然保护区种植了各种类型的药用植物，分别达到植物种数的 44%和 33%，同时开展人工种植模式，并达到约 2.8 万个药场和面积超过 52 万亩，使其实现约 1800 万千克的年收购量并成为我国四大药材产区之一；享有“亚洲第一药园”美称的广西药用植物园占地 3000 余亩，并拥有亚太地区规模最大和品种最多的专业性药用植物，栽培和保存了 3193 种药用植物，其人工栽培的各品种产量均占据了全国总产量 90%以上，主要特色品种包括青蒿、罗汉果、鸡血藤、鸡骨草、广豆根、广金钱和千斤拔等②。另外，广西壮族自治区于 2019 年组织中医药产业专家参与评审并培育了首批中药材示范基地（见表 5-1）。

表 5-1　广西首批部分中药材示范基地（节选）

各市	申报单位	基地名称
南宁市	广西弄峰山铁皮石斛科技股份有限公司	南宁市江南区弄峰山铁皮石斛种植示范基地
	广西源之源生态农业投资有限公司	金花茶南宁市青秀区长塘镇种植示范基地
桂林市	广西甙元植物制品有限公司	永福县罗汉果种植示范基地
	桂林亦元生现代生物技术有限公司	亦元生广西道地中药材示范基地
	桂林聚晖生态农林开发有限公司	资源县特色中药材种植示范基地
	恭城澄源药材专业合作社	东面村草珊瑚仿野生种植示范基地
	广西桂林瑶汉养寿健康产业有限公司	瑶汉养寿（金银花、生姜、酸枣仁、东风菜）五福村仁义屯中药材种植基地

① 童政. 广西把特色资源变“资本”中药材产业“上山”助脱贫[EB/OL]. (2020-06-22) [2023-02-24]. https://baijiahao.baidu.com/s?id=1670156991254179623&wfr=spider&for=pc.

② 王彪. 广西中医药资源及相关科技产业开发对策及建议[EB/OL]. (2020-05-01) [2023-02-24]. https://wenku.baidu.com/view/6876c66ccdc789eb172ded630b1c59eef8c79aec.html.

续表

各市	申报单位	基地名称
防城港市	广西庚源香料有限责任公司	东兴市肉桂产业中药材示范基地
钦州市	钦州市春晖农业有限公司	五指毛桃钦南区久隆镇种植示范基地
	广西恒益农业发展有限公司	灵山县中药材种植示范基地项目
贵港市	广西贵港市贵硒红药材科技发展有限公司	富硒橘红中药材种植示范基地
	广西桂平悦达香料有限公司	广西桂平市肉桂种植示范基地
玉林市	陆川县绿丰农业专业合作社	广西大宗特色中药材-陆川化橘红标准化种植示范基地
	广西壮族自治区国有六万林场	八角福绵区六万大山中药材基地
	北流市石窝良冲沉香种植专业合作社	北流市石窝良冲沉香产业示范园
	广西博白县万祥橘红种植专业合作社	万祥绿色中药材种植示范基地
百色市	那坡县草中宝中草药开发有限公司	草珊瑚那坡县中药材种植示范基地
	广西德保缘结生态农业专业合作社	德保县林下种植中草药示范基地
河池市	广西东胜农牧科技有限公司	环江毛南族自治县广豆根特色中草药扶贫产业整乡推进示范基地

资料来源：广西壮族自治区中医药管理局。

（2）中医药制造业

据相关数据显示[①]，广西截至 2019 年 11 月共有 109 家规模以上中医药制造业企业，其数量在全区规模以上医药制造业企业中占比高达 73.2%；同时广西中医药制造业的收入增长水平也明显优于医药制造业行业的平均水平，如广西在 2019 年的 1～10 月的规上医药制造业的营业收入为 145.7 亿元，而中医药制造业的营业收入为 109.6 亿元；南宁市、玉林市和桂林市的规上中医药制造业企业分别有 30 家、17 家和 13 家，其企业数量在全区的排名位于前三位（见表 5-2）；广西在 2018 年的医药工业产值就已经达到 313 亿元，其中 53%为中成药、8.6%为中药饮片，且南宁市、桂林市和梧州市分别占比为 37%、19%和 11%[②]。图 5-1 展示了广西壮族自治区统计局在 2013～2020 年关于中成药年产量的数据，而中成药的年产量 2014 年略比 2013 年下降，但在 2014～2017 年的 4 年间，其年产量基本呈现上升趋势；在 2018～2020 年其产值急剧下降，说明广西的中成药企业和中医药工业在生产能力和生产效率方面还有较大的上升空间。

---

① 佚名. 广西规上中医药制造企业占全区规上医药制造业企业比重七成以上[EB/OL]. (2019-12-26) [2023-02-24]. http://tjj.gxzf.gov.cn/tjsj/jdfx/qq/t2360353.shtml.

② 佚名. 广西药材资源十分丰富 2020 年广西医药产业地区及现状分析[EB/OL]. (2020-06-22) [2023-02-24]. https://www.askci.com/news/chanye/20200622/1553461162337_2.shtml.

表 5-2　2019 年广西各市规上中医药制造业企业情况

地区	单位数/个	比重/%	比去年同期增减单位数/个	排名
全区合计	109	100	2	—
南宁市	30	27.5	−2	1
柳州市	9	8.3	1	5
桂林市	13	11.9	−3	3
梧州市	8	7.3	0	6
北海市	2	1.8	0	10
防城港市	1	0.9	0	11
钦州市	10	9.2	0	4
贵港市	4	3.7	0	8
玉林市	17	15.6	4	2
百色市	3	2.8	-1	9
贺州市	1	0.9	0	11
河池市	5	4.6	1	7
来宾市	4	3.7	1	8
崇左市	2	1.8	1	10

资料来源：广西壮族自治区统计局。

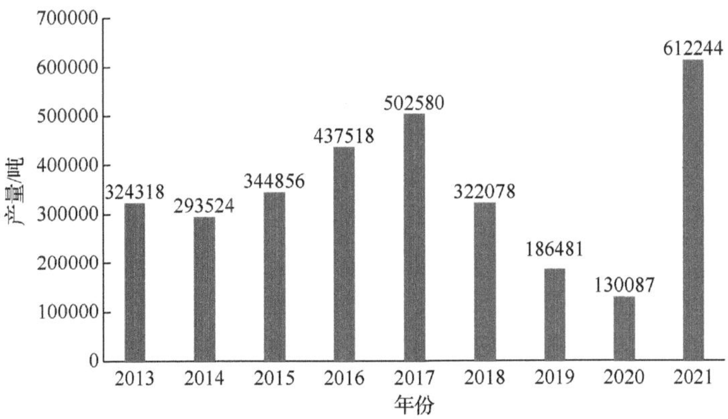

图 5-1　2013～2021 年中成药年产量

资料来源：广西壮族自治区统计局。

（3）中医药商业

广西中医药商业的主要成就体现在其与东盟国家的交流与合作。东盟国家因为拥有 6.6 亿多人口而形成医药产业的巨大市场潜力。因此，广西与东盟国家在中医药产业的生产和贸易等方面具有较好的互补关系和广阔的合作前景。广西中医药凭借其良好的资源优势和生产基础成为国内重要的中医药服务贸易试点区域。自 2011 年以来，广西与东盟国家之间的中草药贸易额实现每年超 20 亿元并连续呈现增长趋势；东南亚国家拥有中国稀缺且需求量大的丰富原生药材资源，促使广西的中药材边境贸易快速发展，如广西边民互市进出口中药材的贸易额十余年实现年均 70 万吨以上①。目前，广西正借助“一带一路”倡议积极共建拓展东盟市场并取得显著成绩。例如，中国广西大量出口中药材到马来西亚；广西南宁多次成功举办东盟中医药大健康产业的国际创新合作发展研讨会并启动“瑶药鸡血藤产业关键技术研究”等项目；设立中国（广西）自由贸易试验区，开展有关药品和生物制品的医药类进出口贸易等。

（4）中医药科技业

广西中医药科技业在自治区相关部门的高度重视下获得了强劲的发展动力。广西在建立长效合作机制的基础上健全了当地的知识产权保护制度并加快了科技成果的转化进程，为广西打造综合性和专业性相结合的中医药研发创新平台并助力壮大其千亿元中医药民族医药产业奠定了坚实的基础。例如，广西中医药大学高度重视产学研结合办学并在全国同类院校中成绩显著，其中下属的 11 所附属医院都已成为国家三级甲等医院；附设了 1 所中医学校；投资建设了 1 家制药厂并拥有复方扶芳藤合剂和青蒿素系列产品等多项拳头产品；国家中医药管理局批准 4 个中医药三级实验室和 12 个二级实验室并相继为 25 个省区的 100 多家医药企业和科研院所提供处方论证和毒理试验等技术服务和研究支持。又如，广西中医药大学还积极通过“广西高校服务北部湾行”和“广西高校三对创新行动计划”等活动引导科技成果转化；同时，中药研究已经沿着“经验方—制剂研发—新产品开发”途径进入了良性循环，并且中药产业已经打造出“教学—研究—临床—生产—销售—临床”的一体化活动链条；中医技术推广方面开展了 204 家基层医院的帮扶、指导和培训等②。再如，广西中医药研究院相继制定并出台了包括《广西大型科研仪器开放共享绩效考核暂行办法》《广西科技计划科技报告管理暂行办法》《广西重点研发计划管理办法》《广西科技专家库管理办法》《广西壮族自治区专利资助和奖励办法》和《广西自然科学基金项目资助经费管理办法》等各种发展中医药科技业的相关政策和管理办法，有力促进了广西中医药科技业的快速健康发展。

2. 广西中医药产业体系的结构分析

广西中医药产业体系已经成为广西壮族自治区社会和经济发展的重要构成部分。其产业体系的合理化程度既可为其他行业带来良好的市场机会，也会引起潜在的竞争威胁。因此，探讨广西中医药产业的体系结构并开展更合理的体系优化，

---

① 覃星星. 广西与东盟国家中草药贸易额连续 8 年呈增长趋势[EB/OL]. (2019-09-23) [2023-02-24]. https://www.gov.cn/xinwen/2019-09/23/content_5432366.htm.

② 张国琳. 广西中医药大学：科研成果真正转化为生产力[EB/OL]. (2014-07-11) [2023-02-24]. zy.china.com.cn/2014-07/11/content_32923088.htm.

将有利于促进该产业的快速而稳定的发展。该部分将基于中医药农业、中医药工业、中医药商业和中医药科技业4个角度分析广西中医药产业的体系结构。

（1）中医药农业

广西作为我国重要的中药材生产基地，其罗汉果、八角、桂皮、粉葛、穿心莲、猫豆和青蒿素等中药材已经在广西形成了全国的集散地。例如，广西在融安县、大化瑶族自治县、罗城仫佬族自治县等地已建成初具规模的青蒿素种植基地。因此，广西发展中药材产业包括中药材种植基地和定制中药材药园等。

（2）中医药工业

广西拥有的4600多种中药材品种资源为中医药制造业的发展发挥了独特的优势。在自治区下辖的111个县（区）中，有一半以上的行政区域已经建成并投产了规模以上的中医药制造企业。除了医药制造企业外，广西还拥有极具特色的民族医药，如壮瑶医药等工业基础，但也存在诸多问题，如中医药民族医药的产业规模相对偏小并在全国列为中等水平；多数企业为中小型企业；生产企业的自主创新能力不强、研发投入不足、高层次专业人才匮乏等。

（3）中医药商业

东盟各个国家因为在地缘、人文和疾病谱等方面与中国具有较大相近与相似性而相互间形成了类似的用药习惯。广西充分利用“一带一路”倡议的地缘优势，积极深入其与东盟国家在中医药领域的交流与合作。广西中药材资源是与东盟国家合作的基础，而东盟国家也拥有丰富的药用资源及良好的医药使用传统等。因此，广西与东盟国家在中医药领域的合作潜力巨大，给广西中医药产业提供了在行业内跻身国内甚至国际先进行列的重大机遇。

（4）中医药科技业。

广西基于产、学、研、用的协同创新模式为中医药大健康产业的发展引进了先进的科学技术、凝聚了一流的人才队伍和产出了突出的科研成果。在中医药大健康领域，桂、港、澳地区的科研机构、高等院校和行业企业等联合东盟国家的相关单位分别创建合作新平台并开展创新研究。但广西中医药的新产品、新技术研发平台和信息咨询服务机构等数量少且层次低，其中药全产业链的科技支撑体系尚未形成。

3. 广西中医药产业体系结构的优化策略

基于上文的体系结构分析，该部分分别针对中医药农业、中医药工业、中医药商业和中医药科技业等研究广西中医药产业结构的相关优化策略。

（1）中医药农业

首先，加强控制各类中药材的种植质量和种植比例，具体措施包括：加强壮瑶医药等道地产区的环境保护，推行生态种植、林下间种、野生抚育和仿生栽培等种植方式；加强保护各类野生药用植物和珍稀濒危动物，收集保存各种珍稀药材的种质资源并研发其替代品；严格规定农药化肥和植物生长调节剂等的使用管理以及补充完善农药残留和重金属限量等的管理标准。其次，积极协调和扶持大型医药制造企业特别是龙头企业与产地农民和其他林地经营者之间的合作，共同建设各类中药材特别是道地药材的种植基地和种植园区，具体措施包括：大力推行和加强推广道地药材的规模化和标准化种植；在若干重要城市（如南宁、玉林、柳州和桂林等）建立中药材种植技术的核心示范基地；在各类特色药材产地积极开展以中草药材产业为支柱的乡村振兴战略等。

（2）中医药工业

第一，积极推进中医药工业朝着数字化、网络化和智能化的方向发展，并建设若干有标志性意义的中医药制造业的生产基地和生产园区。第二，重视壮瑶医药等中药饮片和中成药的产品质量，不断提升其产品的品质和扩展其产品体系，同时努力提升中药饮片和中成药的炮制工艺，加强修订广西道地中药产品的质量标准；积极建设中医药材的初加工企业和相应的仓储物流中心。第三，积极推进中医药制造企业的公司上市和集资融资，培育具有国际竞争力的中医药企业集团。第四，以工业为核心做强做大中医药产业链，努力促进中医药产业的集聚集约发展。

（3）中医药商业

第一，积极壮大中医药产品的服务业和流通业，鼓励中医药制造企业与医疗机构建立日常药品采购合作、基本药物遴选措施和医保目录调整等联动合作和互信互利机制，充分发挥中医药商业环节在促进医疗服务、工业生产和科研创新等方面的积极合作作用；第二，各相关机构积极促进中医药产品的优质优价活动，努力降低生产成本核算，特别是流通环节的成本核算；第三，建立完善中医药特别是壮瑶医药的相关产品服务体系、市场监管体系和电商流通体系；第四，基于大健康产业发展背景，重视推动中医药商业与养生养老产业及旅游休闲产业等的融合发展。例如，推动壮瑶医药与养老机构融合发展，通过老年中医诊所、老年中药护理医院、老年中西医结合康复医院等形式建设一批特色医养结合示范基地；又如，推动壮瑶医药的健康服务与旅游产业的融合发展，积极打造以长寿乡镇特色养生品牌为依托的健康养生旅游景点、休闲线路和特色小镇；再如，鼓励拥有丰富中药材资源和中医药工业的城市打造健康服务园区和中医药旅游示范基地及举办各种中医药的产品博览会和医药文化会展等。

（4）中医药科技业

首先，围绕中医药特别是壮瑶医药的重大科学问题开展科研创新活动并建立产学研融合的科研平台，培育和建设一批国家级和省部级的重点医药实验室、医学研究中心和工程技术中心等，积极联系国内外知名企业和科研机构等在广西建立院士工作站及合作共建药用动植物园与药材科技园等；其次，政府相关部门加强制定和继续完善与中医药特别是壮瑶医药相关的科研协同规划、联动管理机制、知识产权保护和绩效评价体系，积极鼓励道地药材的良种繁育和生态种植，并制定相应的激励政策；积极研究并建立与中医药特别是壮瑶医药相关的标准化生产体系并建立第三方检测标准和机构等。

5.1.3　体系功能的分析与优化

1. 广西中医药产业体系的功能分析

（1）政治功能：对医疗保障体系的完善做出了有益的补充

医疗保障体系在普通群众的看病就医方面发挥了托底和救急的作用。近年来，广西较好的经济形势和财政能力为建设其医疗保障体系做出了较好的成绩，并在不断地完善其医疗保障体系而切实减轻群众医疗负担的过程中取得了显著成效。广西中医药产业在健全其医疗保障体系方面发挥了明显的建设作用，具体体现在[①]以下几方面：一是高度重视并不断完善中医药和壮瑶医药的发展政策和培育机制，例如广西壮族自治区党委、政府确立建设中医药和民族医药西部强区的发展目标，先后制定《关于加快中医药民族医药发展的决定》《壮瑶医药振兴计划（2011—2020 年）》《广西中医药壮瑶医药振兴发展三年攻坚行动实施方案（2021—2023 年）》等政策措施，成立自治区级领导小组全面推进中医药壮瑶医药的改革发展；二是不断健全中医药和壮瑶医药的服务体系，广西全区目前已经拥有 98 所比较完善的县区级以上的公办中医医院，包括 15 所三级甲等医院和 57 所二级甲等的中医院，同时共建了 808 个社区级中医馆，在 91%以上的基层医疗卫生机构内部配备了中医药服务等[②]；三是中医药深度参与医改的进度取得持续进展，广西在公立中医院的综合改革中通过组建多种形式的医疗联合体对口帮扶经济困难县的中医院，对 66 种民族医疗的服务价格进行倾斜性调整，有效促进民族医疗医药的发展。特别地，柳州市中医院积极改革医保支付方式，并与三江侗族自治县中医院共同组建紧密型医联体（即“三江模式”）而获得国家和自治区的高度肯定。

（2）经济功能：为广西的经济发展做出了切实有效的贡献

广西在 2011 年提出中医药民族医药“311”发展新格局，即形成特色优势突出、在全国及东盟国家有影响力的临床医疗、学科科研、人才培养三大体系；一

---

① 佚名. 广西推进中医药壮瑶医药传承创新情况新闻发布会召开[EB/OL]. (2019-05-22) [2023-02-24]. www.gxzf.gov.cn/xwfbhzt/gxtjzyyzyyycccxqkxwfbh/xwdt/20190522-749074.shtml.

② 佚名. 广西今年将推进近千个基层中医馆建设[EB/OL]. (2019-05-23) [2023-02-24]. https://baijiahao.baidu.com/s?id=1634314285267467775&wfr=spider&for=pc.

个世界级药用植物园；一个千亿元产业[①]。为了实现这个总体目标，广西努力培育和发展中医药产业并于 2018 年实现中医药和少数民族医药产值超过 2000 亿元；广西南宁市在 2019 年举办的广西大健康产业峰会实现 30 多个中医药领域项目总投资超过 1000 亿元的现场签约[②]；广西药用植物园于 2020 年联合香港大学和澳门大学启动了“瑶药鸡血藤产业化关键技术研究”合作项目，为与东盟国家的创新合作提供了新的模式等。特别地，广西玉林市在中医药大健康产业发展领域取得了突出成绩，如玉林中医药健康产业园进驻了康臣药业股份有限公司、康美药业股份有限公司和大参林医药集团有限公司等医药行业的领军企业；玉林银丰国际中药港则基于电子交易中心配套服务建立了中药材流通追溯体系并入驻 3000 多经营商户经营 4000 多种中药材；广西七方公用型保税仓库的中药材贸易量促使玉林市成为全国最大的进口药材城市。基于中医药民族医药的事业与产业二者联动的协调发展模式，广西将成为全国中医药民族医药的东盟开放高地。

（3）文化功能：为广西的文化自信注入了强劲的动力

文化习俗与自然环境之间存在着较为密切的相关性。姜军亮（2018）认为，文化习俗是人类对环境的一种社会生态适应，文化习俗与生态环境之间是互相依存的关系，其中地形地貌和民族等的分布状况决定了文化的差异性而形成了不同形式的文化习俗。为了提高中医药和壮瑶医药的文化传承能力，广西相继出版了《壮医病证名称规范》《壮医病证诊疗规范》等图书，颁布了《广西壮族自治区壮药质量标准（第一、二、三卷）》《广西壮族自治区瑶药材质量标准（第一卷）》等重要文件。作为全国首批中医药服务贸易的重点区域，广西成功举办了中国—东盟传统医药论坛及中国—东盟传统医药健康旅游国际论坛等，彰显了广西传统医药的文化渗透力和国际影响力。广西国际壮医医院是广西壮族自治区的重大民生工程，是一所关注民族医药文化传承和国际交流的综合性现代化民族医院，其与泰国清莱皇家大学传统与替代医学院、德国 JMU 大学、泰国孔敬大学附属斯林加那林医院和新加坡中医师公会等签署了意向合作协议，并开设了壮瑶医药海外中医学院，建立了中国—东盟民族医药诊疗平台等，为壮瑶医药的国际文化传播和医药的国际标准化做出了重要的贡献[③]。

（4）民生功能：为广西提升医疗救治能力做出了表率

广西积极实施和持续推进中医临床的优势培育工程并取得了新成效。例如，

---

① 杨峰. 探寻广西中医药民族医药产业发展 打造千亿元产业[EB/OL]. (2012-06-05) [2023-02-24]. https://www.zyctd.com/zixun/204/5465.html.

② 夏红真. 2019 广西大健康产业峰会在南宁举行[EB/OL]. (2019-11-14) [2023-02-24]. www.npc.gov.cn/npc/c30834/201911/18a44218ed7c4ff396c877513a4e8c48.shtml.

③ 李湘萍. 广西壮瑶医药探寻“出海”路[EB/OL]. (2019-02-26) [2023-02-24]. https://baijiahao.baidu.com/s?id=1626493986221296630&wfr=spider&for=pc.

广西中医药大学第一附属医院的儿科和玉林市中医医院的推拿科被确定为华南地区中医诊疗中心培育单位；广西国际壮医医院被获批为国家区域壮医诊疗中心建设单位；广西中医药大学的第一附属医院被获批国家中医临床研究基地，其所属的脑病科和瑞康医院肿瘤科也入围了国家重大疑难疾病中西医临床协作试点项目等。

2. 体系功能的优化策略

基于政治、经济、文化和民生等四个方面功能，下面针对性地提出广西中医药在各功能的优化策略。

（1）扩展中医药网络体系，强化医药与民生的功能作用

首先，广西各区域的经济状况和医疗条件因其存在一定的差距而处于不平衡不充分的矛盾状态。广西可基于现有的中医药领域的医疗医药体系，通过优化其网络节点来强化整个中医药体系的建设工作，从而提升广西中医药产业的医疗保障水平和医疗救治能力。其具体措施包括：继续加强以国家级和自治区级的中医医疗机构为核心节点的建设工作，使这些核心节点能够充分发挥其在医药研发、医疗科研、医务培训和行业监管等方面的领军作用；努力推进以各市县区级的中医卫生机构为骨干节点的建设工作，使这些骨干节点发挥预防保健、疾病治疗和康复干预等中医医疗的主力军作用；积极支持其他医疗机构增设中医科室并使之成为中医医疗服务网络体系的辅助节点，让这些辅助节点乐于实施中医医疗业务及宣传中医理念和中医药文化等。其次，广西还须继续发挥中医药特别是壮瑶医药在疾病预防和养生养老等方面的独特作用，以强化其服务民生的功能作用。其具体措施包括：积极挖掘和深入研发中医药在医未病和健康工程等方面的特殊疗效和独特作用，促其中医药在服务民生方面的功能升级；基于新一代信息技术建立和完善中医药和壮瑶医药在各种慢性病疗效、人体康复和健康养生等方面的监测资料库等。

（2）利用中医药交流平台，提升经济与文化的功能作用

1）广西充分利用诸如中国（广西）自由贸易试验区、广西中国—东盟传统文化促进会、中国—东盟传统医药论坛、广西中国—东盟医师行业协会以及中国—东盟传统医药健康旅游国际论坛等多种平台，积极扩展其与东盟国家的交流与合作，积极展示广西中医药和壮瑶医药的深厚文化底蕴和特色民族疗法，并继续扩大和持续拓展中医药和壮瑶医药等产业在东盟国家的贸易活动范围和经济合作专项等。

2）广西还须借助粤港澳大湾区及基于广西防城港国际医学开放试验区等平台，持续强化其与国内其他省份在中医药和壮瑶医药领域的国内贸易和医疗服务，

在国内发达地区持续打造中医药和壮瑶医药等品牌影响力，并采用多种方式扩大和丰富其产品种类和生产能力。

3）广西可通过海外华侨和华人商会等社会组织来借助海外力量在国外合作共建若干高规格的生产基地或高质量的医疗机构。

4）广西可继续依托广西中医药大学、广西药用植物园和广西国际壮医医院等行业机构继续深化其与国内外同行业的文化交流，特别是创新中医药人才队伍的各种培养模式，以强化中医药和壮瑶医药的文化传承创新等。

5）广西各级政府部门和卫生管理机构等还须充分发挥其行业监管和政策引导作用，强化中医医疗机构和中草药种植企业及中医药制造业的合法发展和规范运营，特别是在中医科室的规范设置、慢性传染病的预防与控制、急性传染病的急诊与救治、民间特效药方和中成药的整理与研发等领域加强建设。

5.1.4 产业布局的影响因素分析

下面基于自然因素、社会因素和经济因素 3 个传统因素，以及基于经济全球化、信息化与科学技术体制化、环保理念 3 个新因素探讨广西中医药产业的布局影响。

1. 自然因素

中医药行业作为原料指向型产业，对中草药资源具有很强的依赖性，从而使中草药资源成为中医药产业布局的物质基础和先决条件。

1）气候地形因素。广西壮族自治区的地形自西北向东南倾斜且地势呈盆地状，地貌为山地丘陵盆地，在桂东北、桂东和桂南分布大片谷地。广西属于低纬度地区，其内多分布石灰岩地层且岩层厚，同时境内河流纵横。广西的气候类型多样，如桂北属于中亚热带气候，桂南属于南亚热带气候；桂北、桂西属于山地气候，桂南则为海洋气候；桂北、桂南夏季长冬季短，但沿海地区几乎没有冬季；境内降雨量和热量资源由北向南逐渐增多且雨季与热季重叠。因此，广西具有非常有利于中药材种植的地形地貌和气候类型。另外，地形因素也较大程度影响了中医药工业企业的厂址选择。鉴于中医药制造企业需要大量的劳动者共同进行相对集中的生产活动，因而其规模经济效益要求厂址选择在较为平坦、较大面积和有利于内外联系的地方。例如，广西南宁市因其拥有面积达 1037.33 平方千米的平地而在 2019 年共集中建立了 30 余家中医药制造企业；广西崇左市因其境内山多地少和丘陵起伏的地形而仅仅拥有 2 家规上中医药制造企业。

2）资源因素。一般来说，原料指向型行业的产业活动一般会向资源丰富的区域集聚，因而各种中药材的种植数量和产出质量对中医药制造企业的区位选择起到重要的影响。广西地处云贵高原东南边缘和两广丘陵西部，其温暖的气候、丰沛的雨水和充足的光照孕育了丰富的中草药资源。目前，广西已经成为我国第二大中成药品种的资源库。相关资料显示，截至 2018 年年底广西已有 6794 种药用动植物和 294 种海洋药用生物，共约 7088 种中药资源，其中罗汉果、鸡血藤、广豆根、蛤蚧等 70 多种常用中药原料药材分别占据全国总产量的 50%～90%。另外，广西作为多民族聚居地区，拥有 2200 多种壮药、977 种瑶药、478 种侗药、246 种仫佬药、312 种苗药、102 种毛南药、24 种京药和 21 种彝药等[①]。因此，广西作为 “生物资源基因库”和“民族中药材之乡”，为我国的中药材产业特色发展和民族医药产业发展等提供了充足的资源保障。

2. 社会因素

广西中医药产业的快速发展离不开人口、政策和基础设施等社会因素的强力支持。

1）人口因素。在中医药产业活动过程中，生产者行为能够促使其产业链各环节的企业分布于合理的区域，而消费者则可促使其产业链各服务环节的消费品分布。另外，中医药产业行为的个人素质也是企业布局的重要影响因素，表现为：决策者的行为结果能否促进和实现该产业发展的规划目标；管理者的行为结果决定了该企业各项管理目标是否能够有效实现；规划者的行为结果深刻影响了中医药产业是否能获得结构优化和均衡发展等。因此，人口因素特别是人口的数量、结构、分布和素质等对广西中医药产业的布局有重要的影响作用。表 5-3 的数据显示：广西的人口数量和人口密度正呈现逐年上升的趋势，同时少数民族人口分布众多且其构成接近半数。在广西的 14 个地级市中，南宁市、玉林市历年来的常住人口位居前列，而防城港市则常处于末位。从人口素质来看，广西受高等教育的人数也越来越多，其大专及以上学历的人口比例从 2013 年的 6.92%逐渐上升至 2020 年的 11.24%。基于前面的资料显示，南宁市、玉林市等城市的中医药产业企业具有较大的分布数量，表明广西中医药产业的企业数量布局与各城市的人口数量布局基本保持一致，即对于中医药行业而言，人口数量较充足、人口素质较高的城市既布局了较多的劳动密集型的中医药种植业和服务业，也分布着较多的技术密集型的中医药制造业。

① 佚名. 广西药材资源十分丰富 2020 年广西医药产业地图及现状分析[EB/OL]. (2020-06-22) [2023-02-24]. https://baijiahao.baidu.com/s?id=1670186571222956147&wfr=spider&for=pc.

表 5-3　2013～2020 年广西人口分布情况

年份	总人口/万人	少数民族人口数量/万人	人口密度/人 · km^2	大专及以上人口比例/%
2013	5282	2004	199	6.92
2014	5475	2077.21	201	7.1
2015	5518	2140.87	202	9.21
2016	5579	2185.32	204	9.21
2017	5600	2179.48	206	9.22
2018	5659	2204.51	208	9.26
2019	5695	2220.28	210	9.26
2020	5718	2231.07	211	11.24
2021	5733	2238.03	212	11.56

资料来源：广西壮族自治区统计年鉴。

2）政策因素。近年来，广西积极出台了各种发展中医药产业政策，引导中医药和民族医药的产业发展和结构升级。表 5-4 为 2009～2022 年广西中医药产业的主要政策文件。其中，《广西壮族自治区壮瑶医药振兴计划（2011—2020 年）》《广西中医药壮瑶医药发展“十三五”规划》《广西中医药壮瑶医药健康服务发展规划（2016—2020 年）》《广西中医药壮瑶医药发展“十四五”规划》等体现了广西中医药产业的发展方向；《广西壮族自治区壮药质量标准（第一、二、三卷）》《广西壮族自治区发展中医药壮医药条例》等则涉及广西中医药产业发展的规范细节。这些文件为促使广西中医药产业的健康可持续发展起到积极的推动作用。

表 5-4　2009～2022 年广西中医药产业的主要政策文件

文件名	发布年份	关键词
《中共广西壮族自治区委员会广西壮戏自治区人民政府关于做大做强做优我区工业的决定》	2009	中医药民族医药发展
《广西壮族自治区壮药质量标准》（第一、二、三卷）	2011	中药材质量
《广西壮族自治区壮瑶医药振兴计划（2011—2020 年）》	2012	壮瑶医药、振兴计划
《实施壮瑶医药振兴计划 2013 年主要工作安排》	2012	壮瑶医药、工作安排
《广西壮族自治区中医药民族医药发展十大重点工程实施方案（2011—2015 年）》	2012	中医药、实施方案
《广西壮族自治区发展中医药壮医药条例》	2013	医药产业、发展规划
《广西壮族自治区人民政府关于促进养老服务业加快发展的实施意见》	2014	养老产业、中医药
《广西壮族自治区深化医药卫生体制改革 2014 年重点工作任务》	2014	医药卫生、体制改革
《广西中医药壮瑶医药发展“十三五”规划》	2016	“十三五”、发展规划
《广西中医药壮瑶医药健康服务发展规划（2016—2020 年）》	2016	壮瑶医药、发展规划
《广西生物医药产业跨越发展实施方案》	2018	生物医药产业、实施方案

续表

文件名	发布年份	关键词
《贯彻落实创新驱动发展战略-打造广西九张创新名片工作方案（2018—2020 年）》	2018	发展战略、壮瑶医药
《粤港澳大湾区发展规划纲要》	2019	中医药、粤港澳大湾区
《关于支持打赢疫情防控阻击战 促进经济平稳运行的若干措施》	2020	中医药、疫情防控
《广西中医药壮瑶医药发展“十四五”规划》	2021	“十四五”、发展规划
《广西中医药壮瑶医药振兴发展三年攻坚行动实施方案（2021—2023 年）》	2022	中医药、发展规划

3）基础设施因素。古典区位理论认为，距离和交通成本是产业布局选择的最重要因素。德国经济学家韦伯曾在《工业区位论》一书中指出，运费对工业布局起决定性作用。鉴于中医药制造业发展初期对中草药资源有重要的依赖作用，而广西中草药资源通常生长在交通不便的喀斯特山区，同时港口又是广西中医药产业面向东盟国家的潜力市场，因而交通因素在广西中医药制造业布局中发挥重要的影响作用。据《广西壮族自治区统计年鉴》的资料显示，广西近年来一直重视其基础设施的建设（见表 5-5），如交通运输业的投资额从 2013 年的 9318512 万元上涨到 2021 年的 42963534 万元，占总投资额的比例呈现逐年上升的趋势；公共设施管理的投资额总体呈现上升趋势，且投资额占总投资额的比例基本保持较高的水平。

表 5-5　2013～2020 年广西基础设施的建设投资

年份	固定资产总投资总额/万元	交通运输业投资额/万元	公共设施管理业投资额/万元	交通运输业投资额占总投资额比例/%	公共设施管理业投资额占总投资额比例/%
2013	119076669	9318512	10127986	7.82564047	8.50543275
2014	138432123	11062098	11778733	7.99099065	8.50867035
2015	162277817	13430159	13344901	8.27602888	8.22349058
2016	182367786	17260046	17141873	9.46441605	9.39961677
2017	204991115	19153235	21646251	9.34344642	10.5596045
2018	225900209	22734890	21278265	10.0641297	9.41932063
2019	246683028	26008714	17873743	10.5433739	7.24563143
2020	255810300	31990718	17623511	12.5056411	6.88928906
2021	288554018	42963534	15843536	14.8892517	5.4906655

资料来源：广西壮族自治区统计年鉴。

3. 经济因素

广西中医药产业的快速发展也离不开区域和市场两个经济因素的影响。

1）区域因素。广西受其喀斯特地形地貌的影响，使其内部各区域的人文地理和交通条件等各有不同，并在长期的历史积淀中产生不同的经济发展水平和生产要素禀赋，从而导致各个区域的产业优势也不尽相同，中医药的产业布局和重点领域差异性较大。例如，南宁市基于其政治文化经济中心的有利优势拥有 30 余家规上中医药制造企业，其数量为广西规上企业最多，占全区的 27.5%，并且拥有隆安宝塔医药产业园和南宁生物国家高技术产业基地等重要的中医药产业发展基地；梧州市利用其面向粤港澳大湾区的地域优势大力引进生物医药联合创新体来打造以中药民族药和岭南医药等为核心的中药产业集群，并拥有梧州医药产业基地和高新区生物医药产业园；防城港市则基于其港口优势重点推动高端健康产品产业化并积极参与中药民族药的种植培育及研究开发等①。

2）市场因子。市场因子包含市场规模、市场结构、市场需求以及企业与市场的相对位置等。在传统产业布局理论中，这些市场因子都对产业的地理布局有深刻的影响作用。其中，市场需求是现代产业布局理论中最为重要的市场因子，并在很大程度上决定了产品和服务的供求关系以及相关产业的发展方向。目前，中国已经逐步进入老龄化社会并且民众生活水平也获得很大提升，促使居民的“大健康”理念逐步深入和相关的养老产业不断崛起。图 5-2 展示了广西城镇居民和农村居民对医疗保健用品的支出情况，二者均表现较明显的上升趋势。其中城镇居民的医疗保健用品支出提高了 2.7 倍，由 2013 年的 803 元上升到 2021 年的 2163 元；农村居民的医疗保健用品支出也提高了 2.6 倍，即由 2013 年的 526 元上涨到了 2021 年的 1393 元，表明了广西居民增大了医疗保健用品的需求并且对大健康产业制造业的布局也相应产生了较大的影响作用。

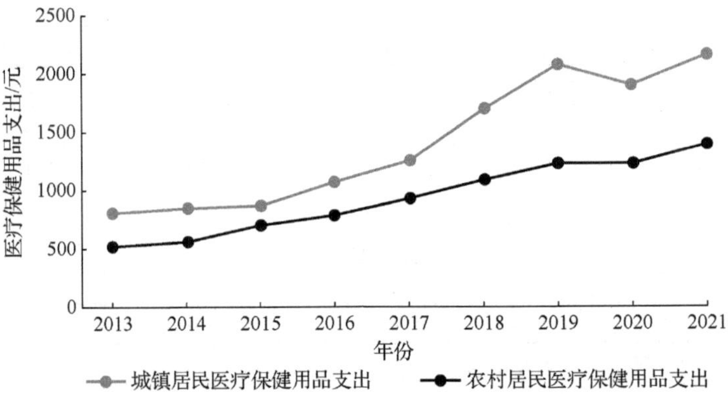

图 5-2 广西城镇居民和农村居民 2013～2021 年医疗保健用品支出

① 佚名. 广西药材资源十分丰富 2020 年广西医药产业地图及现状分析[EB/OL]. (2020-06-22) [2023-02-24]. field.10jqka.com.cn/20200623/c621299946.shtml.

4. 其他新因素

自然因素、社会因素和经济因素等作为最重要的外部影响因素，决定广西区大健康医药产业的发展格局和产业布局。但在经济全球化和社会信息化等现代发展模式下，广西中医药的产业布局也发生了重要而深远的变化。

1）经济全球化因素。经济全球化既是现代生产力发展的必然产物，也对社会生产高度化和全球经济一体化有巨大的促进作用。广西和东盟国家需要共同实现资源的优势互补，就必须在经济全球化背景下进一步壮大中医药产业。一方面，广西虽然拥有丰富的中医药资源，但其产业现代化发展还不够成熟，其市场国际化份额占有不足，特别是相当数量的中药企业还处在国际化发展的起步阶段。随着人们健康养生理念的逐渐确立，广西中医药产业更需要通过国际化发展思路来推动其振兴发展。因此，广西的中医药产业要通过对产品的生产、研发、流通等活动逐步融入国际市场来逐渐实现其医疗模式和养生理念被国际社会接纳。另一方面，广西作为连接东盟的桥头堡，其少数民族的道地药材资源和特色医疗模式是中医药国际交流与合作的优势所在。近年来，广西通过“中国—东盟传统医药交流合作中心”“中国—马来西亚中医药中心”“中国—东盟传统医药论坛”等国际化平台实现了对东盟国家的教育培训和病理诊治，突出成果包括《中国—东盟传统药物志》《老挝草药典》《老挝药用植物名录》《老挝药用植物图谱》等。这些图书很好地展示了广西与东盟国家之间在药用植物资源的普查合作和中医药诊疗的服务合作等情况。

2）信息化与科学技术发展因素。科学技术特别是信息化技术的发展水平对广西中医药产业的布局影响主要体现在：信息获得水平和能力对广西主要中医药种植业区域特别是若干中医药制造业城市发挥了显著作用（在东盟国家的信息交流中至关重要），因而信息技术优势已经成为中医药企业区位选择的必要考虑因素；广西近年的科学技术发展有力地促进了中医药产业结构的改变，既扩大了各种中草药种植面积和单位产量，也深化了各种中成药的提取技术；广西充分利用新的科学技术赋予中医药自然资源以新的经济含义，如中医药既是优越的医疗卫生资源，也是独特的民族文化资源，更是优秀的自然生态资源，通过新一代信息技术的融合促进了各种优质中医药的传承与创新，以满足人们对物质方面的健康需求和精神方面的文化追求。广西各级政府基于中医药产业发展需要建设诸如广西壮瑶药工程技术研究中心、广西中医基础研究重点实验室、广西壮瑶药重点实验室和广西中药药效研究重点实验室等，并以广西中医药大学为基础实现产学研一体化的创新方式和转化模式，充分展示了广西中医药产业的发展成就。

5.2　养生养老产业的体系分析与布局现状

广西壮族自治区依靠其优良的自然地理条件和气候环境等，涌现了众多的“长寿乡”“百寿村”等。据统计，在“中国长寿之乡”的名录中，广西拥有的长寿乡数量为全国首位，因而广西近年来特别重视养生养老产业的发展。

5.2.1　理论基础与文献综述

国内外学者对广西的健康养生和健康养老领域开展了较为深入的研究，其成果主要体现在以下几方面：在产业发展现状研究方面，冯秋瑜（2017）较深入地分析了广西西部某市民族医药和养生养老等领域的发展概况，提出医养结合的民族医药和养生养老的融合发展对策；胡丽华（2018）探讨了广西营利性养老服务机构的发展现状和存在问题，提出对机构及相关产业的健康发展对策建议；龚三乐等（2019）指出，广西当前的养生养老事业仍存在支持力度不足、投资运营成本较高、民营企业融资困难等问题，并提出补齐政策短板、减轻机构负担、强化市场建设和创新投融资机制等对策措施；谢凌凌（2019）基于调查问卷方式分析了广西的中医药民族医药和养生养老产业等相关产业的发展现状及未来趋势，提出养生养老事业的产业规划和就业形势等建议。在产业发展模式研究方面，莫海量（2012）基于国家养老发展趋势与广西养老环境特征提出了广西应建设“高端社区养老”“异地候鸟型养老”“旅游度假型养老”等模式，并在产业发展规划、产业链条完善、法律法规健全、专业队伍培育等方面给出具体的对策与建议；韩秋等（2019）基于产业链和政策演进等视角，提出面向广西资源环境特点的康养产业特色发展模式；陈胜良等（2019）提出，广西应以“健康养老养生+区块特色资源”为主的发展模式。

5.2.2　体系结构的分析与优化

广西于 1996 年进入人口老龄化社会并成为全国较早进入老龄化社会的省份之一。早在 2018 年，广西 60 周岁以上的老年人口已超过 730 万人，80 岁以上老年人口达到 120 万人并且 100 岁以上人口约 5900 人[①]。因此，广西壮族自治区优良的自然生态资源和多样的民族文化环境造就了众多的宜居乡村和长寿人口，其多民族的民间养生文化成为广西养老养生产业的发展基础。近年来，广西壮族自

① 张若凡. 374 万空巢老人！广西人口老龄化趋势明显[EB/OL]. (2020-07-14) [2023-02-24]. https://baijiahao.baidu.com/s?id=1636189503776560061&wfr=spider&for=pc.

治区党委、自治区人民政府着力打造长寿乡村和民族医药产业的国际知名品牌，并加快休闲旅游和文化旅游等产业的发展，有效夯实广西养老养生产业基础。

1. 体系结构分析

广西具备区位、生态和资源等的先天优势，使其养老养生产业具有广阔的发展空间。

1）养老机构的发展。近年来，广西着力加强居家和社区养老服务，并致力于养老机构的专业化发展。特别地，“1521 养老服务示范工程”提出要强化养老机构建设，其具体目标是：区级拥有 1 所千张以上床位的综合性养老示范机构；每个市级拥有 1 所 500 张以上床位的专业性养护机构；每个县（区）级拥有 1 所 200 张以上床位的综合性社会福利机构；每个乡镇拥有 1 所 100 张以上床位的农村养老服务中心等。截至 2018 年年底，广西已初步实现并建成 1500 余家各类养老服务机构，拥有总数达 18 万张养老床位，完成城市居家和社区养老服务的覆盖率 72%，农村居家和社区养老服务的覆盖率 46%[①]。

2）相关企业的发展。广西长期以来积极扶持健康养生养老产业的发展，并持续扩大健康养生养老领域的就业机会和创业环境。例如，桂政发〔2015〕33 号文件指出，广西自 2015 年起创建“一核四区”的省级养老服务业综合改革试验区，即南宁养老服务业综合改革核心区、桂西养生养老长寿产业示范区、桂北休闲旅游养生养老产业示范区、北部湾国际滨海健康养老产业示范区和西江生态养老产业带示范区等，为全区的健康养生养老产业的企业发展开展布局规划。“一核四区”建设有力地促进了广西的休闲养生产业、老年健康服务管理产业和老年用品相关产业的发展，有效地培育了一批健康养老、健康运动、健康旅游、健康管理等领域的龙头企业、重大项目和示范基地。另外，广西的南宁市、桂林市、河池市、柳州市等主要城市分布 500 余家养生企业，分别形成了巴马养老服务业集聚区、金秀瑶都生态养生服务基地、广西和正康乐城健康养老服务集聚区等若干成效显著的产业集聚区。截至 2017 年，广西的健康养老产业呈现良好的发展态势，已建设若干初具规模的大型养老产业项目，如广西太和自在城、合众优年南宁养老社区、中脉巴马国际长寿养生都会、桂林国际智慧健康产业园、崇左“乐养城”等；广西还通过举办若干重要会议，如 2019 中国（广西）长寿产业发展论坛等多次重点展示了广西养生养老事业的发展成就。自 2020 年以来，广西继续打造桂林中医药健康旅游、北部湾滨海健康旅游和巴马养生健康等产业聚集区，以满足国内外不断增长的健康养生养老需求[②]。自此，广西在其辖区内的 14 个地级市基本布局

① 莫妮娜. 广西加速发展大健康产业，打造一个适合康居颐养的乐园[EB/OL]. (2019-11-08) [2023-02-24]. https://baijiahao.baidu.com/s?id=1649608060151189165&wfr=spider&for=pc.

② 佚名. 广西长寿之乡数量全国居首 2020 年广西健康养生产业布局及前景分析[EB/OL]. (2020-06-24) [2023-02-24]. https://www.163.com/dy/article/FFTE8VRB051481OF.html.

健康养生产业发展的重点方向。

3）养生养老小镇建设。据广西壮族自治区民政厅等官方网站的信息显示，目前广西已规划在建和完成建设的养生养老小镇包括三江县丹洲养生养老小镇、雁山区草坪养生养老小镇、灵川县大圩养生养老小镇、桂平市西山泉养生养老小镇、宜州区拉浪森林养生养老小镇、东兰县武篆养生养老小镇、罗城县小长安养生养老小镇、金秀县金秀养生养老小镇、大新县桃城养生养老小镇等 20 余个初具规模的养生养老小镇。

4）康旅景区倾情打造。广西借助其长寿区域持续打造旅游产业而形成康旅名胜区。目前，广西的长寿区域约占“中国长寿之乡”的 35%，位居全国首位，其中河池市巴马瑶族自治县被认定为“世界十大长寿之乡”；河池市和贺州市被有关国际机构命名为“世界长寿市”①。广西借助长寿区域品牌，打造了诸如巴马长寿养生国际旅游区、中华特色养生名山—大明山、全国森林养生基地—猫儿山、中国森林氧吧—龙胜温泉国家森林公园、中医药养生胜地—广西药用植物园、中药温泉养生胜地—九曲湾温泉度假村、中南第一温泉—象州温泉、广西养生养老小镇—贵港四季花田等十大养生旅游景点。

2. 体系结构优化

广西养生养老产业在养老机构升级、企业发展壮大、健康小镇建设和康旅景区打造等方面取得了较为显著的成绩，其体系结构较为完善，但还需强化以下几方面的工作。

1）培育壮大养生养老产业链条。广西的轻工业、制造业、军民融合产业等具有一定的基础。今后，广西需要更多借助自身的轻工业和制造业等生产养生养老相关系列产品，并用于养老机构、健康小镇、康旅景区等的基础装备和设施建设，从而既满足广西养生养老事业的发展需求，也有助于广西工业产业的结构调整。

2）打造康养小镇世界知名品牌。广西在现有长寿之乡的名单基础上，充分调研区内适合养生养老的自然资源和人文环境，构建以知名长寿乡镇为核心节点、以附近其他养生养老基地为骨干节点、以其他养生养老资源为线条的康养旅游网络。通过旅游融合打造康旅世界知名品牌。

3）融合旅游业态推进结构转型。尽管广西拥有众多的长寿之乡和康养胜地，但其知名度和开发度与国内同类型发达地区还存在较大差距。广西还需要借助新一代信息技术，如移动互联网、人工智能、大数据分析等来加强对长寿乡和旅游区的信息化建设，积极打造智慧养生和智慧养老等模式并推进其旅游业态的融合发

① 佚名. 广西长寿之乡数量全国居首 2020 年广西健康养生产业布局及前景分析[EB/OL]. (2020-06-24) [2023-02-24]. https://www.163.com/dy/article/FFTE8VRB051481OF.html.

展，从而催生和巩固广西的智慧康旅新业态。

5.2.3　体系功能的分析与优化

下面基于宏观角度探讨广西健康养生养老产业的相关功能。

1. 体系的功能分析

1）政治上有利于区域稳定和国家交流。广西养生养老产业在政治方面体现的效果包括以下几点。①养生养老产业较好地解决了当地部分农村居民的就业问题，为提高居民收入和提升居民健康水平发挥了积极的作用。广西养生养老产业的重点效用在于为广西部分经济相对欠发达地区拓展其就业渠道并助力该区域的经济发展。广西部分民族地区群众在其生产生活的长期历史实践中逐渐积累其独特而有效的医疗养生经验，为当地民众树立了养生养老品牌。在我国及世界当前养老问题突出和养生意识凸显的大环境下，广西养生养老产业的发展为当地群众创造了大量的就业机会，彰显了其经济发展成就和社会和谐稳定，有效地维护了区域的团结稳定局面。②养生养老产业为解决广西的人口老龄化问题发挥了积极作用。在广西养生养老产业中，民间养生偏方的产品化成为一条有效的发展途径，即在带动当地人口就业并促使其与旅游业、饮食业、制药业、特色产业等相关产业融合发展的基础上提高老年人群与养生群体的幸福感。③养生养老产业在广西与东盟各国之间的交流与合作过程中发挥了特殊的效用。广西与东盟各国山水相依且习俗相近，其养生养老观念和消费模式便于东盟各国民众的理解和接受，因而广西的养生养老产业在促进民间交流和维护边境稳定等方面有促进作用。

2）经济上有助于结构调整和产业升级。广西特定的民族区域人口长寿情况及养生偏方等获得了国内外民众的关注。当地政府和企业家等通过挖掘其养生偏方而形成的养生产品既促进了相应的中草药种植业发展，更培育了相应的中医药制造业和服务业的发展。同时，长寿之乡和百寿之村既有利于培育新的休闲旅游市场，又能促进区域的交通水利等基础设施建设和特色传统产业的发展壮大。再者，广西当前更借助新一代信息技术使其在拓展传统养生养老产业链条的基础上构建现代产业模式和培育新兴业态，并助力于“旅游强省”和“美丽乡村”的建设。

3）文化上有利于民族传统习俗的创新发展。广西因其分布有壮、瑶、苗等众多少数民族而蕴含了丰富的民间健康文化。例如，壮族的“三月三”、瑶族的“盘古节”和苗族的“苗年”等各民族的节庆活动、禁忌习俗和饮食习惯包含了各种健康养生元素，其丰富多样的民间养生保健方法蕴含了各民族独特的民间文化和悠久的历史底蕴。广西致力于培育发展和扶持壮大其养生养老产业，将为各民族传统习俗的传承发展和继承创新提供市场动力。

4）生态上有利于当地环境的投资改善。广西众多的长寿之乡和康养胜地除了得益于当地的生态环境外，还与其丰富的中草药资源密切相关。因此，广西养生养老产业在获得显著经济效益的同时，还可以把更多的资金投入到当地的生态建设上。另外，广西的养生养老产业与文化旅游产业有着天然的亲和力，因而广西通过融合当地民族文化和区域养生资源的康养旅游产业也提升当地的生态效益作出了积极的贡献。

2. 体系功能的优化策略

广西曾因其落后的交通条件而使其良好的养生养老资源处于“藏在深山无人知”的状态。近年来，广西壮族自治区党委、政府在党中央和国务院的关怀下，努力将养生养老产业与旅游产业及乡村振兴等结合起来，把扶持和壮大养生养老产业融合旅游产业作为广西建设区域经济社会的重要支柱。根据养生养老产业体系的功能发展现状，广西还须继续采取相关措施优化其功能。

（1）继续打造“长寿之乡”品牌，增强其经济属性和文化属性功能

广西“长寿之乡”的养生养老品牌在助力区域经济发展和服务区域的老龄群体方面发挥了很好的示范作用。因此，广西各县区须继续加强利用“长寿之乡”的品牌效应，深入挖掘当地的其他养生养老资源，如养生偏方、民族运动项目等，做强养生养老产业，特别是融合旅游产业，有效提升养生养老产业对当地经济发展的贡献力度和对民族文化的宣传作用。广西壮大其养生养老产业还须针对养生企业和养老机构建立和推广其相应的激励措施和惩戒机制，有助于推进养生文化的传承创新，健全养老服务的体系建设和智慧提升。

（2）树立科学养生和健康养老观念，关注政治宣传和生态保护

广西适宜的气候条件和良好的生态环境是养生养老产业的发展基础。因此，广西须着眼于养生养老产业视角，加强对民众获得幸福感的提升和提高生态环境的保护意识，既努力打造“幸福新广西”和“最美壮乡”，又要注意在保持原有良好生态环境的基础上继续提升生态环境的建设标准。特别地，广西“长寿之乡”可充分利用旅游发展和其他平台加强区域养生养老事业的宣传活动，向本地居民和外地游客传达当地和谐社会的建设成果和生态环境的保护成就等。

5.2.4 产业布局的影响因素分析

广西养生养老产业的布局过程长期受到诸多方面的影响。该区域除了拥有得天独厚的自然地理优势和丰富独特的人文社会环境之外，其产业布局因素近年来更体现在强劲的产业发展政策和较大的本地市场需求方面。

1. 产业政策

广西壮族自治区党委、政府遵照习近平总书记关于加强养老服务工作的系列重要指示精神，先后出台了《关于建设养老服务业综合改革试验区的意见（桂政发〔2015〕33 号）》《广西养老服务业综合改革试验区规划（2016—2020 年）》《广西健康养老产业发展专项行动计划（2019—2021 年）》等政策文件，并成立了由区发改委和民政厅牵头包括 26 个政府部门参与的养老服务业综合改革试验区联席会议制度。预计到 2025 年，广西将打造成为全国养老服务的产业基地和养生养老胜地。广西养生养老产业能够获得国内外消费者的广泛关注，与近年出台的一系列政策对养生养老产业的支持、引导和鼓励密不可分。据统计，广西在其养生养老产业快速发展的近十年共出台了 20 余项相关政策（见表 5-6）。

表 5-6　广西 2014 年以来颁布的养生养老服务政策

序号	文件名
1	《关于促进养老服务业加快发展的实施意见》（桂政发〔2014〕58 号）
2	《关于建设养老服务业综合改革试验区的意见》（桂政发〔2015〕33 号）
3	《广西养老服务业综合改革试验区规划》（2016—2020 年）
4	《关于推进医疗卫生与养老服务相结合的实施意见》（桂政办发〔2016〕82 号）
5	《关于全面放开养老服务市场提升养老服务质量的实施意见》（桂政办发〔2017〕129 号）
6	《广西养老服务业发展“十三五”规划》
7	《关于我区养老机构用水、用气价格有关问题的通知》（桂价格〔2014〕145 号）
8	《关于进一步明确养老机构用电价格的通知》（桂价格〔2015〕17 号）
9	《加快推进健康与养老服务工程建设工作实施方案》
10	《关于降低我区养老机构有线电视收视维护费等收费标准有关问题的通知》（桂价费〔2015〕45 号）
11	《关于做好政府购买养老服务工作的通知》（桂财社〔2015〕186 号）
12	《广西壮族自治区养老设施公建民营实施办法》
13	《广西养老机构星级评定管理暂行办法》
14	《广西养老机构星级评定细则（试行）》
15	《广西壮族自治区民办养老机构补贴暂行办法》
16	《关于保险业支持广西养老服务业综合改革试验区建设工作的通知》（桂保监发〔2016〕92 号）
17	《金融支持养老服务业发展工作方案》
18	《2019 年广西养老院服务质量建设专项行动实施方案》
19	《广西“养老机构设立许可”行政审批事项取消后的监管工作方案（试行）》
20	《广西健康养老产业发展专项行动计划（2019—2021 年）》（桂民发〔2019〕33 号）
21	《关于规范企业职工基本养老保险自治区级统筹制度的通知》（桂政发〔2019〕51 号）
21	《关于印发广西企业职工基本养老保险自治区级统收统支政府责任分担办法的通知》（桂政发〔2020〕23 号）
22	《关于建立健全养老服务综合监管制度促进养老服务高质量发展若干措施的通知》（桂政办发〔2021〕38 号）
23	《关于印发广西促进养老托育服务健康发展三年行动方案（2021—2023 年）的通知》（桂政办发〔2021〕67 号）

2. 市场需求

区域内某个产业的总体发展与国内外的市场需求密切相关，而该区域内某个产业的空间布局更受其内部市场需求的影响。据广西的统计数据显示：近年来，从老年人口占常住人口的比例结构来看，广西各地市 2020 年老年人占常住人口的比例以崇左市、河池市、来宾市、柳州市、桂林市等市相对较大，而以南宁市和防城港市等市偏低（见表 5-7）；但广西各地市的常住人口和老年人口基本以南宁市、桂林市、玉林市和柳州市居多（见表 5-8）。因此，广西各地市的养生养老产业布局综合体现了当地的常住人口总量和老年人口占比情况。但从全国趋势来看，加速发展的人口老龄化促进了养生养老服务的旺盛需求和强大市场。广西百岁老人占据我国百岁老人总数的 1/10 左右，为广西发展养生养老产业奠定了雄厚的市场基础。

表 5-7　广西各地市 2020 年老年人口占常住人口比例表

城市名	占比/%	城市名	占比/%	城市名	占比/%	城市名	占比/%
崇左市	17.950	桂林市	17.061	贵港市	16.390	南宁市	14.456
河池市	17.790	贺州市	17.020	北海市	16.050	防城港市	14.130
来宾市	17.750	百色市	16.827	玉林市	15.800		
柳州市	17.061	梧州市	16.680	钦州市	15.770		

表 5-8　广西各地市常住人口与老年人口的分布情况

单位：万人

地区	年份									
	2017		2018		2019		2020		2021	
	常住	老年	常住	老年	常住	老年	常住	老年	常住	老年
南宁市	715.33	117.04	725.41	122.42	734.48	124.45	875.26	126.53	883.28	
柳州市	400.00	66.99	404.17	69.77	407.80	71.20	416.32	71.03	417.53	71.87
桂林市	505.75		508.55		511.23		493.74	100.38	494.59	
梧州市	303.74		306.11		307.70		282.45	47.11	282.67	
北海市	166.33		168.00	28.46	170.07		185.56	29.78	187.24	
防城港市	94.02	13.42	95.23	14.14	96.36	14.35	104.74	14.80	105.68	
钦州市	328.00		330.44		332.41		330.64	52.14	331.08	
贵港市	437.54	73.13	440.92	77.08	443.08	78.08	432.17	70.83	435.03	79.42
玉林市	581.08		584.97		587.78		580.41	91.70	581.58	
百色市	364.65	60.79	366.94	62.73	368.74		357.60	60.17	357.2	
贺州市	205.67		207.26		208.53		201.04	34.22	202.66	
河池市	352.35		354.57		356.36		342.23	60.88	341.91	

续表

地区	年份									
	2017		2018		2019		2020		2021	
	常住	老年	常住	老年	常住	老年	常住	老年	常住	老年
来宾市	221.86		223.39		224.43		207.72	36.87	207.78	
崇左市	208.68		209.94		211.03		209.13	37.54	208.77	

资料来源：以上数据分别来自广西壮族自治区统计年鉴、广西第七次全国人口普查数据及广西各地市的国民经济和社会发展统计公报，其中老年人口为 60 岁以上人口，空格表示缺失数据。

5.3　大健康产业体系的布局优化策略

广西壮族自治区的大健康产业已经取得了较为显著的发展成就，但相关健康产业还可以通过区域布局的持续优化而发展壮大。

5.3.1　中医药产业体系的布局优化策略

基于广西中医药产业的发展现状和影响因素，本节将从中医药产业的集聚发展、创新能力和海外布局等三个方面提出喀斯特县区产业布局的优化策略。

1）布局强化以提升中医药产业的集聚发展水平。广西中医药产业的集聚发展需要满足其产业链在自治区各主要城市内的有效分工合作和可靠增效降本等要求，同时兼顾集聚地的良好文化环境和完善的政策体系。广西提出要着重依托南宁市国家高新技术开发区、桂林市国家高新区和梧州市旺甫工业园区等建立中药产业群基地，并依托这些产业基地要求各医药企业实现向园区集中、强产业链条和育规模效益等；培育广西若干医药工业的知名品牌，如广西万通制药的八桂万通、广西金嗓子有限公司的金嗓子牌、南宁百会药业集团的百会牌、桂林集琦集团的集琦和鼓山、桂林三金药业的三金牌和桂林天和药业的天和牌等，促使广西中医药民族药成为与东盟国家开放合作交流的新高地，进入西部中医药民族医药强省（区）行列①。在此基础上，广西为实现中医药产业集聚而优化产业布局的途径包括：①优化产业基地的功能定位，把各工业园区（集中区）建设成立足西南区域、依托粤港澳大湾区并面向东盟国家的中医药制造业发展平台；②明确中医药产业的发展方向，各产业基地要依托周边区域的中草药资源丰富和中医药工业基础等优势，强化营商环境建设、明确主导产业链条、推动龙头企业创新等，以产业基地建设带动区域经济的结构优化和技术升级；③加快产业基地的设施配套，

① 佚名. 广西要让草药变“金山”南宁等地将建重要产业群基地[EB/OL]. (2016-01-13) [2023-02-24]. https://www.kmzyw.com.cn/news/1160113/1452647696000.8224.html.

各工业园区（集中区）的基础设施要实施统一规划和整合推进，并在道路交通、电缆通信、电力照明、能源供热、管道供水、环境治污等基础设施方面为企业提供高规格高效率的公共信息、专用技术和基础物流等服务；④实施“互联网+中医药产品+健康服务”行动来适应信息化发展趋势，建设壮瑶医药的数据存储中心，完善医疗信息的数据系统，积极开展线上医疗远程服务；⑤要求各级中医医疗机构和科室利用现代信息技术，遵循现代医院管理制度，强化各级数据中心和信息系统等基础设施的建设。

2）布局细化以改善中医药产业的创新驱动力。在当代社会，创新早已成为引领包括中医药产业在内的任何产业发展的首要驱动力，更是我国建设现代化经济体系和实现经济高质量发展的战略支撑。广西需要将丰富的中药材资源优势转化为中医药产业优势和经济结构高度化优势，其首要路径是必须依靠科技实现创新驱动。改革开放特别是党的十八大以来，广西壮族自治区党委、政府把中医药科技创新放在了突出的工作位置，研究制定了一系列推动中医药特别是民族医药创新的发展战略和激励措施，如《关于进一步深化科技体制改革 推动科技创新促进广西高质量发展的若干措施》《关于促进中医药壮瑶医药传承创新发展的实施意见》等，为打造广西中医药大健康产品的知名品牌和推进与粤港澳大湾区及东盟各国的国际合作发挥了强大的政策支撑作用[①]。但是，广西中医药大健康产业的高质量可持续发展还须继续完善和深入推进若干方面的创新工作，从而细化其产业布局系统，具体包括以下几点。

① 各区域各部门须进一步加强中医药领域的科技创新合作。尽管广西中医药在校企合作、政企合作、区域合作、中外合作等方面都取得了较为显著的成绩，但广西在中医药科技创新方面还需要继续鼓励高等院校和科研院所与相关企业之间的协同创新活动，也更需要加强与发达地区及国际科研力量特别的创新合作，并在激励政策的顶层设计和制定落实、科研服务的环境打造与流程优化、科技活动的资源配置和成果转化等方面继续突出广西的区位优势和区域特色。

② 完善和稳固中医药的研发链特别是提升民族医药的科技含量。广西的中医药特别是壮瑶医药是在长期的生活实践中逐步形成和发展起来的，其在医疗基础理论、临床诊治效果和药材质量标准等方面还需在现代科学理论和当代技术标准的支撑下完善和提升，因此广西需要从中药材原材料、中医药产品到中医诊疗活动整个完整链条开展药物创新、临床研究、疗效推广等活动，并在政策引导、资金投入、人才储备、项目支撑等方面给予大力支持和妥善解决。

③ 特别是党的十八大以后，中医更得到了国家的高度重视和政策的大力扶持。广西民族医药应借助良好的机遇加快推动壮瑶医药进入国家医药医疗标准体

① 佚名. 广西科技厅与广西中医药局共商促进中医药产业创新发展 [EB/OL]. (2020-07-14) [2023-02-24]. http://kjt.gxzf.gov.cn/dtxx_59340/kjgz/kjtgz/t5724740.shtml.

系，并通过专用的审评渠道以及科学合理的评价体系进行审评，促使民族医药的科技创新活动得到有效推进。

3）布局泛化以持续拓展中医药产业的海外市场发展。经济全球化和东盟一体化等对广西中医药的产业布局具有深刻的影响作用。中医药产业的海外市场拓展既是体现中国经济硬实力的重要举措，也是中国文化软实力的重要载体。《中医药发展战略规划纲要（2016—2030 年）》指出，积极推动中医药海外发展是我国中医药产业发展的战略目标。《关于促进中医药壮瑶医药传承创新发展的实施意见》（桂发〔2020〕9 号）提出，将中医药壮瑶医药纳入“一带一路”倡议国际合作的重要内容；实施中医药壮瑶医药国际合作专项；鼓励中医药壮瑶医药行业“走出去”等。广西基于中国—东盟传统医药交流合作中心（广西）、中国（广西）自由贸易试验区和广西防城港国际医学开放试验区等经济平台以及广西药用植物园等科研产业基地正在加快中医药特别是壮瑶医药的国际发展步伐，并在南宁市、玉林市、柳州市和桂林市等地分别建立中医药特别是壮瑶药材等的技术引领核心区、市场引领核心区、药品研制示范基地、产品精加工基地和健康旅游示范基地等。除此之外，广西还需要通过泛化布局方式鼓励社会各界力量在各主要城市和原材料产地打造一批面向海外市场的中医药特别是壮瑶医药的原材料集散地和服务出口基地等；各级政府要突出中医药企业出口产品的税收支持力度；各中医药龙头企业等在海外发展战略中突显其产品的标准化和品牌度；无论是政府组织还是企业单位等都要重视中医药文化特别是壮瑶医药民间行医轶事的海外传扬，以及重视华侨华商的商业影响力以帮助推动中医药的海外发展。如此，广西通过在文化层面鼓励中医药和壮瑶医药在国内外特别是国外开展交流合作，可实现其医药的持久魅力和传承创新能力。

5.3.2　养生养老产业体系的布局优化策略

鉴于养生养老产业未来将体现高科技智能化、深融合协同化和泛区域国际化等发展趋势，该部分根据广西养生养老产业的发展现状与影响因素等提出其布局的优化策略如下。

1）区域因地制宜实施差异化发展。广西区内各级政府需根据《广西壮族自治区人民政府关于建设养老服务业综合改革试验区的意见》（桂政发〔2015〕33 号）提出的“一核四区”的空间布局和功能定位，狠抓落实促养生养老产业的快速发展。①各级政府需要充分调研当地的自然地理、人文历史和社会经济等基础条件和发展环境，科学规划并因地制宜地提出相应的养生养老产业发展清单，其中特别注重山水休闲型、滨海疗养型、长寿健康型、山地健身型等各种养生养老产业。②广西还需充分利用桂林和北部湾等旅游名胜地、梧州和贺州等养生示范区及巴马、玉林等养老重点区，分别规划建设一批集养生健身和养老护理等多功能于一体的产业园区和旅游基地，以满足各区域特色化发展服务产业和差异化满足度假需求。③各地特别是乡镇可鼓励创建养生养老小镇来推进宜居社区建设，并把统筹协调基本公共服务和推进发展新型城镇化等联系起来。④注重培育龙头企业打造区域养生养老品牌以助推全区经济转型和产业升级，特别是贯彻落实《广西壮族自治区人民政府关于建设养老服务业综合改革试验区的意见》《广西养老服务业综合改革试验区规划（2016—2020）》等文件精神，在创建养老服务业综合改革试验区的过程中实现养老服务和养生产品的规模化、标准化和品牌化，针对养老服务和养生产品的薄弱部分和痛点问题，重点引进或本地培育相应的服务项目和龙头企业，并且基于引进项目和培育企业开展养生养老产业的链式发展和集群模式。

2）政府优化服务提升市场外环境。①广西各级政府还须进一步优化其服务方式和服务内容，充分发挥经济发展中“看得见的手”的作用。例如，各级政府要优化其养生养老产业的主要服务方式，包括：强化养老机构和养生企业的筹建指导工作并优化其审批标准和审批流程；基于互联网开发审批平台提高审批效率；基于多种资本合作方式或支持相关机构改革或参与相关企业运营；突出行业信用建设并引入第三方信用监管和构建联合惩戒机制。各级政府需要优化其养生养老产业的主要服务内容，包括：整合医疗卫生、文化体育、娱乐健身等各种公共资源来提高养生养老产业的覆盖面；为相关企业提供行业资讯、人员培训、办事咨询、法律援助等服务；助推养生养老产业的信息化建设，整合社会资源打造便捷高效的产业发展生态圈等。②广西还须提升宜居环境的内涵建设和规模水平。其具体措施包括：基于项目资助、运营补贴、资本众筹等多种方式推进老旧社区和乡村环境的修葺改造；推进适老设施配套、棚户区域改造等建设，提升模范社区建设及养生养老产业与房地产业的融合发展；基于互联网、物联网、云计算、大数据等新一代信息技术推进养生模式创新和养老服务创新，依托养生养老新业态建设智慧新社区；构建医养结合的绿色新通道，协助养老机构和养生企业等开办医疗机构或与周边医疗卫生机构开展合作；加快搭建广西与其他省市的医保结算和异地就医平台等。③广西需要促进养生养老产品的升级换代和强化市场机制的作用。养生养老事业的核心内容是围绕老年人及养生群体的衣食住行和医游娱健等需求而不断升级和加快开发能够满足此类需求的相关产品，并通过这些产品建设相应的养生养老公寓和休闲度假村寨等，从而更有利于相关群体实现其康复机体功能、治疗慢性疾病、推进娱乐健身等目的。另外，相关产品的生产流通和消费服务等环节也须尽快构建以价格为主的市场管理机制，并对民办机构和公办企业等实施分类指导和标准统一，同时由政府部门强化其价格监测分析和服务监管运营等，注重公办机构的运营改革，鼓励探索其服务外包等。以上三个方面的工作内容有利于促进辖区内的养生养老产业既符合区域重点布局，也符合各地自由发展的“两手都要抓、两手都要硬”的产业布局策略。

3）增强政策的实施监管和提升企业的组织保障水平。广西近期出台的与养生养老事业发展相关的政策发挥了积极的规划引领作用，但其工作路径还须包括：①广西各级政府在落实建设养生养老产业的改革试验区和发展基地等过程中充分发挥其对政策的实施监管职能，可通过多部门联合建立服务监管机制以加强养生养老产业的设施安全和服务项目的定期检查，并特别重视养生养老产业的基础设施建设与城乡建设规划和土地利用规划等衔接，以增强各地产业微观布局的合理性；②广西各级政府还可通过产学研一体化加强各区域养生养老产业人才的队伍建设，即通过养生养老企业的人才流动来实现各地产业微观布局的能动性；③广西各级政府须积极扶持和培育发展与养生养老事业相关的行业协会和企业联盟等，并引导其积极举办相关的各种公益活动的文娱活动，推动其自觉制定相关的机构管理制度、行业服务标准和绩效评估办法等，使各区域增强其养生养老产业微观布局的自律性。

5.3.3　大健康融合产业体系的布局优化策略

经过近十年的建设实践，广西大健康产业的改革发展取得了显著成效，并在中医药产业和养生养老产业实现跨越式发展的基础上，其体育休闲和康养旅游产业也获得了明显成绩。广西可依托这些大健康产业建设成果，充分利用各地的自然生态条件、旅游养生品牌和民族风情习俗等优势，进一步优化布局健身休闲、康养旅游、健康管理服务等产业，并通过拓展产品分类、细分服务内容、搭建合作环节等实施各健康产业的补链强链和协同交流，实现大健康产业的区域分工和异地合作等机制。另外，广西现阶段还须以效益最大化和合理配置资源等为原则来提出其他健康产业的优化发展策略，具体包括如下。

1）集中优势资源布局健身休闲产业，突出体育养生的发展模式。广西地区可充分利用其地理地形和技术资本等优先打造体育产业，并使其逐渐实现稳定发展和均衡布局。另外，体育旅游业在较大程度上依赖当地人文自然资源的丰裕度，而对其他资源要求则相对偏低。相对于其他地区而言，广西地区体育领域的自然资源和人文资源又具有比较显著的优势，因而广西各地可因地制宜地选择包括运动休闲、赛事观赏、户外运动、康体度假、民族民间传统体育项目、体育节庆项目等内容在内的体育旅游业作为广西体育产业的先行发展产业。

2）继续强化体旅融合发展模式，持续推进康旅产业的发展。广西可在巩固桂林体育旅游集散区、北部湾滨海城市海上体育旅游基地、百色户外运动基地等功能区作用的基础上以这三大体育旅游集散区带动广西其他地区的体育旅游产业发展。广西各地须不断创新体育产业和旅游产业的融合发展机制，持续推动旅游产业并带动文体旅产业融合发展，特别是体育旅游精品路线、体育旅游休闲项目和体育特色小镇的建设。

3）鼓励开发多层次多形式的体育旅游产品来壮大健康服务产业。广西可基于体育主题公园、户外运动基地、特色体旅精品路线等一批体育旅游载体而开发体育旅游新产品和定制服务等，从而培育有较强竞争力和较高知名度的知名品牌与龙头企业。特别地，广西可突出布局其体育彩票业的发展步伐，其具体措施包括：改革体育彩票运营机制；拓展实体网点的质量与规模；优化彩票的品种结构；构建信息技术管理平台；加大人才使用和培养力度等。

第6章　喀斯特地区其他省市大健康产业体系的布局与优化

除了贵州省和广西壮族自治区的大部分区域外，我国南方喀斯特地区还包括广东、湖南、重庆、四川、云南等省市的部分县区。这些县区分别与贵州和广西接壤，因而具有相似的地理条件、气候因素和民族成分等。经过若干年的发展实践，这些相邻省市的喀斯特县区也联动发展并相继形成了颇具特色的大健康产业。

6.1　广东省相关县区大健康产业体系的布局与优化

广东省大健康产业近年来的发展态势良好，其保健食品类、保健器材类、保健服务类的企业居多且其市场份额不断增大。广东省喀斯特县区基于自然地理资源和经济社会条件，发展包括生物医药和康养旅游等主要产业的大健康产业体系。

6.1.1　理论基础与文献综述

学术界较少关注广东省的大健康产业研究，但部分学者探讨了广东省大健康产业发展特别是旅游业和生物医药产业的相关问题。例如，郭艳华等（2014）认为，健康产业是广州最具有市场潜力的现代服务业和战略性新兴产业，同时分析其发展的总体思路、对策措施和政策建议；吴玉明（2017）提出，广东健康产业发展的强大动力应该是深化医药卫生体制改革；陈南江等（2018）指出，健康产业、旅游产业和文化产业都是朝阳产业，而康养旅游是健康产业与旅游业的融合并符合生态环境的建设要求；温宇航等（2018）分析了广东省老年健康旅游的资源和健康旅游产业的发展问题并提出该产业发展的对策建议。还有部分学者探讨了广东省喀斯特县区的大健康产业发展问题。例如，徐位良（2012）指出，连南瑶族自治县的医药健康产业应成为广东的民族医药健康产业基地，并基于发展基础、资金投入、政产学研合作等方面的问题提出了完善该产业的布局规划和人才培养等建议；曾锦辉（2019）指出，云浮市是广东省乃至我国特色养生休闲旅游的最佳目的地和现代特色南药试验区等，应把现代特色南药作为乡村振兴的试验区，推进大健康产业的集聚和发展。

6.1.2 体系结构的分析与优化

广东省喀斯特县区的重点发展产业是生物医药产业和康养旅游产业等。

（1）喀斯特县区的大健康产业体系分析

1）生物医药产业发展现状。20 世纪 80 年代初期，我国的生物医药产业开始起步发展。自我国确定生物医药作为国家战略性新兴产业以来，随后积极推动该产业的研发创新并努力开展医疗改革。经过 30 多年的努力，生物医药产业取得了重大进展。广东省的医药工业已处于国内领先地位并于 1999 年总产值达到 210 亿元，其部分地区（如广州、珠海和东莞等市）的生物医药产业已形成产业化发展模式，并在制造技术、技术研发、产业引导、健康服务等方面取得丰硕成果。尽管如此，广东省特别是喀斯特县区的生物医药水平仍呈现规模不足、速度减慢、研发不足和人才欠缺等问题。广东省各个喀斯特县区的大健康产业表现不一，但其生物医药产业发展较具特色并集中在河源市和清远市等地。

河源市的生物医药类产业主要是医药制造业和生物医药及高性能医疗器械业等，并涌现了数量可观的制药企业（见表 6-1）。据《河源市国民经济和社会发展统计公报》的资料显示：河源市 2010～2021 年的中成药总产量经历了前期平稳上升到近期逐步下滑的发展过程，如图 6-1 所示，表明河源市的中成药产业需要出台相关措施以稳固其发展。

表 6-1 河源市的部分制药企业

序号	企业	序号	企业
1	广东和平药业有限公司	11	河源固德机械科技有限公司
2	广东九连山药业有限公司	12	河源市雅碧康生物科技有限公司
3	广东九明制药有限公司	13	广东富阳生物科技有限公司
4	广东康博通药业实业有限公司	14	广东省河源特肤康药业有限公司
5	广东盖世宝集团有限公司	15	广东省开平市广容包装有限公司
6	广州美丽康保健品有限公司	16	河源市维尔康药业有限公司
7	广东九天绿药业有限公司	17	广东紫金正天药业有限公司
8	河源市万康制药有限公司	18	河源市康诚堂药业有限公司
9	广东永安药业有限公司	19	河源仁和药业有限公司
10	河源市翔鹰医疗器械有限公司	20	龙川县龙源气体有限公司

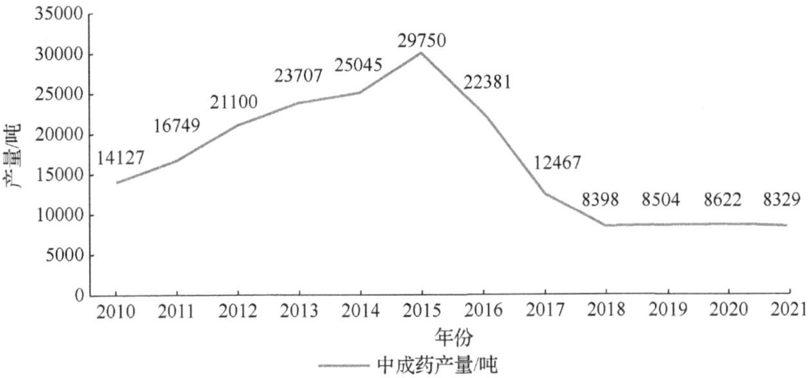

图 6-1　河源市 2010～2021 年中成药产量

清远市近几年积极推进生物医药产业特别是医药制造业的规模化、集群化和产业化发展。《清远市战略性新兴产业“十三五”发展规划》指出，生物医药产业主要布局在高新区、清城区、清新区、英德市等地并重点发展创新药物、生物制药、现代中药、医疗器械等。特别地，清远市的医药制造类企业数量较多且具特色（见表 6-2）。依据《清远市国民经济和社会发展统计公报》的数据获得医药制造业的增长趋势，如图 6-2 所示，表明该产业在近十年基本保持持续的增长趋势，但前期的增长率增幅有所下降，而后期的年增长率出现回升，特别是 2020 年出现猛增态势，表明清远市的医药制造产业受到外部环境的影响较大。

表 6-2　清远市的部分制药企业名单

序号	企业	序号	企业
1	广东在田药业有限公司	14	清远灵捷制造化工有限公司
2	清远华能制药有限公司	15	佛冈德昌药业有限公司
3	广东蓝宝制药有限公司	16	广东中正康健医药有限公司
4	丽珠集团新北江制药股份有限公司	17	清远根本农业科技扶贫有限公司
5	阳山县粤北行健康食品有限公司	18	红不让中药饮片厂
6	广东嘉博制药有限公司	19	清远市诚业医疗器械有限公司
7	广东新北江制药股份有限公司	20	清远市佳健医疗器械有限公司
8	广东安富制药有限公司	21	清远丰源生物科技有限公司
9	广东豪爽天然保健食品有限公司	22	广东龙联药业有限公司
10	清远市医药有限公司	23	清远嘉博制药有限公司
11	广东林中宝食用菌有限公司	24	清远市联升空气液化有限公司
12	清远市沃尔森医用科技有限公司	25	广东东方之子制药有限公司
13	清远东方之子制药有限公司		

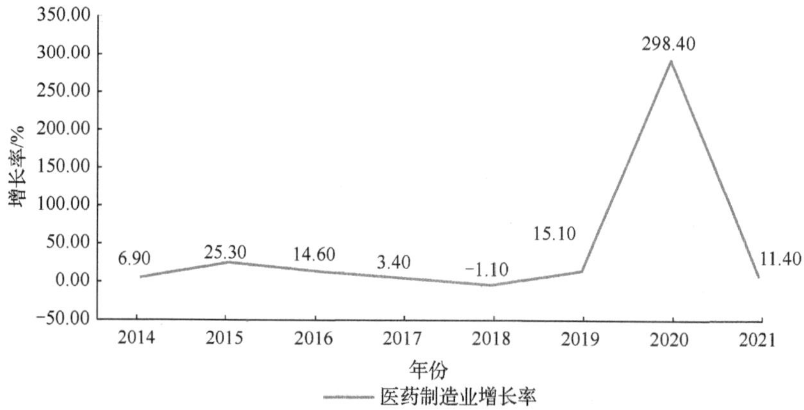

图 6-2　清远市 2014～2021 年医药制造业增长率

2）康养旅游产业发展现状。广东省各个喀斯特县区均依托其较具特色的地理资源、地形条件、人文风情等开展康养旅游产业的发展，其中河源市、韶关市、清远市、阳江市的发展较为突出。

河源市优美的自然风景造就其丰富的旅游资源，拥有万绿湖景区、镜花缘旅游区和桂山风景区等国家 4A 级景区，以及江东新区的越王山风景区、黄龙岩畲族风情旅游区和九连山原始森林度假山庄等国家 3A 级景区。特别地，河源市野趣沟森林康养基地于 2020 年入选国家第一批森林康养基地的名单。据《河源市国民经济和社会发展统计公报》的数据显示，河源市 2010～2019 年的旅游总收入均保持稳定的增长态势，其旅游总人数一直以平稳的速度增长（见表 6-3）。

表 6-3　河源市 2010～2021 年接待旅游总人次及其增长率

年份	旅游总人次/万人	较上一年增长率/%	年份	旅游总人次/万人	较上一年增长率/%
2010	1065.57	26.80	2016	2855.03	12.50
2011	1390.25	30.50	2017	3201.03	12.10
2012	1650.57	18.70	2018	3586.74	12.10
2013	1908.42	15.60	2019	4020.57	12.10
2014	2201.47	15.40	2020	635.41	−29.2
2015	2536.81	15.20	2021	650.19	2.3

清远市是广东省唯一的“中国温泉之城”。近年来，清远市借助其温泉资源优势开发冬季养生旅游产品并通过产业融合不断强化其生态旅游和康养旅游等业态。据《清远市国民经济和社会发展统计公报》的数据显示，清远市 2019 年的旅游总收入达 377.4 亿元；2020 年已打造了 1 个国家 5A 级景区和 19 个 4A 级景区，成为广东省 4A 级以上景区数量最多的地级市；其旅游总人数 2010～2019 年保持持续增长的态势（见表 6-4）。

表 6-4　清远市 2010～2020 年接待旅游总人次及其增长率

年份	旅游总人次/万人	较上一年增长率/%	年份	旅游总人次/万人	较上一年增长率/%
2010	2169.00	15.30	2016	3493.70	5.30
2011	2602.62	20.00	2017	3986.00	14.10
2012	2820.87	8.39	2018	4398.50	10.40
2013	3008.56	6.65	2019	4728.60	7.50
2014	3151.39	4.80	2020	826.4	−23.3
2015	3317.78	5.28			

韶关市因其 75.34%的森林覆盖率而成为广东省森林覆盖率最高的地区。该地区因其优越的生态环境和良好的空气质量成为“全国城市空气清新指数 TOP10”的入选地区，而韶关的南岭国家森林公园风景区被评为全国首批天然氧吧。据《韶关市统计年鉴》的数据显示，其旅游总收入在 2010～2019 年基本保持了强劲的增长态势，其旅游总人数在 2010～2020 年持续增长，但增长幅度较不稳定（见表 6-5）。

表 6-5　韶关市 2010～2020 年接待旅游总人次及其增长率

年份	旅游总人次/万人	较上一年增长率/%	年份	旅游总人次/万人	较上一年增长率/%
2010	1581.98	29.00	2016	3591.00	13.30
2011	1841.33	16.40	2017	4239.50	18.10
2012	2117.90	15.00	2018	4790.50	13.00
2013	2437.00	15.00	2019	2006.6	9.60
2014	2803.00	15.00	2020	633.3	−24.5
2015	3170.00	13.10			

阳江市因其拥有“山、海、泉、湖、林、洞”等自然资源而呈现了丰富多样的旅游资源，其海陵岛号称“最美海岛”，花滩森林公园是“全国森林康养试点单位”和“中国森林养生基地”。据《阳江市国民经济和社会发展统计公报》的数据显示，阳江市于 2019 年的旅游总收入为 349.39 亿元，相较 2010 年的 41.8 亿元增长了 307.59 亿元，其增幅达到 738.86%；同时，旅游总人数在 2010～2019 年持续保持增长态势，但其年增长率波动较大，见表 6-6。

表 6-6　阳江市 2010～2020 年接待旅游总人次及其增长率

年份	旅游总人次/万人	较上一年增长率/%	年份	旅游总人次/万人	较上一年增长率/%
2010	726.60	12.00	2016	1824.58	10.00
2011	899.00	23.70	2017	2086.08	14.30
2012	1085.50	20.70	2018	2337.65	12.10
2013	1255.43	15.60	2019	2709.88	15.90
2014	1498.24	19.30	2020	1705.70	−37.1
2015	1658.57	10.70			

（2）喀斯特县区大健康产业体系的结构优化

大健康产业大多属于绿色低碳产业，既能满足人类与经济发展的双重需求，也是可持续发展的潜力产业。绿色生态是大健康产业发展的核心，因而广东省喀斯特县区需要继续优化大健康产业的结构体系，以更利于促进其良好的生态环境发展。

1）河源市作为广东省拥有最丰富天然材料的地区，应充分利用其天然种植与开发优势。河源市大健康产业体系的结构优化包括：通过大规模种植中药材、高档菌类、柠檬和互叶白千层等强化其大健康种植产业基地的建设；基于特色产业种植基地强化其相应健康产业制造业的扶持发展和培育壮大；基于天然材料的深度开发强化其相关产业的深加工产业链等①。

2）韶关市可继续挖掘其健康旅游产业的发展潜力。韶关市大健康产业体系的结构优化包括：基于南岭的山水生态优势打造韶关的旅游业发展核心和生态旅游载体，并通过生态休闲度假模式拉长其旅游产业链条；基于丰富的生态资源和文化资源等立足珠三角及湘赣等区域开发其生态观光游、文化休闲游、养生度假游、户外探险游、乡村体验游等多业态旅游产业聚集区。

3）阳江市的山水兼优且温度适宜，其良好的生态环境和丰富多彩的海洋海岛等使其成为众多老年游客的集聚区。鉴于阳江市的旅游经济明显低于其周边的湛江、茂名、云浮等粤西城市，其未来发展可通过培育海鲜健康食品、温泉养生项目、海边休闲运动等来加强其健康食品制造业、养生养老服务业、生态旅游休闲业等的发展。

4）岭南地区因其丰富的中医药养生文化及广泛的老年人宜居气候而成为旅游养老的良好选择区域，因而岭南地区须依据粤港澳大湾区各中心城市的功能分工，以中医药养生与休闲旅游的结合模式发展大健康产业。例如，肇庆市可凭借其森林绿地覆盖率达 70.34%的生态气候和自然地理等优势及“国家园林城市”“广东省林业生态市”等荣誉定位为康养旅游、文化休闲、中医药养生等健康服务产业集聚区。

6.1.3 体系功能的分析与优化

广东省喀斯特县区最为典型的生物医药产业主要依托其中药材种植业的发展，而康养旅游产业则依托各市区丰富的温泉资源、生态资源等。因此，广东省喀斯特县区大健康产业体系的主要功能可通过中药材种植业和康养旅游业展现。

1）中药材种植业的功能分析与优化。广东省喀斯特县区紧紧抓住我国医药卫

① 佚名. 关于促进地方特色天然材料在大健康产业领域深入应用的提案 [EB/OL]. (2018-03-20) [2023-02-24]. http://www.gdhyzx.gov.cn/hyzx/zxyw/20180320/2167833.html.

生体制的改革步伐，依托粤港澳大湾区的良好发展环境，在鼓励其医药制造业的规模扩张和内涵深化等基础上较大程度地促进了中药材种植业的发展。广东省中药材种植业的功能表现在：①鉴于中药材的种植周期较长、投资成本较低，中药材种植业具有良好的经济效益；②中药材种植业在调整农业产业结构、提高农民科技素质、稳定农村就业局面、传承区域中医文化等方面具有显著的社会效率和文化效应，有利于广东省各喀斯特县区持续维护和不断创新其安定团结的社会环境；③中药材种植业既有效地推动了广东省喀斯特县区改造荒山荒地来改善其生态自然环境，积极促进了当地政府结合中药材种植的生态效果而衍生康养旅游新业态，从而更显示其积极的生态效益和经济效益。因此，广东省各喀斯特县区应积极发挥各自的资源特色、技术活力和人才措施等，进一步通过延长稳固和搭建优化中药材种植业与生物医药制造业的产业链结构，特别是基于新一代信息技术（如移动互联网、大数据、云计算、人工智能等）创造中药材种植业的新模式新业态，从而进一步凸显其经济效益和生态效益等。

2）康养旅游业的功能分析与优化。广东省各喀斯特县区的康养旅游业正是依托各地不同的旅游特色资源分别打造其森林养生、高山养生、温泉养生、海岛养生等各种业态，把健康养生、养老度假、运动休闲、文化体验等融为多元经济体。因此，广东省喀斯特县区康养旅游业的主要功能表现为：①康养旅游的丰富内容和多样业态可促使各地的康养旅游产品焕发新的旅游生机并给各地带来新的经济活力，因而其经济效益能不断巩固并有所提升；②鉴于康养旅游业的各项附加功能，如结构调整、促进就业、生态建设、环境保护、文化提升、娱乐升级等方面正在逐步凸显，同时人们也更注重宜居环境和健身等需求，因而康养旅游也在不断延伸和丰富其社会效益、文化效益和生态效益等。因此，广东省各喀斯特县区需基于《"健康中国 2030"规划纲要》及其他重要文件政策等的相关要求，积极促进互联网模式下的旅游与养老养生、健身休闲和健康食品等相关产业的融合并催生康养旅游的各种新模式和新业态，从而使康养旅游业的经济功能、社会效益、文化传承、生态建设等更好地融合推进一体化发展。

6.1.4　产业布局的影响因素分析

广东省各喀斯特县区的自然地理环境和经济社会资源等在较大程度上决定了大健康产业的发展基础，深刻影响着各健康产业的布局。

1）自然因素分析。自然因素特别是气候、土地、生物、水等的综合作用对健康产业布局的规划和选择发挥了直接或间接的作用。韶关市因其 75.05%的森林覆盖率而成为全国重点林区及因其占据全省 22%的泉眼而拥有丰富的温泉资源；又因遍布丰富的绿色有机农产品及丹霞山、大峡谷、南岭国家森林公园、南华寺等优质景区而被评为广东省 2009 年国民旅游休闲计划试点城市。河源市的连平县和东源县等喀斯特县的森林覆盖率超过 70%，其优质的空气质量和良好的生态环境等促使其生态旅游业获得蓬勃发展并成为理想的康养旅游目的地。清远市高山纵横、峡谷交错且环境优美，其境内的北江、连江和滃江则交互辉映，其因近 90 个旅游景区和丰富的温泉资源等而获得“中国优秀旅游城市”“中国温泉之城”等近 10 个国家级荣誉称号，因而清远市定位以度假探险、养生休闲、文化体验等为主要模式的休闲度假区及养生旅游示范基地等。肇庆市的怀集县和封开县拥有广袤的喀斯特地貌和奇山秀水，既铸就了诸如桥头镇岩溶地貌风景名胜区、洽水镇大稠顶山原始森林区、中洲镇瀑布区、蓝钟镇岳山温泉区、黑石顶森林自然保护区、西江流域国家地质公园等丰富的旅游资源，也成就了诸如冷坑镇上爱岭禅宗文化遗迹等自然人文景观。阳春市的亚热带雨林气候既促使其雨量充沛且气候温和，也成就其矿产丰富且土地肥沃，其自然景观如凌霄岩、崆峒岩、春都温泉、春湾石林、白水瀑布等为旅游养老和中药材种植等业态融合发展奠定了坚实基础。

2）人口因素分析。基于医疗卫生的消费者角度分析，区域人口数量将对医药产品和卫生保健等的需求量产生直接影响并有效带动相应的健康产业发展。根据《广东省统计年鉴》获取其居民医疗保健的人均消费支出情况（见表 6-7），可展示广东省医疗保健需求在拉动该省各喀斯特县区大健康产业（特别是医药卫生行业，如中药材种植业和医药制造业等）发展的积极作用和巨大潜力。

表 6-7　广东省居民的医疗保健支出

年份	城镇居民家庭人均消费支出/元	城镇居民家庭医疗保健支出/元	医疗保健支出占人均消费支出比例/%	农村居民家庭人均消费支出/元	农村居民家庭医疗保健人均支出/元	医疗保健支出占人均消费支出比例/%
2014	23612	988.3	4.19	10043	686.9	6.84
2015	25673	1096.4	4.27	11103	723.1	6.51
2016	28613	1304.5	4.56	12415	803.9	6.48
2017	30198	1503.6	4.98	13200	921.7	6.98
2018	30924	1591.3	5.15	15411	1366.7	8.87
2019	34424	1883	5.47	16949	1520.7	8.97
2020	33511	1748.6	5.22	17132	1517.9	8.86
2021	36621.1	2143.7	5.85	20011.8	1342.2	6.73

3）政策因素分析。近年来，广东省及其下辖的各喀斯特县区相继出台了相应的规划政策以促进大健康产业的发展（见表 6-8 和表 6-9）。这些政策文件可分为旅游发展类、养老服务类、战略性新兴产业布局类（含生物医药产业）等，分别明确了各产业的发展定位和战略布局。例如，韶关市提出以温泉度假、文化体验、森林山地等业态为重点的生态旅游业；河源市提出森林旅游、康养旅游和体育旅游等融合项目的“行业产业+旅游休闲”；清远市提出在高新区、清新区、佛冈县、

英德市等区域重点布局其生物医药产业，同时强化建设大健康产业基地和中药材规范化种植基地等。

表 6-8　广东省部分大健康产业政策

年份	文件
2007	《广东省中医药发展“十一五”规划》
2011	《关于贯彻落实国务院部署加快培育和发展战略性新兴产业的意见》
2016	《广东省中医药健康服务发展规划（2016—2020 年）》
2016	《广东省促进医药产业健康发展实施方案》
2017	《广东省人民政府办公厅关于促进和规范健康医疗大数据应用发展的实施意见》
2021	《广东省卫生健康事业发展“十四五”规划》
2022	《横琴粤澳深度合作区支持生物医药大健康产业高质量发展的若干措施》

表 6-9　广东省各喀斯特县区的部分大健康产业政策

年份	地区	文件
2014	清远市	《关于加快清远市社会养老服务事业发展的意见》
2014	肇庆市	《广东省肇庆市国家森林城市建设总体规划（2013—2022）》
2016	韶关市	《韶关市发展大旅游产业三年行动计划（2016—2018 年）》
2016	韶关市	《韶关市旅游产业发展规划（2015—2025 年）》
2016	阳江市	《阳江市战略性新兴产业发展“十三五”规划》
2017	清远市	《清远市战略性新兴产业“十三五”发展规划》
2017	河源市	河源市人民政府关于加快健康服务业发展的实施意见
2018	韶关市	《韶关市实施创新驱动发展战略 2018 年工作要点》
2018	肇庆市	《肇庆市养老服务体系建设“十三五”规划》
2019	韶关市	《韶关市大健康产业体系发展三年行动计划（2019—2021 年）》
2019	韶关市	《韶关市促进老龄事业发展和养老体系建设实施细则（试行）》
2019	河源市	《河源市全域旅游发展规划（2018—2035）》
2019	清远市	《清远市旅游发展空间规划（2019—2030）》（征求意见稿）
2019	肇庆市	《肇庆市卫生健康事业发展十大行动计划（2019—2023 年）》
2020	肇庆市	《肇庆市全域旅游发展总体规划（2019—2025）》
2020	清远市	《“健康清远 2030”规划》
2020	清远市	《关于实施健康清远行动的意见》
2020	韶关市	《关于实施健康韶关行动的意见》
2021	韶关市	《2021 年韶关卫生健康系统推进志愿服务制度化工作计划》
2022	肇庆市	《肇庆市卫生健康事业发展“十四五”规划》
2022	清远市	《清远市卫生健康事业发展“十四五”规划》
2022	韶关市	《韶关市卫生健康事业发展“十四五”规划》
2023	河源市	《河源市卫生健康事业发展“十四五”规划》

6.1.5 产业布局的优化策略

广东省喀斯特县区的大健康产业取得了显著的发展成就。但是，基于各县区主要健康产业的产业链优化、体系功能优化和布局影响因素等角度，其大健康产业的布局还有较大的提升空间。

（1）医药产业布局的优化策略

近年来，广东省及其喀斯特县区借助粤港澳大湾区的地缘优势和科技优势等，其大力发展医药产业、医疗健康服务业并取得良好的发展态势。但是，其医药产业包含中医药产业在良好的市场发展前景下需要继续完善以下内容。①扩大中药材种植业并增强其产业辐射面。中药材种植业在广东省的生物医药产业发展中发挥了重要作用。但是，广东省喀斯特县区中药材种植还存在规范化与规模化程度不高及中药材粗加工比重较大等发展问题。因此，各喀斯特县区可通过加强政策扶持扩大中药材种植面积并增强中药材种植产业的区域辐射面。一方面，各喀斯特县区要推广地方特色药材和名贵药材的规范化种植技术，积极培育中药材繁育和种植基地，积极扩大中药材产能；另一方面，各喀斯特县区也要鼓励引进和培育壮大产地精深加工企业，通过提高中药材的深加工能力促进中药材产品链及产业链的形成发展，从而促进其中药材种植业的区域辐射能力。②鼓励医药产品研发并促进其产业链延伸。广东省各喀斯特县区应充分发挥粤港澳大湾区的人才优势和技术优势等，积极引进医药企业人才和医药技术人才支撑当地的医疗产业的发展。每个喀斯特地级市可布局 1 个医药企业并作为健康医药产业的龙头企业，同时引进或培育 1 家医药科研院所，加强当地的产学研合作；每个喀斯特县区扶持发展若干家中药材的精深加工企业及相应的商品/产品流通企业，同时须在延伸和扩展当地医药产业链中发挥积极作用；每个喀斯特乡镇布局若干个中药材的粗加工企业和种植基地等。

（2）康养旅游产业布局的优化策略

广东省居民的较高生活水平为各喀斯特县区的康养旅游业发展奠定了强大的市场需求。因此，各喀斯特县区依托其自然环境和经济社会等诸多优势有力地推进了康养旅游产业的发展，但其产业布局还须关注以下方面：①因地制宜地发展具有地方特色的康养路线。各喀斯特县区还须通过深入挖掘地方独特的自然地理优势和传统人文资源，积极开发集地势山貌、生态资源、传统饮食、优秀文化等的景观观光地、疗养健身区、休闲度假区等当地的生态旅游线路并努力打造其生态旅游品牌。②持续完善和更新建设相关基础设施。广东省各喀斯特县区的交通线路、环境卫生、网络信息、物流运输等公共服务设施还须完善升级，特别是各风景名胜区和康养旅游基地等需要实现与乡镇公路和高速公路的无缝对接；此外，各喀斯特县区需要重视“互联网+旅游”的发展，以深入实施“乡村振兴”战略并打造数字乡村旅游，因而各喀斯特县区基于新基建视角建立各级城市的旅游服务平台；各喀斯特县区还须充分挖掘当地的乡村旅游资源优势和农村生活体验模式，通过加大对农村的网络交通和环境卫生等基础设施的建设投入，实现农业观光型、养生保健型、城乡休闲型等康养旅游的多点分布格局。③布局康养旅游生态圈以推进康养旅游与其他相关产业的协同发展。其目的是通过催生新产品和新业态等方式拓展康养旅游产业，以稳固和延长产业链并实现产业的集群发展。例如，现代旅游集团或知名旅游景区等积极搭建医疗机构、名贵中药材种植基地、制药企业和古村落等共同打造旅游线路和拓展旅游产品，以打造其特色鲜明和优势明显的旅游综合体。

（3）养老产业布局的优化策略

广东省在社区互助养老和民办机构养老等方面有比较完善的管理办法和服务体系。各喀斯特县区须根据当地的经济发展状况与中老年人健康特征完善其医养结合的养老产业布局。具体措施包括：基于人口规模和交通便利程度等建立社区养老机构，并加强各社区的综合性服务设施建设和专业技术人员（特别是医生和护理人员）配备，实现喀斯特乡镇社区的普惠性养老布局；引进社会资本并以产业化模式运营社区养老机构，培育若干有一定规模且具备产业链模式的品牌型养老机构，实现喀斯特乡镇的若干养老品牌布局；基于体检服务、文化休闲、健康食品等多样性业态建设若干特色的养老基地和健康城，实现喀斯特县区养老产业的重点布局。

6.2 湖南省相关县区大健康产业体系的布局与优化

湖南省的医药制造业及相关健康服务业等是其大健康体系的主导产业。而作为医药大省，湖南省相对于全国而言拥有领先的中药材储备量和众多的生物制药知名专家。同时，湖南省丰富而类型多样的森林养生、山岳养生、温泉养生、特色民族民俗养生等旅游资源，使其成为养生旅游产业的良好基础。经过十余年的发展，湖南省大健康产业可划分为环境养生类、饮食养生类、运动养生类、情志养生类及医疗保健类等健康产业类型，造就其喀斯特县区的生物医药、康养旅游和养生养老等产业获得稳定的发展态势。

6.2.1 理论基础与文献综述

部分学者基于不同角度分别探讨了湖南省大健康产业的发展。例如，吴端生等（2015）基于产业体系和人才培养等角度探讨湖南省健康产业发展的集中度和品牌化等问题；宁泽璞等（2015）运用 SWOT-PEST 法分析湖南省健康养生产业的状况并提出指导思想、发展目标和发展思路等建议；林映梅（2017）基于湖南省健康产业的资源优势和发展特点提出以科技创新、模式创新和业态创新的发展思路；贺爱忠等（2019）基于相关理论将湖南大健康领域的主导产业确定为医药制造业，并提出潜在主导产业包括医疗卫生服务业和营养保健品制造业等；李松岸等（2019）基于政策支持、市场前景、生产要素和产业基础等视角分析了湖南省健康产业的发展对策。部分学者研讨了湖南省具体健康产业的发展问题。例如，刘瑶等（2017）探讨了湖南省医养产业的发展策略；邓三龙（2017）指出湖南省应立足其森林资源优势打造国际知名的森林康养目的地；黄柳（2018）基于湖南省老年人的养老需求提出从供给侧推动健康养老产业发展的对策。

6.2.2　体系结构的分析与优化

湖南省喀斯特县区在长期的经济发展过程中逐步形成了较为雄厚的生物医药产业和旅游产业等特色大健康产业。

（1）喀斯特县区大健康产业的结构分析

1）生物医药产业的现状分析。湖南省各喀斯特县区的生物医药产业均保持了持续的增长态势。例如，邵阳市医药制造业的资产合计在 2013～2020 年基本保持提升态势，并于 2017 年达到较大值，如图 6-3 所示，其企业数量具备较雄厚的基础（见表 6-10）；湘西州的龙山县和花垣县曾荣获湖南省中药材种植基地示范县的荣誉称号，并且湘西州中草药材的产量在 2016～2021 年获得了较好的发展，如图 6-4 所示；郴州市医药制造业于 2013～2021 年的总产值逐年提升并发展迅速，如图 6-5 所示；岳阳市作为湖南省重要的生物医药产业基地，其生物医药产业规模于 2018 年居全省第二；等等。

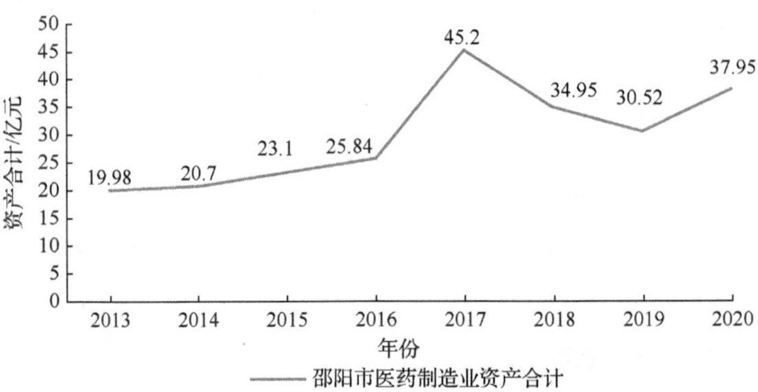

图 6-3　邵阳市 2013～2020 年医药制造业的资产合计

表 6-10　邵阳市部分制药企业

序号	企业	序号	企业
1	湖南中南制药有限责任公司	11	邵阳市佳青医药原料有限公司
2	湖南省湘中制药有限公司	12	邵阳市千康益医疗器械有限公司
3	湖南科威制药有限公司	13	湖南宝庆医药有限公司
4	湖南湛大泰康药业有限公司	14	湖南省邵阳市卫生材料厂
5	湖南省武冈市制药有限公司	15	邵阳市双清区射线防护材料厂
6	邵阳市裕丰医药化工有限公司	16	邵阳市制药厂
7	湖南爱生制药有限公司	17	湖南省绿洲惠康发展有限公司
8	湖南华诚制药有限公司	18	湖南省邵东县高尚医疗器械有限公司
9	湖南邵阳华仁堂药业发展有限公司	19	湖南精美医疗器材有限公司
10	湖南科瑞生物科技有限公司	20	湖南省邵阳市腾达医疗器械有限公司

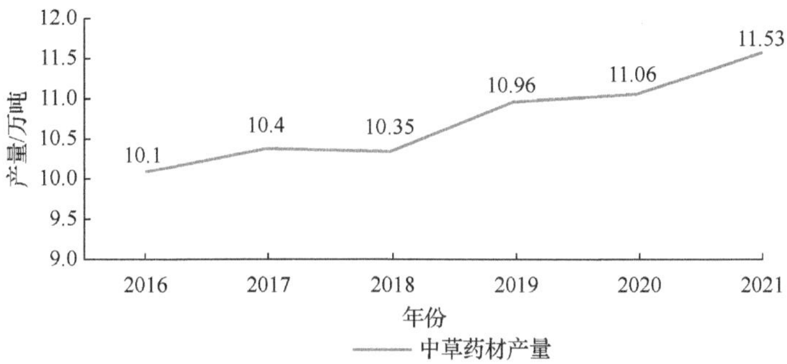

图 6-4　湘西州 2016～2021 年中草药材产量

数据来源：湘西州统计年鉴。

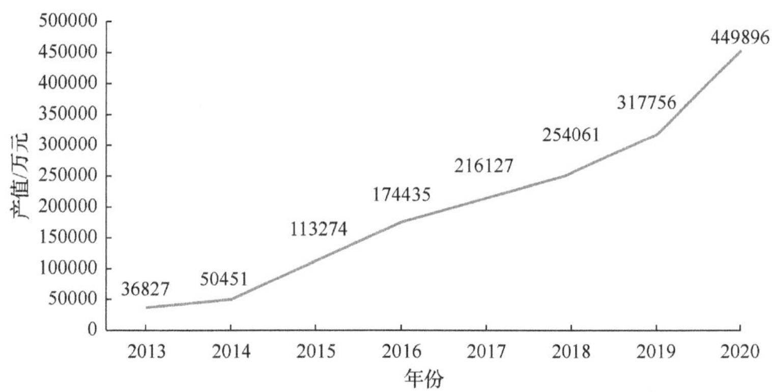

图 6-5　郴州市 2013～2020 年医药制造业总产值

数据来源：郴州市统计年鉴。

2）旅游产业的现状分析。湖南省各喀斯特县区基于其丰富的森林资源开发了各种类型的旅游业态。例如，湘西州会同其浓郁的民族风情和奇特的山水风光开发了相应的康养旅游产品；郴州市依托“一山（莽山）一岭（苏仙岭）一湖（东江湖）一泉（温泉）”，大力发展康养旅游产业；张家界依托其国家森林公园、武陵源风景区等独特的自然条件发展生态旅游产业；湘潭市借助其仰天湖、露营公园、森林公园和风景名胜区促成了强劲的生态休闲旅游产业。近十年来，湖南省各主要喀斯特县区的旅游业不断发展，其接待旅游人数和旅游收入等逐年增长（见表6-11～表6-14）。

表6-11　湘西州2013～2020年接待国内外旅游情况

年份	接待旅游总人次/万人	旅游收入/亿元	年份	接待旅游总人次/万人	旅游收入/亿元
2013	2322.77	144.95	2017	4450	352
2014	2810.72	174.51	2018	5138.87	440.95
2015	3362.41	216.97	2019	5746.93	530
2016	3820	265	2020	5534.24	477

资料来源：湘西州统计年鉴。

表6-12　郴州市2013～2020年接待国内外旅游情况

年份	接待旅游总人次/万人	旅游收入/亿元	年份	接待旅游总人次/万人	旅游收入/亿元
2013	2819.94	194.63	2017	6164.5	533.7
2014	3342.96	239.44	2018	7206.7	658.7
2015	3857.77	281.31	2019	8006.2	788.7
2016	4360.63	324.49	2020	6899.7	634.1

数据来源：郴州市统计年鉴。

表6-13　张家界市2015～2020年接待国内旅游情况

年份	接待国内旅游总人次/万人	国内旅游收入/亿元	年份	接待旅游总人次/万人	国内旅游收入/亿元
2015	2035.51	239.44	2018	3683.79	567.75
2016	2615.22	397.52	2019	6584.24	770.68
2017	3324.72	526.53	2020	4946.11	568.15

注：数据来自华经情报网 http://www.huaon.com/channel/distdata/760687.html.

表6-14　湘潭市2013～2020年接待国外旅游情况

年份	接待国际旅游数/人	外汇收入/万美元	年份	接待国际旅游数/人	外汇收入/万美元
2013	86600	2436	2017	119809	3595
2014	67349	1379	2018	144296	4475
2015	75887	2116	2019	156468	5198
2016	108083	2771	2020	6488	186

（2）喀斯特县区大健康产业体系的结构优化

湖南省喀斯特县区的大健康产业选择与各地方特色资源的差异息息相关。因此，同一产业在不同的喀斯特县区应有不同的优化发展方向。

1）湘西州须充分利用其宜居的气候条件和优越的生态环境，基于国家级和省级森林公园、国家湿地公园、自然保护区和民族医药文化等发展生态旅游和康养旅游等业态；基于其丰富的植物资源和中药材资源大力发展特色医药产业；基于现代信息技术进一步开发其生态旅游、康养旅游、特色医药产业的关联产品，通过丰富三者的关联业态强化其产业链，逐步形成以民族医药产业、生态旅游业和康养旅游业为核心的大健康产业体系。

2）郴州因其拥有众多的国家级森林公园，如莽山森林公园、桂东齐云峰森林公园、永兴丹霞森林公园、汝城九龙江森林公园、资兴天鹅山森林公园、临武西瑶绿谷森林公园和安仁熊峰山森林公园等而成为中国优秀旅游城市，因而郴州市须加强森林公园建设并完善其配套服务设施，在巩固其森林旅游业的基础上丰富其温泉养生、游览观光和娱乐康体于一体的休闲旅游业；同时须巩固和提升其生物药材的资源优势以规划发展其化学药、中成药、中药饮片、生物制药等领域，并推进其医药产业的集群化发展。

3）永州市具备了较雄厚的生物医药产业及中药材基地，但因其加工制造较为分散且精加工缺乏和研发投入不足等，永州市须优化资金投入并重点培养其医药产业的龙头企业和知名品牌。

4）张家界市是我国著名的旅游大区，拥有我国第一个森林公园，即张家界国家级森林公园，其岩溶奇观和溪河纵横为生态旅游和康养旅游等业态提供了先天优势，因而张家界市须充分利用森林资源优势提供森林养生、森林氧吧、森林探险等具有延伸性和融合性的服务产品，以增强游客的参与感和体验感。

6.2.3　体系功能的分析与优化

湖南省喀斯特县区的大健康产业体系中最为典型的森林旅游业。

1）森林资源有效促进了中药材种植、养生休闲、森林探险等内容，从而使森林经济多元化，推动了森林资源与旅游产业的融合发展，由此带来经济增收点而凸显森林旅游业态的经济功能。

2）森林资源的林下种植产业特别是中药材种植业既有利于调整农业产业结构和繁荣中医药文化，也有利于促进大学毕业生、农民工、下岗职工的创业与就业，对促进社会就业、保护生态环境和提升精神生活水平等需求方面发挥着重要的作用，因而凸显出森林旅游业良好的社会功能。

3）森林资源担负着独特的生态功能，而由森林资源而衍生的其他大健康业态如中药材种植业和康养旅游业等也拥有其不言而喻的生态效益。鉴于此，湖南省喀斯特县区的大健康产业还需要通过科学规划并合理布局其森林资源的功能作用，即兼顾生态效益和社会效益的同时，更突出其经济效益的作用。湖南省各喀斯特县区需充分贯彻和认真落实习近平总书记提出的“绿水青山就是金山银山”，基于良好的森林资源为农民谋取更优质的经济效益，为实施乡村振兴做出更显著的成绩。

6.2.4 产业布局的影响因素分析

湖南省各喀斯特县区的自然地理环境和经济社会资源等或是大健康产业的发展基础或深刻影响其他健康产业的布局。

（1）政策因素分析

湖南省发布的系列相关健康产业政策有力支持了喀斯特县区的大健康产业发展，其内容涵盖了医药、体育、旅游和养老等多个方面（见表 6-15）。例如，《湖南省生物医药产业振兴实施规划（2009—2011 年）》为该产业的快速集聚和优化布局发挥了积极的作用。另外，湖南省各喀斯特县区根据国家和省级相关文件制定了相应的健康产业发展政策（见表 6-16）。例如，《娄底市健康产业发展规划（2016—2020 年）》明确了健康养老业、健康休闲及体育用品制造业等作为其大健康产业的发展重点等。

表 6-15 湖南省部分大健康产业政策

年份	文件名
2009	《湖南省生物医药产业振兴实施规划（2009—2011 年）》
2011	《湖南省加快中医药发展五年行动计划（2011—2015 年）》
2012	《湖南省医药行业“十二五”发展规划》
2014	《湖南省人民政府办公厅关于加快中药材产业发展的意见》
2016	《湖南省健康产业发展规划（2016—2020 年）》
	《湖南省中医药发展“五名”工程实施方案（2016—2020 年）》
	《湖南省医药行业“十三五”发展规划》
	《湖南省中药材保护和发展规划（2016—2025 年）》
	《湖南省人民政府办公厅关于推进医疗卫生与养老服务相结合的实施意见》
	《湖南省人民政府办公厅关于推进森林康养发展的通知》
	《湖南省人民政府关于促进五大融合加快发展健康产业的意见》
2017	《湖南省贯彻〈中医药发展战略规划纲要（2016—2030 年）〉实施方案》
	《支持湖南健康产业核心区建设的若干政策措施》
	《湖南省人民政府办公厅关于促进医药产业健康发展的实施意见》
	《湖南省人民政府办公厅关于进一步扩大旅游文化体育健康养老教育培训等领域消费的实施意见》
	《湖南省人民政府办公厅关于加快发展健身休闲产业的实施意见》

续表

年份	文件名
2018	《湖南省人民政府办公厅关于促进“互联网+医疗健康”发展的实施意见》
	《湖南省发展和改革委员会湖南省民政厅关于规范养老机构服务收费促进养老服务业健康发展的实施意见》
	《关于实施老年人照顾服务项目的意见》
	《湖南省人民政府办公厅关于实施老年人照顾服务项目的意见》
2019	《湖南省卫生健康委 湖南省中医药管理局关于推动互联网医疗服务持续健康发展的通知》
2020	《中药材生产扶持项目管理暂行办法》
2021	《湖南省建立完善老年健康服务体系实施方案》
	《湖南省加强居家医疗服务工作实施方案》
	《湖南省全民健身实施计划（2022—2025 年）》
	《湖南省“十四五”中医药发展规划》

表 6-16　湖南省喀斯特地区部分大健康产业政策

年份	地区	文件
2015	岳阳市	《岳阳市人民政府关于扶持和促进中医药事业发展的实施意见》
2016	娄底市	《娄底市健康产业发展规划（2016—2020 年）》
2017	益阳市	《益阳市人民政府办公室关于促进医药产业健康发展的实施意见》
		《益阳市人民政府关于促进五大融合加快发展健康产业的实施意见》
	株洲市	《株洲市加快中医药发展实施方案（2017—2020 年）》
	郴州市	《关于促进五大融合加快发展健康产业实施方案》
	湘潭市	《湘潭市人民政府关于促进全市居家和社区养老服务健康发展的实施意见》
2018	湘西州	《湘西土家族苗族自治州土家医药苗医药保护条例实施细则》
	株洲市	《株洲市生物医药健康产业发展规划（2018—2022）》
2019	怀化市	《怀化市人民政府关于推进医养融合加快健康养老服务业发展的实施意见》
	永州市	《永州市集中培育医康养产业实施方案》
		《永州市居家和社区养老服务改革试点工作实施方案》
	娄底市	《娄底市人民政府关于鼓励医养结合型养老服务业发展的意见（试行）》
2020	娄底市	《健康娄底行动实施方案》
	株洲市	《健康株洲行动实施方案》
	湘潭市	《健康湘潭行动实施方案》
	益阳市	《健康益阳行动实施方案》
	湘西州	《湘西自治州卫生健康服务能力提升五年行动计划（2020—2025 年）》
2021	岳阳市	《岳阳市人民政府关于健康岳阳行动的实施意见》
		《岳阳市推进养老服务高质量发展的若干措施》
	娄底市	《娄底市建立完善老年健康服务体系实施方案》
	益阳市	《益阳市“十四五”卫生健康规划》

（2）人口因素分析

湖南省城镇居民和农村居民的家庭人均消费支出逐年增长，其医疗保健支出增长率也持续上升（见表 6-17），展示湖南省喀斯特县区的大健康产业拥有良好的市场需求。

表 6-17　湖南省医疗保健支出

年份	城镇居民家庭人均消费支出/元	城镇居民家庭医疗保健支出增长率/%	农村居民家庭人均消费支出/元	农村居民家庭医疗保健支出增长率/%
2016	21420	1362.6	10629.9	986.5
2017	23162.6	1693	11533.6	1171.8
2018	25064.2	2034.4	12720.5	1385.5
2019	26924	2305.2	13968.8	1614.5
2020	26796.4	2350.5	14974	1706.6

数据来源：湖南省统计年鉴。

（3）自然因素分析

湖南省各喀斯特县区的大健康产业与其森林资源密切相关。例如，邵阳市境内的南山国家公园、绥宁黄桑国家自然保护区、洞口罗溪国家森林公园等拥有丰富的中药材资源及发展良好的中药材加工业；湘西州的坐龙峡国家森林公园、红石林国家地质公园、峒河国家湿地公园等拥有 2000 多种中药材资源，其下辖的龙山县和花垣县是湖南省中药材种植基地；郴州市遍布森林公园、地质公园、温泉景区等，其 70%的森林覆盖率赋予其温暖湿润的气候条件和“温泉之城”的称号，为康养旅游和体育旅游等产业发展奠定良好基础；株洲市具备了 62%的森林覆盖率和 45.5%的城市绿化率，成为生态宜居城市、国家森林城市、国家园林城市，获评“中国人居环境范例奖”；娄底市的新化大熊山国家森林公园有保存完好的原始森林和原始次森林，其森林覆盖率达 93%且适宜中药材的生长和种植；张家界、衡阳市、常德市、益阳市等因其丰富的森林资源而成为旅游强市和中药材种植示范基地。

6.2.5　产业布局的优化策略

湖南省喀斯特县区依托其丰富的森林资源使大健康产业取得了喜人的发展成就。但是，各喀斯特县区还须针对其优势健康产业基于强链补链、功能互助、影响因素等角度进行产业的布局优化。

（1）生物医药产业布局的优化策略

湖南省及其喀斯特县区借助森林资源优势发展生物医药产业并取得良好成就。但是，其生物医药产业的布局还须继续完善以下内容。

1）各喀斯特乡镇须关注特色中药材种植业和各喀斯特县区增强中药材加工企业的支持度。湖南省各喀斯特县区的森林覆盖面很好地支撑了当地的中药材种植业。但是，各喀斯特乡镇的中药材产业还存在规模化程度不高、珍稀植物关注度不够、中药材加工制造业专业化程度亟待提高等发展问题。因此，湖南省及其喀斯特县区须出台相关政策扶持中药材产业基地和发展珍稀植物种植业，增强民众对中药材和珍稀植物的关注度，要求各乡镇积极推广和规模化种植地方特色药材和名贵珍稀药用植物；同时，每个喀斯特县区须积极扶持中药材加工制造业，鼓励民间资本和社会资本积极创办企业，以解决中药材加工不足等问题；鼓励中药材种植业和中医药加工业与健康食品、养老养生和康养旅游等业态融合，实现中药材种植业的强链补链和融合发展。

2）各喀斯特市州须鼓励医药产品的研发工作并支持若干重点医药企业发展。每个喀斯特市州须布局若干与当地特色中药材有关的重点医药企业，通过重点医药企业带动本地特色中药材发展和产学研合作，重点关注医药产品研发及由新产品带动的重大项目建设等。如此，各喀斯特市州可拓展其生物医药产品、医疗器械产品和养生养老产品，增强其流通服务等相关业态，从而促进医药产业的强链补链。

（2）康养旅游产业布局的优化策略

森林资源除了可为当地社会提供经济效益和生态保护之外，还可为民众的养颜健体、营养膳食、修心养性等提供外部条件。湖南省各喀斯特县区依托其自然森林资源和民族文化资源等积极推进康养旅游产业的发展，但还须关注其产业的布局优化，其主要策略包括以下内容。

1）各喀斯特县区因地制宜打造具有地方特色的康养旅游路线，即依托当地的独特地势山貌和生态资源及传统民族饮食和体育文化等积极开发景点观光、健身疗养、休闲度假等旅游线路，努力打造其康养旅游产品的品牌标识。

2）各喀斯特县区还须持续完善旅游服务相关的基础设施建设，包括交通物流、饮食卫生、信息网络等公共设施，努力实现康养旅游名胜区与客运站、高铁站、机场等的无缝对接，特别是引入新一代信息技术实施数字乡村和数字旅游等战略行动，以推动“互联网+旅游”的深度发展和示范应用。

3）各喀斯特县区须加速推进康养旅游与当地特色产业特别是中药材种植业的融合与协同发展，其具体模式包括康养旅游生态圈、医疗保健旅游基地、中医文化体验与观光旅游度假区等，从而打造鲜明地方特色的健康旅游企业和旅游综合体。

（3）养生养老产业布局的优化策略

湖南省各喀斯特县区依托其优秀的森林资源、中药材资源等，为其发展养生养老产业奠定了良好的物质基础。为了更好地促进其养生养老产业的发展，各喀斯特县区还须做好以下布局：①积极推动社区医院与养老机构的合作，促进机构养老服务，包括完善社区医养综合性服务设施、配备充足的专业护理人员及相关服务人员、开展日间照料服务内容和健康养老知识讲座、引导社会力量参与管理运营等；②丰富养生养老服务业态，培育若干龙头企业，具体包括：积极支持并努力推动养生养老产业与旅游文化、健身休闲和食品卫生等之间产业的融合和创新发展；实施创新驱动战略，丰富特色保健食品和民族健身项目；重点扶持生物技术园区和产业发展基地，积极推动药食同源产品研发；积极推动医疗护理与康养旅游结合的新业态新模式，打造若干有竞争力的医疗卫生旅游项目；加强农村养老服务设施建设，重点为农村特困群众提供养老服务等。

6.3 重庆市相关县区大健康产业体系的布局与优化

重庆既拥有优越的自然环境和丰富的人文资源，也拥有扎实的产业基础和强劲的发展政策等，具备了发展大健康产业的诸多良好条件。但是，重庆市大健康产业也存在一些挑战，如大健康产业尚未形成强劲的产业链及健康产业的项目较少等问题。

6.3.1 理论基础与文献综述

国内少数学者探讨了重庆市的大健康产业发展情况。例如，夏文澜（2018）提出，重庆市应充分发挥其生物资源、地理资源和区位条件等方面的优势而发展生物医药产业、健康管理服务业和生态养生养老产业；陈睿（2019）指出，重庆两江新区新时代旅游的发展思路转型策略。但国内学者很少探讨重庆市喀斯特县区的健康产业发展问题。

6.3.2 体系结构的分析与优化

《重庆市促进大健康产业高质量发展行动计划（2020—2025 年）》等文件提出，大健康产业未来发展的重点产业将覆盖生物药产业、化学药产业、中药产业、医疗器械产业、养生旅游产业、健康养老产业、健身康体产业等。重庆市 2019 年实现大健康产业的营业收入约 6000 亿元，增加值达 1580 亿元。借助于大健康产业的良好基础和比较优势，重庆市各喀斯特县区的生物医药产业和健康旅游产业具备了较为雄厚的发展基础。医药产业是重庆市大健康的重点发展产业，其医药产业基础扎实且成就显著。例如，重庆市化学医药产业的主要基地之一——长寿经开区，拥有 3 家国家火炬计划重点高新技术企业、5 家市级医药产业重点企业和 16 家高新技术企业等，基本形成了从药物研发到销售的产业链结构。重庆市各喀斯特县区的健康旅游产业借助于重庆市的经济基础的区位条件也取得了相应的发展成就。因此，重庆市喀斯特县区的生物医药产业和健康旅游产业等体系结构的分析与优化可与重庆市类似。

（1）大健康产业体系的结构分析

1）生物医药产业的现状分析。重庆市近年来的生物医药产业发展迅速，其产业规模不断扩大，关联领域不断延伸。喀斯特县区的生物医药产业基本类同于重庆市，且其医药企业主要涉及医药制造、疫苗研究、医疗器械、农药兽药等领域。特别地，重庆市在喀斯特县区的支持下，使中成药产品的产量逐年稳步提升，其产品产量在全国的占比基本保持稳定的增长态势（见表 6-18）。另外，重庆市医药制造业的企业数量近十年基本保持了增长的态势，但其总产值和从业人员平均数则有所变化（见表 6-19）。

表 6-18　重庆市 2013～2020 年中成药情况

年份	全国/万吨	重庆/万吨	全国占比/%	年份	全国/万吨	重庆/万吨	全国占比/%
2013	310.60	8.25	2.7	2017	364.60	12.04	3.3
2014	367.20	9.27	2.5	2018	261.90	12.26	4.7
2015	327.70	10.78	3.3	2019	246.4	11.50	4.7
2016	361.10	11.83	3.3	2020	231.9	11.86	5.1

数据来源：重庆市统计年鉴。

表 6-19　重庆市 2013～2020 年的医药制造业主要指标

年份	单位数/个	从业人员平均数/万人	总产值/万元	年份	单位数/个	从业人员平均数/万人	总产值/万元
2013	115	4.41	3229872	2017	141	4.95	5658354
2014	120	5.03	3967569	2018	133	4.17	5769591
2015	126	5.44	5611571	2019	137	4.02	6006317
2016	138	5.57	6430219	2020	147	4.11	5978652.7

数据来源：重庆市统计年鉴。

2）健康旅游产业的现状分析。重庆市喀斯特县区的旅游产业包括地文景观，如长江三峡、天坑地缝、芙蓉洞、神龟峡等；水域风光，如龙水湖温泉、统景温泉、天赐温泉、南北温泉等；生物景观，如金佛山景区、仙女山森林公园、百里竹海风景区等；文物景观，如红岩村、渣滓洞、白公馆等；古典园林，如黔江濯水古镇等；宗教文化，如大足石刻、华岩寺、奉节天仙馆等。重庆市 2021 年拥有 269 个国家 A 级景区，含 10 个 5A 级景区和 131 个 4A 级景区。近十年，重庆市接待的国际游客和旅游外汇收入均保持持续上升态势（见表 6-20）。

表 6-20 重庆市 2013～2020 年接待的国际旅游数和外汇收入

年份	接待国际旅游数/万人	旅游外汇收入/万美元	年份	接待国际旅游数/万人	旅游外汇收入/万美元
2013	2422605	126831	2017	3583545	194759
2014	2637590	135444	2018	3880233	218989
2015	2825339	146857	2019	4113439	252483
2016	3165843	168682	2020	146342	10792

数据来源：重庆市统计年鉴。

（2）大健康产业体系的结构优化

山城重庆拥有的大山大川孕育了良好的森林资源和自然景观等，成为大健康产业发展的基础支撑。重庆市和沿海发达地区相比，其大健康产业在人才、技术和管理等方面还有待加强。但重庆市依托三峡库区、武陵山区、秦巴山区等自然生态优势，可广泛种植黄连、青蒿、佛手、山银花、川党参、枳壳、独活、丹皮等道地药材，因而其喀斯特县区应加强特色中药材种植业，并依托种植业发展和补足其医药产业链。同时，重庆市优质的生态气候条件也是其发展康养旅游的优势资源，因而重庆市喀斯特县区应推动大健康与大旅游的深度融合，继续推动温泉康养、森林康养、气候休闲和中医药养生等旅游业态，从而建成四季皆宜、国际一流的养生旅游胜地。此外，重庆市各喀斯特县区还可依靠其特有的山城特色而重视发展若干户外运动和休闲健身等项目，并打造一批特色体育小镇、体育生态公园、体育旅游精品线路等，并基于产业融合的思路不断催生更多更具特色的健康新模式和新业态。由此，重庆市可反向依靠其喀斯特县区的大健康产业支撑而打造我国西部的医学医疗名城、医药医养高地、康养旅游胜地等。

6.3.3 体系功能的分析与优化

重庆市喀斯特县区在支撑市级大健康产业发展方面发挥了重要的作用，而其最典型的中药材种植业和康养旅游业等功能表现如下。

1）中药材种植业的功能分析。喀斯特县区中药材种植业为重庆市医药制造业的发展壮大作出了重要贡献，其医药制造业也在一定程度上促进了喀斯特县区中药材种植业的日益发展和规模扩张。因而，中药材种植业显示出其强大的经济效益。中药材种植业的产业链长、附加值高、市场前景广等特点也为重庆市喀斯特县区的农村居民就业稳定、农民科技素质提高、农业产业结构调整等发挥了重要的政治作用和社会功能。显然，大规模而规范化的中药材种植还能够使重庆山城的荒山荒地得以充分改造，在促进生态自然环境改善的同时可以加强旅游环境建设等，因而其生态效益是不言而喻。

2）康养旅游业的功能分析。重庆市喀斯特县区的康养旅游业与养生养老、健身休闲和保健食品等多业态融合，既为重庆市的旅游经济焕发了新活力、带来新增收点，又为喀斯特县区的产业结构调整发挥了特定的功能和作用，因而其康养旅游产业为重庆市带来了良好的经济效益。喀斯特县区的康养旅游业已经成为农村自然生态保护及农民就业和丰富精神文化生活的重要手段，因而其康养旅游业显示出较为显著的社会效益和生态功能。

尽管喀斯特县区的大健康产业为重庆市的经济社会和生态自然发展发挥了显著的功能作用，但中药材种植业和康养旅游业的功能还可得到继续完善和优化。

1）中药材种植业的功能优化。重庆市的制药产业在国内拥有重要的市场份额，其喀斯特县区的中药材种植业作为制造业的重要上游环节，必然在支撑其发展的过程中发挥不可或缺的作用。鉴于中药材种植业对于自然条件、气候环境、技术能力等均有一定的要求，因而喀斯特县区在组织中药材规模化种植的过程中还须特别关注其各项功能的提升，如经济利益方面要综合考虑近期收益和远期效益；社会功能方面要兼顾当前就业和农民基本素质提升；生态功能方面须重视种植规模和环境绿化的生态调节等。例如，种植天麻需要林木作为菌柴，而林木砍伐就会破坏植被，导致环境破坏；天麻规模种植需要培训大量的合格劳动者，但培训的过程将影响当前农民就业和近期收益等。因此，各喀斯特县区需要做好短期设计和长期规划，以便使中药材种植业能够较好地发挥其各项功能，并协调好某一阶段的主导功能及辅助功能，促使其发挥最优的功能效益。

2）康养旅游业的功能优化。重庆市喀斯特县区的康养旅游业是依托传统旅游产业的发展基础而增加了现代的温泉疗养、休闲养生、文化体验等元素，因而康养旅游的业态延伸和功能丰富为重庆旅游业带来了新的活力。基于此，重庆市喀斯特县区的康养旅游须突破满足游客的娱乐欣赏需求而更须满足游客赏心悦目、人文情怀、山川阅历、养生休闲、健身舒心等身心健康方面的需求，从而实现该业态对地方的经济效益、社会聚力、生态复苏等功能的优化提升。例如，喀斯特县区丰富的地文景观可加入徒步健身、人文简介等相关内容；文物景观可加入养生休闲和风情简介等相关内容；宗教景观可加入健身舒心、人文情怀等相关内容，如此即可满足人们精神层面的深度体验而带动当地的经济、社会、生态效益等的提升。但康养旅游业态在总体而言也须在提升某一功能作用的同时防范其不合理的利用，以弱化其他功能的促进作用。

6.3.4　产业布局的影响因素分析

重庆市各喀斯特县区造就了重庆山城的特有韵味并深刻影响其健康产业的布局。

1）自然因素分析。重庆市喀斯特地貌使其地势凸显加之气候湿润，使其孕育了多样植物并成就“雾都”美誉。喀斯特县区，如万州区、开州区、云阳县、石柱县、秀山县、酉阳县等正是重庆市中药材种植的主要分布区域。南川区、巫山县、武隆县、大足县则具备天然丰富的旅游资源。因此，重庆市的医药和旅游健康产业布局深受当地自然条件的影响。

2）人口因素分析。重庆市城镇居民和农村居民的家庭医疗保健支出反映了喀斯特县区大健康产业的市场需求。而其逐年增长的家庭医疗保健人均支出及其占比等（见表 6-21）情况也反映了喀斯特县区人口因素对医疗产业的分布影响。

表 6-21　重庆市医疗保健支出

年份	城镇居民家庭人均消费支出/元	城镇居民家庭医疗保健支出/元	医疗保健支出占人均消费支出比例/%	农村居民家庭人均消费性支出/元	农村居民家庭医疗保健人均支出/元	医疗保健支出占人均消费支出比例/%
2015	19742	1394	7.06	8938	746	8.35
2016	21031	1700	8.08	9954	852	8.56
2017	22759	1883	8.27	10936	884	8.08
2018	24154	2055	8.51	11977	1075	8.98
2019	25785	2359	9.15	13112	1262	9.62
2020	26464	2445	9.24	14140	1560	11.03
2021	29850	2662	8.92	16096	1781	11.07

数据来源：重庆市统计年鉴。

3）政策因素分析。重庆市近十余年的大健康产业政策展现了各领域健康产业的重视度和支持度。表 6-22 显示，重庆市相关政策主要覆盖医药产业、养老服务、智慧医疗等方面，导致其喀斯特县区更加重视医药医疗及养生养老产业的高质量发展。

表 6-22　重庆市部分大健康产业政策

年份	文件名
2010	《重庆市人民政府关于加快中医药事业发展的意见》
2013	《重庆市人民政府关于加快医药产业发展的意见》
2016	《重庆市健康医疗大数据应用发展行动方案（2016—2020 年）》
2016	《重庆市人民政府关于贯彻落实国家中医药发展战略规划纲要（2016—2030 年）的实施意见》
2019	《健康中国重庆行动实施方案》
2019	《重庆市社区居家养老服务全覆盖实施方案》
2019	《重庆市人民政府办公厅关于加快生物医药产业发展的指导意见》
2019	《重庆市加快生物医药产业发展若干政策》
2020	《重庆市促进大健康产业高质量发展行动计划（2020—2025 年）》
2020	《重庆市智慧医疗工作方案（2020—2022 年）》
2020	《重庆市推进养老服务发展实施方案》
2021	《重庆市大健康产业发展“十四五”规划（2021—2025 年）》
2021	《重庆市促进养老托育服务健康发展实施方案》
2021	《重庆市农村养老服务全覆盖实施方案》
2022	《重庆市养老服务体系建设“十四五”规划（2021—2025 年）》

6.3.5　产业布局的优化策略

重庆市喀斯特县区依托特有的山城资源，使其大健康产业具有丰富的业态模式和强劲的发展前景。但是，各喀斯特县区还须继续依托山城特色、人文优势、科技强势等对其健康优势产业进行布局优化。

（1）医药产业布局的优化策略

重庆市的医药产业拥有良好的发展态势，也为喀斯特县区的中药材种植业和医药制造业创造了良好的发展氛围。因此，重庆市喀斯特县区的医药产业布局可进行如下优化。

1）规划中药材种植业强化其医药产业供应。各喀斯特县区广泛利用其坡地山地等科学规划和合理布局中药材种植业特别是地方特色中药材和珍稀植物的种植。①各喀斯特县区积极引入市区医药院校的高层次人才帮扶各种中药材的种植技术和管理模式，解决当地种植的规范化不足与规模化不高等问题；②各喀斯特县区须强化市场观念和生态意识而合理布局各类中药材的种植比例，解决当地经济效益和生态建设同时兼顾的问题；③各喀斯特县区可适当引入一家中药材精细加工企业和各喀斯特乡镇适当布局一家中药材粗加工企业，以实现中药材产业链和产品链的扶持和培育。

2）壮大医药制造产业实现“培一促三”。重庆市区须根据其邻近喀斯特县区的特色中药材种植业而布局相应的医药制造产业，以实现其扶持和培育第一产业（中药材种植业）以及促进发展第三产业（医药服务业和医疗产业）等目的。①重庆市区须出台多种措施鼓励医药制造企业与科研机构的合作来强化医药产品的研发力度，以增强医药制造业的市场竞争力；②市区制造企业与邻近喀斯特县区合作共建中药材种植基地，增强制造企业原材料供应的质量和数量；③制造企业须关注各种流通环节和营销模式，增强企业产品的物流效率和市场知名度等。

（2）旅游产业布局的优化策略

重庆市的喀斯特县区造就了山城丰富的水域风光、地文景观、人文风情、宗教文化等，但其旅游产业发展还可从以下方面进行布局优化。

1）各喀斯特县区建立以体育休闲为核心业态的旅游产业体系。各喀斯特县区或依据当地的山地条件、人文资源、宗教文化等，开发具有不同特色以步行和骑行等为核心内容及以文化欣赏和宗教瞻仰为辅助内容的健身旅游产业；或依据当地的水域景观、生态资源、饮食文化等，开发具有当地特色的以划船和漂流为核心内容及以景观欣赏和风味品尝为辅助内容的休闲旅游产业；或依据当地的中医文化、红色文化和名山景区等，开发适合中老年群体并以缓步自行和马车代步等为核心内容及以养生咨询和爱国教育等为辅助内容的康养旅游产业等。

2）各喀斯特县区推进旅游产业与中药材种植业的融合发展。各喀斯特县区分布的特色中药材种植基地和特色旅游线路等，可通过基础设施和人力资源等的共享方式促进产业融合。例如，中药材运输和特色旅游线路等共享交通干线；中药材产品和景点景区等共享信息广告网络；当地居民和外部民工等在农忙季节从事中药材和其他农业劳动，而非农忙季节则可从事导游、民宿或旅游线路的其他服务活动等。

6.4 四川省相关县区大健康产业体系的布局与优化

四川省自然环境优美、阳光资源充足和森林资源丰富，有利于发展各类健康产业，如四川省已经成型的健康产业主体包括医药制造、医疗服务、康复医疗、中医药养生和健康管理等，其部分产业在全国属于领先地位。基于四川省较强大的健康产业基础，其喀斯特县区发展了较雄厚的医药医疗、休闲旅游、养生养老等大健康产业。

6.4.1 理论基础与文献综述

国内外学者对四川省大健康产业的发展问题进行了较多探讨。

1）部分学者近期较为关注大健康产业相关的问题和措施，如陈煜等（2019）从地理环境、医疗资源、政策环境和产业链建设等方面阐述了四川省构建大健康产业生态圈的路径方案；刘方柏（2019）指出，应充分利用四川省本地的资源优势发展不同类型的健康产业并提出单品类全产业链、多品类综合体、多产融合一体化等发展模式；徐黄诚（2020）探讨了温江区大健康产业的企业发展问题；何秋洁等（2021；2022）分别分析了成都市的健康产业功能区与主体功能区的协同路径和对策建议及四川省民族地区的大健康产业与养老服务业的融合发展对策。

2）部分学者关注了四川省医药产业的发展问题，如敬静等（2010）探讨了四川省生物医药产业公共服务平台的建设问题与发展策略；吴铀生（2015）分析了四川省少数民族医药文化的产业发展和传承途径；何勇等（2018）提出，成都市须把握天府文化特质和中医药文化品牌优势等打造天府大健康产业体系。

3）较多学者关注四川省旅游业的发展问题，如朱婕（2015）在辨析生态旅游、农业生态旅游、旅游功能区等基础上分析四川省农业生态旅游功能区的发展问题和对策建议；李小刚等（2015）提出，四川省自贡市特色休闲体育旅游发展的影响因素和对策措施；熊丹等（2016）基于四川平武县的特殊生态环境和特色民俗文化等提出民族地区特色县域旅游经济的发展思路；刘萍（2017）基于四川省民族地域特色提出发展民族地区旅游业的问题和措施；薛佳（2017）认为，成都市须利用其茶文化创意来设计其旅游产业的发展措施；赵波等（2018）认为，四川省须依据其山区农业资源的特点设计和开发休闲旅游业提出针对性的开发策略；刘杨星等（2018）指出，四川省阿坝州等西部民族地区须充分利用其独特的自然资源发展乡村旅游并带动当地的产业转型；肖潇等（2019）认为，成都市可依托其饮食文化打造美食旅游行业并提出相应的对策。

6.4.2　体系结构的分析与优化

本部分的大健康产业体系将重点关注四川省喀斯特县区的医药医疗和旅游养生等。

（1）大健康产业体系的结构分析

1）医药医疗产业的现状分析。四川省的医药医疗产业发展强劲，其中著名的中成药制造企业包括四川好医生集团公司、太极集团四川绵阳制药有限公司、太极天诚制药和绵阳一康等重点企业。另外，以四川天雄和中坝附子等为代表的一批中药饮片加工中小企业也具备良好的发展势头；以新华康和美迪康等为代表的植物提取企业也较具规模；而以麦冬、附子、天麻等为代表的特色中药材品种也拥有较为雄厚的生产基地等。这些中药类企业为各喀斯特县区的中草药种植业和中药材加工业等相关产业的发展发挥了强劲的拉动效应。特别地，四川省喀斯特县区的中医药产业情况包括：巴中市和雅安市的中成药产量维持在较稳定的水平但涨幅不高（见表 6-23 和表 6-24）；宜宾市中成药产量近十年基本保持强劲的增长势头，如图 6-6 所示；但泸州市中成药产量出现较大的下滑趋势，如图 6-7 所示，而其医药制造业的企业数及工业总产值基本维持在一个较好的水平（见表 6-25）。

表 6-23　巴中市 2013～2020 年中成药产量

年份	2013	2014	2015	2016	2017	2018	2019	2020
产量/万吨	0.0485	0.051	0.05	—	0.34	1.13	1.09	1.14

数据来源：巴中市统计年鉴。

表 6-24　雅安市 2013～2020 年中成药产量

年份	2013	2014	2015	2016	2017	2018	2019	2020
产量/万吨	24106	27773	29578	22566	22972	—	24901	26768

数据来源：雅安市统计年鉴。

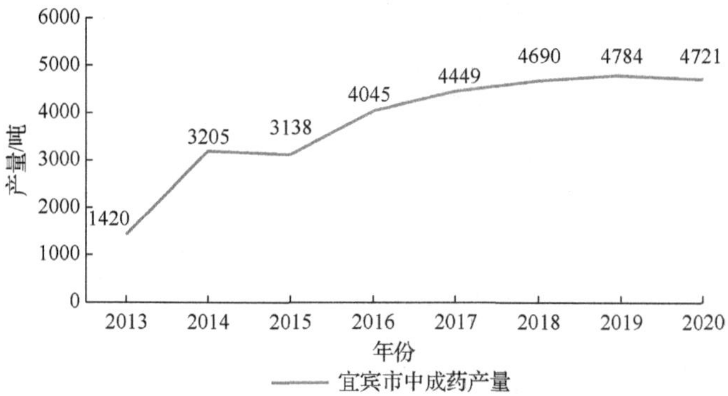

图 6-6　宜宾市 2013～2020 年中成药产量

数据来源：宜宾市统计年鉴。

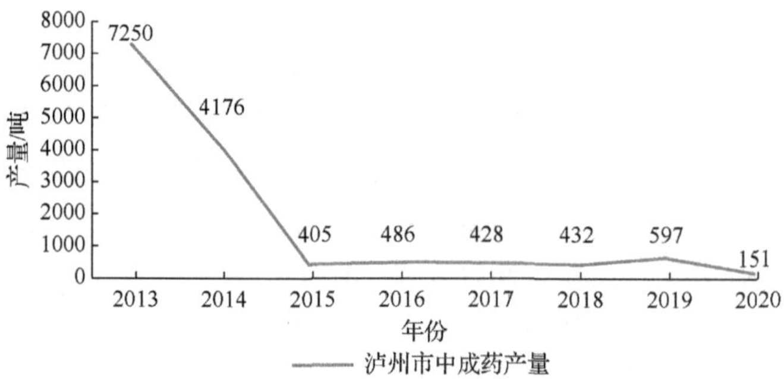

图 6-7　泸州市 2013～2020 年的中成药产量

数据来源：泸州市统计年鉴。

表 6-25　泸州市 2013～2020 年医药制造业部分指标

年份	企业数/个	工业总产值/万元	年份	企业数/个	工业总产值/万元
2013	8	232495	2017	13	300350
2014	11	283563	2018	13	273392
2015	12	281429	2019	12	321238
2016	14	348872	2020	12	357742

数据来源：泸州市统计年鉴。

四川省部分喀斯特县区的医药制造业表现为：雅安市医药工业的企业数和资产总值均表现了良好的增长态势（见表 6-26）；成都市的医药产业主要包括化学药、中药、生物制品、医疗器械，主要分布在温江区、双流区、浦江县、彭州市、邛崃市和成都高新区等地，其企业数和资产总值保持了很好的发展势头（见表 6-27）；乐山市医药制造业的企业数及其工业总产值均保持稳定的发展态势（见表 6-28）；

广安市医药制造业近年来发展良好，其企业数和工业总产值均逐年递增（见表 6-29）。

表 6-26　雅安市 2013～2020 年医药制造业部分指标

年份	企业数/个	资产总计/亿元	年份	企业数/个	资产总计/亿元
2013	3	10.97	2017	3	15.86
2014	3	11.65	2018	5	18.85
2015	3	12.85	2019	6	20.42
2016	3	13.87	2020	6	19.18

数据来源：雅安市统计年鉴。

表 6-27　成都市 2013～2020 年医药制造业指标

年份	企业数/个	资产总计/万元	年份	企业数/个	资产总计/万元
2013	148	6354369	2017	182	9081066
2014	163	6399997	2018	190	9890978
2015	167	7054906	2019	202	11275462
2016	179	7670968	2020	206	12031569

数据来源：成都市统计年鉴。

表 6-28　乐山市 2013～2020 年医药制造业部分指标

年份	企业数/个	工业总产值/万元	年份	企业数/个	工业总产值/万元
2013	11	416078	2017	14	423627
2014	11	505034	2018	15	473533
2015	11	388339	2019	15	532955
2016	11	393713	2020	16	482946

数据来源：乐山市统计年鉴。

表 6-29　广安市 2013～2020 年医药制造业部分指标

年份	企业数/个	工业总产值/万元	年份	企业数/个	工业总产值/万元
2013	10	355499	2017	17	918874
2014	10	404727	2018	18	760367
2015	13	506748	2019	17	912906
2016	14	668668	2020	18	968871

数据来源：广安市统计年鉴。

2）旅游养生产业的现状分析。四川省喀斯特县区的地质结构、森林资源和适宜气候等促使各地大力开发康养旅游业态。例如，巴中市于 2019 年获得“中国气候养生之都”称号，其旅游业的接待旅游人数和旅游总收入在近十年均逐年提高（见表 6-30）；绵阳市拥有中医药养生文化基地（如药王谷景区）及拥有以医疗保健和红酒生态等为核心产品的罗浮山温泉旅游度假区等，其旅游人数和旅游总收入等展示稳定的增长态势（见表 6-31）；达州市大巴山的自然风光、田园生态和美食民俗等有力推动了森林康养基地建设，特别是其下辖的宣汉县将巴山大峡谷和国家森林公园作为建设试点，以及下辖的万源市则基于龙潭河、黑宝山、八台山等森林资源打造西部养生旅游基地等；达州市近十年接待旅游总人次和旅游总收入也表现了强劲的逐年增长趋势（见表 6-32）；雅安市基于大圆包中药材种植基地等打造了以中草药的种植观光、文化养生、科普教育、健身休闲等为一体的康游示范基地，其旅游的国内人次虽然逐年增加但增长幅度不高（见表 6-33）；凉山州依托其气候光照、多彩人文等资源发展康养旅游产业，其国内旅游人数和旅游总收入也获得良好的发展成绩（见表 6-34）；攀枝花市被誉为阳光花城和四川省养生旅游示范基地，其接待游客人次和旅游收入也一直保持较高的发展水平（见表 6-35）；广安市近十年的旅游发展快速，其依托五华山、华蓥山等发展乡村旅游度假区，并积极打造川渝休闲度假旅游基地和世界级旅游目的地，其接待旅游人数和旅游收入也获得了持续增长（见表 6-36）。

表 6-30　巴中市 2013～2020 年旅游业情况

年份	接待旅游数/万人	旅游总收入/亿元	年份	接待旅游数/万人	旅游总收入/亿元
2013	896.7	66.2	2017	2630	210.17
2014	1165.8	89.54	2018	2936.81	249.10
2015	1697	130.70	2019	3422.98	305.31
2016	2171	166.74	2020	2920.55	261.96

数据来源：巴中市统计年鉴。

表 6-31　绵阳市 2013～2020 年旅游业情况

年份	接待旅游数/万人	旅游总收入/亿元	年份	接待旅游数/万人	旅游总收入/亿元
2013	2463.5	205.2	2017	5292.76	533.22
2014	2821.9	277.3	2018	6384.25	647.66
2015	3386.42	343.6	2019	7415.55	721.54
2016	4206.11	421.95	2020	6272.05	639.91

数据来源：绵阳市统计年鉴。

表 6-32　达州市 2015～2020 年旅游业情况

年份	国内旅游人数/万人	国内旅游收入/亿元	年份	国内旅游人数/万人	国内旅游收入/亿元
2015	1581.03	112.42	2018	2831.08	208.86
2016	1912.79	140.80	2019	4137.11	328.11
2017	2232.99	171.08	2020	3794.92	302.57

数据来源：四川省统计年鉴。

表 6-33　雅安市 2013～2020 年旅游业情况

年份	国内旅游人数/万人	国内旅游收入/亿元	年份	国内旅游人数/万人	国内旅游收入/亿元
2013	—	70.51	2017	3192.25	255.05
2014	1658.91	108.60	2018	3740.58	320.42
2015	2162.72	152.33	2019	4414.62	391.97
2016	2725.92	208	2020	3834.15	342.08

数据来源：雅安市统计年鉴。

表 6-34　凉山州 2014～2020 年旅游业情况

年份	国内旅游人数/万人	国内旅游收入/亿元	年份	国内旅游人数/万人	国内旅游收入/亿元
2014	3136.35	188.29	2018	4651.14	436.66
2015	3729.51	250.12	2019	4823.97	530.21
2016	4081.12	301.62	2020	2888.27	275.07
2017	4419.22	361.08			

数据来源：四川省统计年鉴。

表 6-35　攀枝花市 2014～2020 年旅游业情况

年份	国内旅游人数/万人	国内旅游收入/亿元	年份	国内旅游人数/万人	国内旅游收入/亿元
2014	1383.62	150.02	2018	2566.36	337.47
2015	1659.86	202.08	2019	3014.81	415.86
2016	2062.56	242.58	2020	2197.46	313.91
2017	2317.44	279.28			

数据来源：四川省统计年鉴。

表 6-36　广安市 2014～2020 年旅游业情况

年份	国内旅游人数/万人	国内旅游收入/亿元	年份	国内旅游人数/万人	国内旅游收入/亿元
2014	2768.19	194.51	2018	4052.12	403.09
2015	3269.75	245.5	2019	4485.69	463.1
2016	3436.26	302.01	2020	2777.45	280.94
2017	3879.23	350.71			

数据来源：四川省统计年鉴。

（2）大健康产业体系的结构优化

四川省较为广袤无垠的高山大川孕育造就了大健康产业的悠久历史和发展基础。但其喀斯特县区由于交通条件和经济基础等使其大健康产业还有待加强。例如，宜宾市典型的喀斯特地貌因其孕育了丰富的森林资源、水资源、动植物资源等而成为中药材种植业和旅游产业发展的良好基础，其苗医苗药等养生文化是促进大健康产业发展的重要力量，因而宜宾市可通过发展中药材的精深加工业和开发康旅产业的产品结构来完善其大健康产业链拓宽其服务范围；泸州市的医药产业还须重点加强其原材料的种植与加工并提升其企业技术水平，从而完善其产业链和提高其产品附加值和技术创新能力，其康养旅游产业尽管拥有发展良好的旅游项目，但与大健康其他产业的融合度不高，因而继续挖掘其古镇花场和森林温泉等自然人文资源以强化旅游融合发展；巴中市的医药工业包括中药饮片、中成药及化学原料药和医疗器械等，但今后还可基于其丰富的中药材资源而发展保健类的产品和服务及康养类的旅游项目与服务产品等，并基于其已有的医药工业基础建立高水平的研发机构和特色的生物医药基地等；绵阳市尽管拥有种类丰富的中药材资源但其影响力相对较小，因而其须积极培育规模以上中药材的精深加工企业，同时须充分利用涪城、安州、游仙、江油、平武、北川和梓潼等地的自然环境和科技优势打造中高端的养生休闲型旅游目的地；达州市的中药材种植业存在规范化不高、规模化较低及部分品种资源的附加值低、濒临消失等问题，因而亟须加强中药材的有序开发、强化培育和品种保护等措施；雅安市可依托其熊猫文化和茶文化的国际品牌打造其特色的康旅产业；成都市须借助其悠久的医药文化和中药材资源及其巴蜀文明和天府文化的独特地位而打造其养生休闲和康养旅游等产业；乐山市医药产业则须强化其转型创新、升级提质、驱动增效等作用来促进中药材的种植业与以中药饮片和中成药等为核心的加工业而组成完整的中医药产业链；攀枝花市可基于特色水果等农产品和自然气候资源加大培育“康养+农业”的品牌，并融合医疗保健、文化休闲、运动健身等康养项目打造其阳光康养旅游型城市；广安市须突破中药材产业的种植规模小、产业化水平低、野生状态较普遍、简单初加工程度大等问题而强化多品种种植、精深型加工、标准化生产和种植区优化等。

6.4.3 体系功能的分析与优化

四川省喀斯特县区大健康产业体系的产业范围较为广泛，但其产业发展也基本侧重于中药材种植业和康养旅游业两类，因而该部分也以其为例进行简要的功能分析。

（1）中药材种植业的功能分析和功能优化

1）尽管喀斯特县区受益于国内外特别是四川省的良好发展环境而使中药材种植业的发展日益扩大，但其种植的规模和品种还不够理想。因此，各喀斯特县区一方面还须继续扩大中药材种植的规模和品种特别是突出珍稀药材的种植规模，另一方面也须继续培育和扶持若干中药材初加工企业以适应其种植规模扩张的需求，从而使其经济效益得到凸显和优化。

2）各喀斯特县区通过中药材种植业的强产业链和补附加值等措施实现其利于

调产业结构、提农民素质和促社会就业等，从而使中药材种植业可获得社会功能的有效提升和持续优化等效应。

3）各喀斯特县区充分利用其荒山荒地等扩大中药材的种植面积，特别是加强药材和林地的交叉种植，有助于其自然条件和生态环境的改善和优化，从而获得更加优质的生态效益。

（2）康养旅游业的功能分析和功能优化

1）各喀斯特县区的康养旅游业在积极促进旅游养老、疗养修身、休闲健身、健康食品等融合方面做出了良好成绩，并催生了旅游产业与养生养老和体育文化等融合的诸多新业态和新模式，获得了明显的经济效益。但是，各喀斯特县区的康养旅游还须进一步结合森林温泉和山川湖泊等自然资源及宗教文化和民俗运动等人文资源与养生养老、休闲健身、医药医疗等健康元素融为一体，从而在推动康旅产业融合发展的基础上更大程度地使旅游产品焕发新活力，使旅游经济获得新增长。

2）康养旅游业作为现代服务业而带动各喀斯特县区的居民转变就业观念和提升文化生活，因而在带动社会就业、满足人们娱乐和促进社会和谐等方面发挥重要作用，使其获得更优质和更高效的政治与文化等社会功能。

3）康养旅游的发展与生态环境的提升有着互为促进和互为制约的双向作用，因而各喀斯特县区的康养旅游产业须继续重视其与其他健康产业（如中药材种植业和医药制造业等）之间的融合与合作等问题，通过在服务产品种类和生产种植规模等方面实现动态平衡，从而使其康养旅游业始终处于生态承载力的有效范围内而有效地帮助各喀斯特县区的自然环境和生态系统的恢复和发展。

6.4.4　产业布局的影响因素分析

四川省各喀斯特县区的自然条件、地理环境、经济基础、社会资源等在不同程度上影响着各主要健康产业的布局。

1）自然因素分析。各喀斯特县区的地形情况、地理位置、气候条件、动植物资源等是中药材种植业和旅游业等产业布局的重要自然因素。例如，宜宾市是川藏高原和云贵高原的交汇处，也是三江（金沙江、岷江和长江）的交汇处，其内有 6000 余种动植物资源和 47%的森林覆盖率，还有 30 余处省级和国家级的风景名胜区，如蜀南竹海和兴文石海等；广元市拥有包括红豆杉、珙桐、银杏、香樟、冷杉等约 35 种国家级和省级重点保护的野生植物，以及建成近 50 个国家 A 级旅游景区；泸州市的叙永县和古蔺县因其广袤的林地面积孕育了丰富的林下中药材种植业；巴中市南江县和通江县的原始森林为中药材种植业及其关联产业奠定了良好的发展基础，光雾山的世界地质公园和国家森林公园则是中国最具原生态的生态旅游资源；绵阳市是中国麦冬之乡，其三国蜀道文化、北川羌城旅游区、药王谷和九皇山等是国家重要的景区景点；达州市峰秀峡奇且气候宜人，其秦巴山区遍布1200余种的中药材资源，为生态森林康养和中医药特色康养提供了丰厚的发展基础；雅安市的芦山县和宝兴县拥有丰富而名贵的中药材资源及风光无限的高山河谷、洞穴峡谷、瀑布森林、温泉崖景等景观；成都市有野生家种的药用植物资源，其地处剑门蜀道、峨眉九寨、长江三峡等旅游胜地区域；凉山州深藏邛海泸山、魅力彝族和藏乡文化等；乐山市因其5000余种药材资源而位居全国道地大宗药材品种的数量之首；攀枝花市因其柏林山而号称野生中草药的天然宝库；广安的华蓥市因其丰富的地热资源而适合开发康养旅游业态等。

2）人口因素分析。四川省居民逐年增长的家庭人均消费支出和医疗保健支出及医疗保健支出占人均消费支出的较高比例等（见表6-37），从另一个角度阐释了四川省喀斯特县区大健康产业的强大市场需求。

表6-37　四川省2014～2021年医疗保健支出

年份	全体居民家庭人均消费支出/元	全体居民家庭医疗保健支出/元	医疗保健支出占人均消费支出比例/%	年份	全体居民家庭人均消费支出/元	全体居民家庭医疗保健支出/元	医疗保健支出占人均消费支出比例/%
2014	19110	964	5.04	2018	29924	1569	5.24
2015	21661	1071	4.94	2019	32331	1935	5.98
2016	24381	1173	4.81	2020	31650	1908	6.03
2017	26197	1320	5.04	2021	26971	2281	8.46

数据来源：四川省统计年鉴。

3）政策因素分析。四川省的大健康产业政策重点涵盖了医疗医药领域特别是智慧医疗的发展（见表6-38和表6-39）。例如，《四川省人民政府关于扶持和促进中医药事业发展的实施意见》《泸州市中医药健康服务发展规划（2016—2020年）》《巴中市生物医药产业发展规划（2016—2025年）》等为各喀斯特县区的中医药和生物医药产业发展发挥了重要作用；而《宜宾市“健康宜宾·智慧医疗”信息化建设实施方案（2020—2022年）》《攀枝花市“互联网+医疗健康”示范市建设实施方案》等文件则为相应的喀斯特县区发展智慧医疗服务体系发挥了重要的促进作用。

表6-38　四川省部分大健康产业政策

年份	文件名
2012	《四川省人民政府关于扶持和促进中医药事业发展的实施意见》
2014	《促进健康服务业发展实施方案》
2015	《四川省养老与健康服务业发展规划（2015—2020年）》
2015	《四川省人民政府办公厅关于加快医药产业创新发展的实施意见》
2016	《四川省人民政府办公厅关于促进和规范健康医疗大数据应用发展的实施意见》

续表

年份	文件名
2016	《四川省中医药健康服务发展规划（2016—2020 年）》
2016	《四川省贯彻中医药发展战略规划纲要（2016—2030 年）实施方案》
2017	《四川省中医药大健康产业“十三五”发展规划》
2017	《关于进一步扩大旅游文化体育健康养老教育培训等领域消费的实施方案》
2017	《关于促进医药产业健康发展的实施意见》
2018	《四川省人民政府办公厅关于开展“三个一批”建设推动中医药产业高质量发展的意见》
2019	《四川省人民政府关于推进健康四川行动的实施意见》
2019	《四川省推进“互联网+医疗健康”示范省建设实施方案》
2020	《四川省健康医疗大数据应用管理办法（试行）》
2020	《四川省创建全国医养结合示范省实施方案》
2021	《四川省中医药强省建设行动方案（2021—2025 年）》
2021	《四川省促进养老托育服务健康发展实施方案》
2021	《四川省“十四五”中医药高质量发展规划》

表 6-39　四川省喀斯特地区大健康产业政策

年份	地区	文件
2013	宜宾市	《宜宾市人民政府关于扶持和促进中医药事业发展的实施意见》
2016	泸州市	《泸州市中医药健康服务发展规划（2016—2020 年）》
	巴中市	《巴中市生物医药产业发展规划（2016—2025 年）》
2017	宜宾市	《宜宾市中医药健康服务发展规划（2016—2020 年）》
		《宜宾市医药产业发展规划》
	广元市	《广元市中医药大健康产业“十三五”发展规划》
		《广元市人民政府办公室关于促进和规范健康医疗大数据应用发展的实施意见》
		《广元市中医药健康服务发展规划（2017—2020 年）》
		《关于进一步扩大旅游文化体育健康养老教育培训等领域消费的实施方案》
	雅安市	《雅安市中医药健康服务发展规划（2016—2020 年）》
2018	达州市	《达州市中医药大健康产业发展三年攻坚计划（2018—2020 年）》
2019	成都市	《关于促进成都医药健康产业高质量发展的实施意见》
		《促进成都生物医药产业高质量发展若干政策》
2020	宜宾市	《宜宾市“健康宜宾·智慧医疗”信息化建设实施方案（2020—2022 年）》
	达州市	《达州市现代医药产业园区共建实施方案》
	攀枝花	《攀枝花市“互联网+医疗健康”示范市建设实施方案》
2021	达州市	《达州市中医药强市建设推进方案（2021—2025 年）》
		《达州市医疗卫生与养老服务相结合发展规划（2021—2025 年）》
		《达州市中药材产业发展规划（2021—2025 年）》
	雅安市	《雅安市中医药强市建设行动方案（2021—2025 年）》
		《雅安市医疗保障支持中医药发展若干政策》

6.4.5　产业布局的优化策略

四川省喀斯特县区大健康产业的优化布局主要包括医药康旅和养生养老等产业方面。

（1）医药产业布局的优化策略

四川省借助其丰富的中药材资源及较强大的医药制造业和医疗服务业使其喀斯特县区的医疗服务体系逐步完善，中药养生观念不断深入，中医药产业市场持续看好。因此，各喀斯特县区的医药产业还须借助其布局进一步促进自身的良性发展。

1）区域规划中药材种植业以增强其产业渗透力。尽管各喀斯特县区广泛分布了各类中药材品种，但各地的中药材种植还存在规划程度不高、面积规模偏低、珍贵药材重视不够等问题。因此，各喀斯特县区须在省级政府及其职能部门的统一协调下，以乡镇为区域单位切实做好各品种中药材的种植规划和政策扶持等工作，促使中药材实现种植规范化和效益规模化及发展机制常规化。另外，各喀斯特县区依托相应的科研机构加强对中药材的种植加工，特别是珍稀中药材的培育保护工作及以中药材种植基地、名贵药材培育园区、珍稀植物繁殖基地等形式开展的中药材产业推广。

2）市州鼓励产品研发以壮大中医药产业链条。四川省实力较强的中药材种植规模和医药产品研发能力等为各喀斯特县区壮大其医药产业提供良好的支撑作用。为了壮大中药材的消费需求和转化能力，各喀斯特区域可采取乡镇布局粗加工业和县区布局精细加工业等并辅之以市州布局产品研发机构等方式以降低中药材的生产成本，同时配套交通运输、物流包装和人才培养等服务行业，为中药材及其产品链及产业链的形成加固、研发创新和流通销售提供保障。

（2）旅游产业布局的优化策略

为了深入挖掘旅游产业的发展潜力，四川省喀斯特县区须继续从以下几方面优化其产业布局。

1）基于自然资源和人文优势开发地方特色的旅游产品。各喀斯特县区继续深入挖掘其独一无二的自然资源优势，打造其生态旅游产品并树立品牌标识；依托其独特的传统文化、健康饮食、民族运动等发展休闲养生、度假疗养、休闲探险等旅游线路，并打造其康养旅游品牌；依托其特色中药材资源和民族医药等发展农工商文旅一体化产业等。

2）基于省内科技优势促进智慧旅游业态的发展。各喀斯特县区须借助省内强大的科技优势加强旅游相关基础设施的建设和完善。特别地，各喀斯特县区依托其知名景区打造智慧旅游业态，即基于新一代信息技术持续升级其景区的游览流程和观光导引，以及交通运输、安全卫生和饮食物流等辅助环节。同时，各喀斯特县区基于数字旅游思路和乡村振兴战略等打造其农业观光、养生保健、城乡休闲等旅游业态并注重其民宿经济和农村卫生事业的发展和壮大。

（3）养生养老产业布局的优化策略

四川省喀斯特县区的养生养老产业呈现出基本的面状分布，但还须作如下布局优化。

1）各喀斯特农村依托村屯的福利养老机构完善康养业务。各喀斯特县区统筹财政资金补充农村养老中心的基础设施建设，并特别保障农村特困群众的养老基本服务；各养老中心依靠政府引导社会力量，以各种方式参与养老中心的建设；各级政府鼓励农村的当地居民与养老中心建立互助养老模式并提供志愿服务等。如此，各喀斯特县区通过提供基本养老服务和降低养老服务成本等方式促进农村养老的全面普及和可持续发展。

2）各喀斯特乡镇依据社区经济状况和中老年人健康特征来配备社区养老机构。各社区应根据其经济条件和养老需求配备养老机构的服务设施和护理人员；在国家财政的适当补贴下成立各社区养老机构的日间照料中心和老年人活动中心；引导社会力量参与社区养老机构的管理和运营等。

3）各喀斯特县区依据当地的财政能力和居民意愿打造模范养老机构。各县区应以多样性和舒适性为目标丰富养老服务的内容，着力打造若干有特色、能规范和可创新的模范性养老机构。各养老机构的建设争取财政拨付、社会参与和个人付费相结合；充分发挥养老人员及其家庭成员的积极性和创造性，在养老形式和养老项目等方面不断丰富和发展，以推出养老产业的新模式和新业态。

4）各喀斯特市州适当布局若干智慧养老机构。各市州须采用新一代信息技术提升其养老机构的基本照护功能，包括个人健康管理、高龄老人数据库、医院紧急呼叫、日常智能照料等。各市州养老机构还可通过产学研结合，促进养老设备的智慧化建设，积极引进智能健康电子产品、在线健康服务和智能养老服务；积极引导中药材种植基地、医药医疗企业和康养旅游度假区等牵手智慧养老机构，共同打造现代智慧养老新品牌。

6.5 云南省相关县区大健康产业体系的布局与优化

近年来，云南省大健康产业的规模不断增长，基本形成以中药材的种植加工、生物医药及保健品的研发生产，以及医疗保健服务等为代表的大健康生物医药产业体系，从而成为国家重要的中药现代化科技产业基地和国家生物产业基地。云南省是旅游大省，其旅游资源具有丰富性和独特性。云南省还将传统的中医药产业与旅游产业融合，发展中医药健康养生旅游业。基于云南省的大健康产业发展基础，其喀斯特县区的大健康产业具备了良好的发展前景和特色的产业体系。

6.5.1 理论基础与文献综述

从文献检索中发现，云南省大健康产业的研究问题多集中于大健康产业、生物医药产业和旅游产业等。

1）部分学者分析了云南省大健康产业发展的相关问题，如于博等（2018）从社会、自然和人文三个角度论述了云南省健康产业发展的资源优势；肖丽萍等（2018）基于云南省大健康产业的发展现状，探讨了生物医药产业与其他健康产业的融合发展问题；申珅（2019）总结了云南省昆明市健康产业发展的六种模式及其发展问题；李铭等（2020）基于健康生活目的地，探讨了云南省健康产业的实施路径；李哲等（2021）基于产业投资视角剖析了云南省大健康产业的发展问题并提出了相应的措施建议；申珅（2021）根据国家的相关政策分析了云南省健康产业的发展路径；于博等（2022）采用系统动力学模型模拟和预测了云南省的健康产业发展问题。

2）部分学者特别关注云南省医药产业的发展问题，如徐颖剑等（2017）探讨了云南省中医药健康产业的人才培养和应对策略；韩欣欣等（2017）基于云南省中医药资源的特征探讨了大健康产业的发展趋势；倪萍等（2018）基于云南省生物医药产业的专利情况提出大健康产业的布局建议；章涤凡（2020）基于云南省中医药产业的发展问题，提出集群发展创新和竞争力提升的相关对策；徐颖剑（2020）探讨了云南省中医药健康产业的三种新业态及其发展问题；双凡（2022）基于云南省民族医药的传承保护不足，提出将民族医药融入大健康产业政策建议等。

3）部分学者探讨了云南省旅游产业的发展问题，如何渝煦（2017）基于云南省中医药健康养生旅游的发展现状提出相应的对策措施；殷文明（2022）基于云南省体育旅游产业的发展现状提出其可持续发展路径等。

6.5.2 体系结构的分析与优化

云南省具有发展生物医药和康养旅游等大健康产业的环境、资源和气候等多种优势，其喀斯特县区的大健康产业体系重点包括医药产业和旅游产业等。

（1）大健康产业体系的结构分析

1）医药产业的现状分析。《昆明市统计年鉴》显示，昆明市截至 2018 年拥有近 200 个具有自主知识产权的中药（民族药）品种，其中云南白药喷剂和云南白药膏等中药产品的年销售额超过 10 亿元；昆明市重点发展以重楼、石斛、当归、党参等中药为主的生物医药产业和产品精深加工产业，其中药材种植面积基本保持上升态势，如图 6-8 所示。文山州近几年大力发展以三七为主的中药材产业且发展较为显著，如图 6-9 所示，但三七产量有较大的下滑趋势，如图 6-10 所示。丽江市的生物药材属于高原特色农业并作为全市五大重点产业之一；该市超过半数的乡镇从事中药材种植业，其种植面积在省内处于领先地位且近几年基本保持稳定趋势，如图 6-11 所示[①~③]；该市在 2018 年已经拥有 2 个中药材 GAP 基地认证、3 个云南省著名商标和 1 个地理标志产品保护认证等。迪庆州拥有众多的珍贵中药材，如冬虫夏草、天麻、熊胆、贝母、麝香、珠子参等，其种植面积近几年保持了较稳定的发展趋势，如图 6-12 所示，成为该州农民的重要收入来源。红河州生物药业原料，如灯盏花、银杏、万寿菊、砂仁、板蓝根、葛根等主要分布在泸西、弥勒、金平和红河等县市，其种植面积位居全省第二，且在近几年的原料种植面积基本保持显著的上升趋势，如图 6-13 所示。玉溪市主要种植芦荟、三七、滇重楼、白芨、砂仁、草果等中药材，其生物医药等大健康产业初现蓬勃发展的趋势。

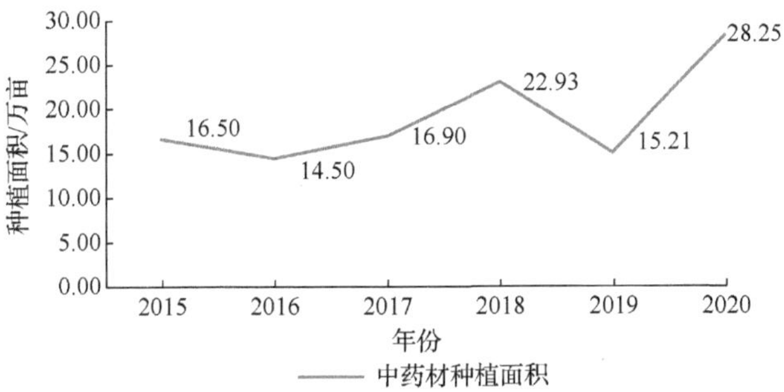

图 6-8　昆明市 2015～2020 年中药材种植面积

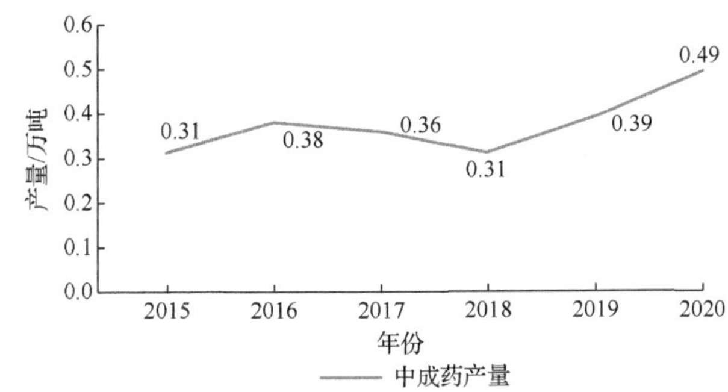

图 6-9　文山州 2015～2020 年中成药产量

数据来源：文山州统计年鉴。

① 李享. 丽江市中药材产业科学有序合理发展[EB/OL]. (2019-01-31) [2023-02-24]. http://lijiang.yunnan.cn/system/2019/01/31/030193201.shtml.

② 木红豆. 丽江市中药材迅猛发展 2019 年产值达 18 亿[EB/OL]. (2020-09-24) [2023-02-24]. https://www.sohu.com/a/420591266_120672025.

③ 佚名. 丽江中药材产业链延长[EB/OL]. (2020-12-13) [2023-02-24]. http://www.yn.gov.cn/ywdt/zsdt/202012/t20201213_214267.html.

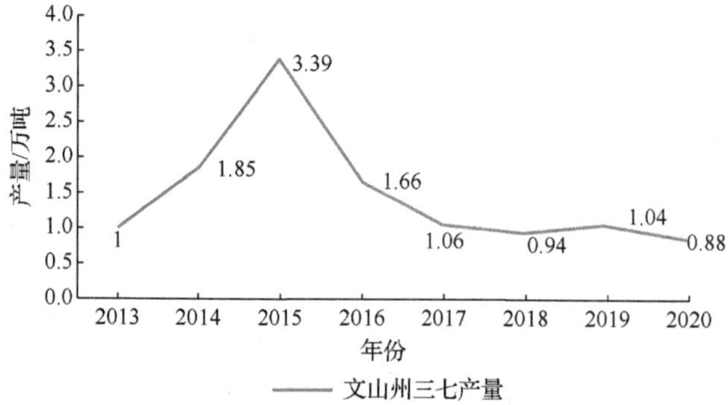

图 6-10　文山州 2013～2020 年三七产量

数据来源：文山州统计年鉴。

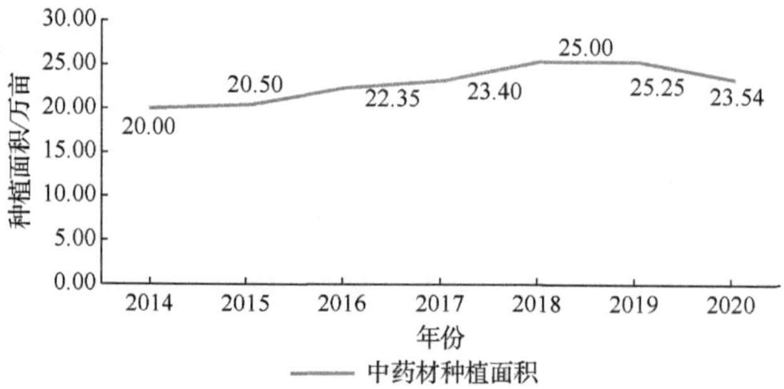

图 6-11　丽江市 2014～2020 年中药材种植面积

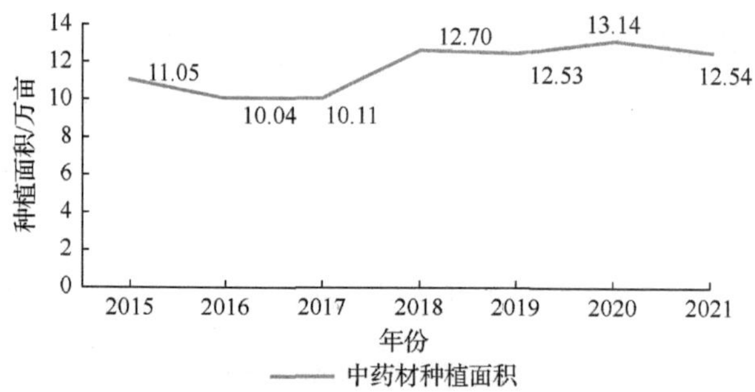

图 6-12　迪庆州 2015～2021 年中药材种植面积

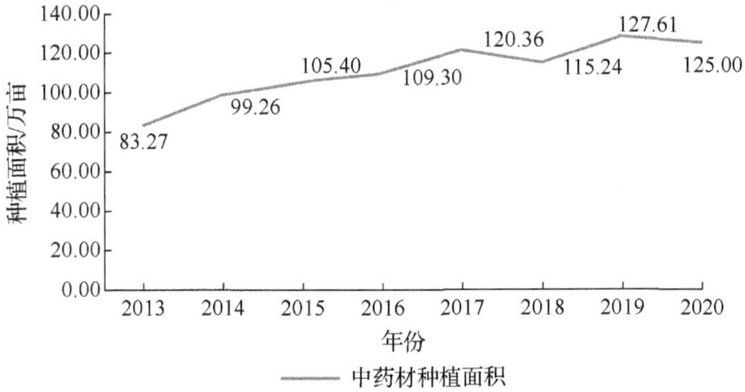

图 6-13　红河州 2013～2020 年中药材种植面积

注：2017 年数据缺失且其值采用差值法估计。

2）旅游产业的现状分析。昆明市因其四季温暖如春而号称“春城”，其因优越的气候条件、独特的自然环境、深厚的文化底蕴和丰富的旅游资源而使旅游业获得持续强劲的发展势头，并在近十年的国内外游客人次和旅游总收入均保持较好的增长态势（见表 6-40）；丽江市天然的康养旅游发展优势使其游客人次和旅游收入逐年增长（见表 6-41）；迪庆州拥有第一个国家级公园（普拉措国家公园）和极具特色的香格里拉品牌，其多姿多彩的自然景观和以藏文化为主的多民族文化共同推动了其旅游产业的快速发展，使其国内外游客人次和旅游总收入均保持较稳定的发展趋势（见表 6-42）；昭通市的农业休闲、文化节庆、康体养生和赛事体育等旅游产品丰富，在近十年的国内外游客人次和旅游总收入均有显著的增长势头（见表 6-43）；保山市近十年持续推动其旅游产业的转型发展，并积极推动其旅游业态转向休闲度假型和康体养生型，其国内外游客人次和旅游总收入近十年获得持续的快速增长势头（见表 6-44）。

表 6-40　昆明市 2013～2020 年旅游业情况

年份	接待旅游数/万人	旅游总收入/亿元	年份	接待旅游数/万人	旅游总收入/亿元
2013	5602.19	515.89	2017	13342.52	1608.66
2014	6268.66	614.77	2018	16053.43	2180.08
2015	6911.40	723.46	2019	18644.03	2733.61
2016	10113.61	1073.53	2020	13641.34	1900.57

资料来源：云南省统计年鉴。

表 6-41 丽江市 2013～2020 年旅游业情况

年份	接待旅游数/万人	旅游总收入/亿元	年份	接待旅游数/万人	旅游总收入/亿元
2013	2079.58	278.66	2017	4069.46	821.90
2014	2663.81	378.79	2018	4643.30	998.45
2015	3055.98	483.48	2019	5402.36	1078.26
2016	3519.91	608.00	2020	2625.11	510.41

资料来源：云南省统计年鉴。

表 6-42 迪庆州 2013～2020 年旅游业情况

年份	接待旅游数/万人	旅游总收入/亿元	年份	接待旅游数/万人	旅游总收入/亿元
2013	1246.53	127.30	2017	2676.89	298.86
2014	1440.89	129.60	2018	2410.2	275.00
2015	1758.07	160.34	2019	2201.77	265.76
2016	1975.72	187.77	2020	851.05	80.8

资料来源：云南省统计年鉴。

表 6-43 昭通市 2013～2020 年旅游业情况

年份	接待旅游数/万人	旅游总收入/亿元	年份	接待旅游数/万人	旅游总收入/亿元
2013	1377.00	58.22	2017	3278.57	213.31
2014	1790.11	76.58	2018	3821.32	311.89
2015	2065.79	113.30	2019	4386.02	319.54
2016	2489.25	147.06	2020	2718.93	205.48

资料来源：云南省统计年鉴。

表 6-44 保山市 2013～2020 年旅游业情况

年份	接待旅游数/万人	旅游总收入/亿元	年份	接待旅游数/万人	旅游总收入/亿元
2013	951.35	65.56	2017	2511.40	263.50
2014	1101.51	87.83	2018	2982.10	336.70
2015	1279.38	112.79	2019	3613.20	442.30
2016	1833.80	173.00	2020	2610.7	263.07

资料来源：云南省统计年鉴。

（2）大健康产业体系的结构优化

1）医药产业的结构优化。云南省医药产业虽然具备多重优势，但存在产业基础薄弱、产品结构单一、创新能力不足等问题。各喀斯特县区推进医药产业发展，可从产业链、产品项目和人才资金等角度做强其生物医药产业。例如，昆明市蕴藏丰富的中药材资源，但存在政策扶持、资金缺乏、野生资源破坏严重、种植规范化程度偏低、加工企业弱小等问题，因而昆明市须营造良好的政策环境、建立多元化的投资渠道、加强中药材的资源保护、积极开展新品种引种优质种苗、建设标准化种植基地、大力培育骨干加工企业等，并通过中成药、中药饮片、中药提取物、保健食品等多产品格局，不断延伸其生物医药产业链；文山州在发展以三七为主的生物医药产业过程中存在农户粗泛种植、中药品种散乱、加工企业弱小、规模种植进度缓慢等问题，因而该州须扩大以三七、石斛、八角等品种为主的种植规模，布局其精深加工企业等；迪庆州中药材虽然拥有悠久的种植历史，但存在经济体量小、科技支撑力不足、种植规模小且品种单一等问题，因而该州须通过规范中药材的种植管理技术及扶持和培育种植加工的龙头企业等措施来强化其中医药产业发展基础；红河州的中药材虽然种植品种多但也缺乏人工规模栽培、野生资源破坏、稀缺资源濒临灭绝、常用中药资源短缺等问题，因而该州须提高资源保护意识、增强品种更新能力、加快种植基地建设和实现中药材一体化发展；玉溪市在加强生物技术药（如基因疫苗等）、特色中药材和优势民族药的发展基础，补充其他如单抗等为代表的生物技术药，以及以中成药为核心的民族药和特色药；玉溪市须基于产业平台促进骨干企业聚集、产业规模增强、配套产业发展等。

2）旅游业的结构优化。①各喀斯特县区须逐步降低观光型旅游模式，使其避免超越生态承载力。②各喀斯特县区须在原有旅游发展模式的基础上逐步重视康养旅游业态和智慧旅游模式的发展。③各喀斯特县区须重视其民族传统文化和民族体育项目的传承和发展，从而逐步重视文体旅农工商多产业融合发展的模式。

6.5.3　体系功能的分析与优化

该部分简述云南省各喀斯特县区医药产业和旅游产业的功能分析和优化对策。

（1）医药产业的功能分析与优化对策

1）云南省部分喀斯特县区受益于中药材种植业和中医药制造业而获得了显著的经济效益，如云南田七牙膏和云南白药等知名品牌为当地的经济发展注入了持久的活力；中药材的种植周期相对较长但投资较少且销售稳定，可有效增加当地就业并提高农民收入。

2）云南省多数喀斯特市州如文山州等与越南、老挝、缅甸等国山水相依，其健康习俗和养生文化相近，造就了中医药特别是民族医药成为与相邻国家友好往来的合作平台，为云南喀斯特边境山区的民族团结和边境稳定发挥了特殊的推动作用。

3）云南省各喀斯特县区聚居有水族、傣族、景颇族、布依族、白族、哈尼族等 25 个少数民族，且各民族在长期的生产生活实践中形成了独特的民族医药文化。鉴于中医药和民族医药等是我国文化的特有成分，因而云南省医药产业的发展壮大也为我国文化传承做出应有的贡献。

4）云南省若干知名医药品牌如云南白药等原材料多来源于各喀斯特县区的中药材种植产业，因而其医药产业也发挥了重要的生态效益。但是，云南省喀斯特县区的医药产业功能还可以基于已有成绩开展进一步的优化。①基于知名中药材或者医药品牌等积极开发和创新中药材产品，既可获得经济效益又能增加生态效益。例如，云南白药的主要成分包括三七、淮山药、苦良姜、老鹳草等多种中草药，而基于云南白药研制的云南白药牙膏及其他保健类产品将扩大三七和淮山药等中药材的需求量，从而引起相关中草药种植业及加工业的扩张等。②政府部门和行业组织继续打造和强化各种交流平台特别是对外贸易和科研平台等，将有效促进云南省各喀斯特县区与国内发达地区和东南亚诸国的文化交流和民间合作。特别地，云南省政府可积极鼓励各喀斯特县区自行组织各种医药医疗相关的文化交流会和贸易洽谈会，或合作共建各类医药医疗类的科研活动和产业项目等，将直接促进各喀斯特县区医药产业的文化功能和政治作用。

（2）旅游产业的功能分析和功能优化

1）各喀斯特县区的旅游业持续处于上升发展阶段并为当地获得了良好的经济效益（见表 6-40～表 6-44）。

2）各喀斯特县区的旅游业积极宣传和有效传承了各民族的文化传统习俗，如傣族的泼水节、彝族的火把节和大理白族“三月三”等。

3）云南省及其喀斯特县区的旅游业吸引了大批的国内外游客，积极促进了国内民族团结与国际合作交流。

4）各喀斯特县区如普洱县、丽江市、玉溪市等通过倡导绿色全域旅游和生态旅游等模式，对当地的生态建设和环境保护发挥了积极的意义。即便如此，云南省各喀斯特县区的旅游产业还须科学规划并合理布局，如各景区需要科学评估当地的环境承载力而有效控制游客流量；各区域积极与国内外相关组织特别是国外经贸协会等搭建各种交流平台，深化多方交流与合作；各地方政府基于旅游业制定措施有效带动文体旅农工商的一体化发展而更突出其经济效益的作用；各喀斯特县区充分挖掘当地的文化习俗，通过旅游业发展为各民族农民谋取更优质的生活质量并为少数民族的乡村振兴做出更突出的贡献。

6.5.4　产业布局的影响因素分析

云南省各喀斯特县区的自然地理环境和民族风情韵味等，对其大健康产业体系的布局发生了深刻的影响作用。

1）自然因素分析。昆明市地处云贵高原并属亚热带低纬度高原山地气候，其因四季如春且风光秀美而成为旅游业良好的资源基础；曲靖市近一半面积的森林覆盖率和丰富的地热资源，使其拥有众多的旅游景区和风景名胜区成为最佳的康养基地；文山州号称“中国三七之乡”，是全国三七中药材最大的种植基地和加工基地；迪庆市拥有悠久的藏药历史，富有冬虫夏草、红白雪茶、雪莲花、藏红花、红景天、天麻、贝母、当归等特色野生药材，其香格里拉的知名品牌、三江并流的世界自然遗产及多民族融合等为其旅游业的发展奠定了资源基础；红河州的亚热带原始森林遍布了野生动植物资源并号称“滇南生物基因库”；玉溪市 90%的山地湖泊和峡谷平坝非常适宜植物资源生长；保山市的高黎贡山和罗岷山及澜沧江和怒江等为其造就了丰富的地质奇观；昭通市的西部大峡谷和黄连河瀑布群及豆沙古镇和扎西会议旧址被开发为当地的旅游文化景区等。

2）人口因素分析。云南省的居民消费情况为其喀斯特县区的大健康产业发展奠定了强劲的市场基础。据相关数据显示，云南省城镇和农村近十年来的家庭人均消费支出和医疗保健支出基本保持较为稳定的增长态势（见表 6-45）。

表 6-45　云南省的居民人均消费支出与医疗保健支出情况表

年份	城镇居民家庭人均消费支出/元	城镇居民家庭医疗保健支出/元	医疗保健支出占人均消费支出比例/%	农村居民家庭人均消费支出/元	农村居民家庭医疗保健人均支出/元	医疗保健支出占人均消费支出比例/%
2014	16268	1115	6.85	6030	514	8.52
2015	17675	1352	7.65	6830	578	8.46
2016	18622	1527	8.20	7331	620	8.46
2017	19560	1787	9.14	8027	682	8.50
2018	21626	1875	8.67	9123	846	9.27
2019	23455	2048	8.73	10260	936	9.12
2020	24569	1547	6.30	11069	981	8.86
2021	27441	2552	9.3%	12386	1059	8.55%

注：数据来源于中国统计年鉴。

3）政策因素分析。近十余年，云南省制定了一系列政策大力推进其大健康产业的发展壮大，其领域主要包括医药产业、智慧医疗、旅游融合等（见表 6-46）。例如，《云南省生物医药和大健康产业发展规划（2016—2020 年）》《关于助推生物医药与大健康产业发展的意见》等政策对推动云南省及其喀斯特县区的生物医药大健康产业的创新升级和快速发展发挥了积极的作用；《云南省人民政府办公厅关于促进和规范健康医疗大数据应用发展的实施意见》《云南省人民政府办公厅关于促进“互联网+医疗健康”发展的实施意见》等文件有效地推动了云南省及其喀斯特县区的健康医疗设备制造业及相应大数据产业的发展；《云南省进一步扩大旅游文化体育健康养老教育培训等领域消费的实施方案》为促进旅游业与其他产业的融合发挥了显著的促进作用。另外，各喀斯特县区分别制定了相关政策，以便于各地充分利用中医药资源优势和把握中医药产业的发展机遇（见表 6-47）。例如，《昭通市加快中医药发展行动计划（2015—2020 年）》《云南省迪庆藏族自治州藏医药条例》等指明了藏医藏药的服务与传承、保护与发展及教育与科研等内容；《文山州人民政府关于加快生物医药产业高质量发展的意见》等政策为保护和促进当地中药材种植及其相应医药产业的发展发挥了积极的作用；《昆明市人民政府办公室关于全面放开养老服务市场提升养老服务质量的实施意见》《红河州人民政府关于加快发展养老服务业的实施意见》等文件指明了医疗卫生与养老服务的具体发展内容和详细工作措施。

表 6-46　云南省部分大健康产业政策

年份	文件名
2016	《云南省生物医药和大健康产业发展规划（2016—2020 年）》
2016	《关于助推生物医药与大健康产业发展的意见》
2016	《云南省生物医药和大健康产业发展三年行动计划（2016—2018 年）》
2016	《云南省人民政府办公厅关于促进和规范健康医疗大数据应用发展的实施意见》
2017	《云南省进一步扩大旅游文化体育健康养老教育培训等领域消费的实施方案》
2017	《云南省人民政府办公厅关于促进医药产业健康发展的实施意见》
2019	《云南省人民政府办公厅关于促进“互联网+医疗健康”发展的实施意见》
2020	《云南省深化医药卫生体制改革 2020 年重点工作任务》
2020	《云南省人民政府办公厅关于促进全民健身和体育消费推动体育产业高质量发展的实施意见》
2021	《云南省深化医药卫生体制改革 2021 年重点工作任务》
2021	《关于加快中医药特色发展的若干措施》
2021	《云南省人民政府办公厅关于建立健全养老服务综合监管制度 促进养老服务高质量发展的实施意见》

表 6-47　云南省喀斯特地区部分大健康产业政策

年份	地区	文件名
2015	昭通市	《昭通市加快中医药发展行动计划（2015—2020 年）》
2016	昆明市	《云南省昆明市“十三五”时期体育产业发展规划》
2016	红河州	《红河州人民政府关于加快发展养老服务业的实施意见》
2016	红河州	《红河州生物医药和大健康产业发展规划（2016—2020）》
2019	昆明市	《昆明市大健康产业发展规划（2019—2030 年）》
2019	昆明市	《昆明市人民政府办公室关于全面放开养老服务市场提升养老服务质量的实施意见》
2019	迪庆州	《云南省迪庆藏族自治州藏医药条例》
2019	临沧市	《临沧市中药材产业发展规划（2019—2030 年）》
2020	文山州	《关于加快生物医药产业高质量发展的意见》
2020	文山州	《文山州人民政府关于加快生物医药产业高质量发展的意见》
2020	文山州	《文山州大健康产业发展规划（2020—2025）》
2021	昆明市	《关于建立健全养老服务综合监管制度促进养老服务高质量发展的实施方案》
2021	昆明市	《昆明市健康城市建设发展规划（2020—2025）》
2021	红河州	《推进健康红河行动实施方案》
2021	文山州	《文山州促进养老托育服务健康发展实施方案》
2021	文山州	《文山州加快发展体育产业实施意见》

6.5.5　产业布局的优化策略

云南省各喀斯特县区的大健康产业布局的优化策略将主要体现在医药产业、康养旅游产业和智慧养老产业等。

（1）医药产业的布局优化

云南省各喀斯特县区须积极面对我国的老龄化趋势及较为完善的医疗服务体系和不断深入的中医药养生观念而优化其医药产业的布局策略。

1）各喀斯特县区须发展好中药材种植业并增强其产业辐射面。云南省喀斯特县区的中医药产业普遍存在种植业规范程度不高和珍稀植物规模化偏低的问题。因此，云南省各喀斯特县区须做好政策扶持工作并完善中医药的政策体系，建立健全各品种特别是珍稀植物和特色中药材的发展机制。具体措施包括：种植业须基于乡镇行政区域而规划布局；各喀斯特乡镇要增强民众对珍稀药材的保护意识；每个乡镇培育 2～3 种地方特色药材、名贵药材和珍稀药材，并建立其种植园区和繁育基地，实现药材的规范化和规模化种植。

2）各喀斯特县区须重视中药材加工业的发展。具体措施包括：中药材加工企业须基于县区视角而规划布局；各喀斯特县区针对其规划种植的中药材而扶持若干加工类企业特别是精深加工企业，以实现中药材的属地加工。

3）各喀斯特市州须重视中医药制药业的发展。具体措施包括：制造业须基于市州区域而规划布局；每个喀斯特市州可扶持和引进若干医药制造类企业，以满足当地中药材的消费需求；支持医药产业重大项目的发展建设；推进以生物医药产品、医疗器械产品、健康及养生产品等流通为主体的生物医药产业发展。

4）云南省须基于其医学类特别是中医药类的高等院校，积极面向省内特色中药材的种植、研发和销售等环节开展医药产品研发和建立产学研机制，实现属地中药材的精深加工、产品链细化、产业链形成和人才库培育等。

（2）康养旅游产业的布局优化

云南省各喀斯特县区可利用其适宜的海拔地形和温度湿度等条件发展康旅产业壮大旅游产业。《国家康养旅游示范基地标准》指出，康养旅游是指通过养颜健体、营养膳食、修心养性、关爱环境等各种手段，使人在身体、心智和精神上都达到自然和谐的优良状态的各种旅游活动的总和。随着生活水平的日益提高，越来越多的人注重生活品质的提高，使得康养旅游成为具有较高发展潜力的新兴业态。云南省喀斯特县区依托自然环境优势积极推进康养旅游产业发展，其产业布局优化策略主要包括以下内容。

1）各喀斯特县区须因地制宜发展具有地方特色的康养旅游路线。具体措施包括：深入挖掘独特的自然资源而打造其自然生态旅游的品牌标识；依托独特的地势山貌、良好的生态资源、传统的健康饮食和优秀的传统文化等开发相应的生态景观、度假观光、体育休闲等旅游线路等。

2)各喀斯特县区应持续完善康旅相关的服务性基础设施建设。具体措施包括：改善交通线路、网络信息、物流运输、环境卫生等公共服务设施；实施数字乡村发展战略，积极推动“互联网+旅游”发展模式；打造智慧旅游服务平台和咨询中心，关注游客合理诉求；发展民宿经济和乡村旅游，打造农业观光型、养生保健型、城乡休闲型等旅游新模式。

3）推进康养旅游与第一、第二、第三产业共同发展特别是与相关产业的协同发展。具体措施包括：延长旅游产业链和实现集群式发展，构造康养旅游生态圈；鼓励现代医疗机构和名贵中药材种植基地等与康旅产业融合发展；拓展医疗旅游特别是中医特色医疗旅游的旅游新模式等。

（3）智慧养老产业的布局优化

新一代信息技术的应用和普及为传统的养老产业和医疗行业注入了新的发展活力。养老产业涵盖了老年人的医疗照护、文化娱乐和社会沟通等诸多方面。云南省各喀斯特县区须借助互联网等新一代信息技术积极拓展布局智慧养老产业。具体措施包括：面向县区积极布局建设智慧养老服务平台以健全老年人的健康管理；面向社区健全空巢、失独和失能等类型老人特别是高龄老人的信息化管理系统；面向全体老年居民建立健全各类健康档案和病例档案等并建立基础数据库；面向乡镇推动医疗机构与养老机构合作共建“互联网+医疗+养老”的服务模式；面向企业推动智能健康电子产品创新和在线健康服务创新并丰富健康养老服务业态；以县区为区域重点扶持若干生物技术园区和医药产业园；以市州为区域布局建设若干健康养生城、生物医药研发基地和医疗器械高新技术产业基地等。

参考文献

阿尔佛雷德·韦伯，1997．工业区位论[M]．北京：商务印书馆．

安虎森，1997．增长极理论评述[J]．南开经济研究（1）：31-37．

柏文婕，石清兰，2020．基于中医药产业的广西民族地区村级经济模式及实现路径探讨[J]．农村经济与科技，31（8）：176-177．

常悦，杜薇，周涵妮，等，2020．大数据背景下贵州省健康养生产业营销现状及对策研究[J]．中国市场（9）：126-128．

陈东升，2020．长寿时代的理论与对策[J]．管理世界，36（4）：66-86，129．

陈福中，蒋国海，2020．金融协同对区域产业布局的影响研究：兼论京津冀与长江经济带产业布局的金融协同效应[J]．兰州学刊（1）：90-108．

陈建军，2002．中国现阶段产业区域转移的实证研究[J]．管理世界（6）：64-74．

陈建勋，马良才，于文龙，等，2006．“健康管理”的理念和实践[J]．中国公共卫生管理，22（1）：7-10．

陈柯，王辉，李赵迪，等，2020．林下养生产业发展与森林资源保护问题思考[J]．林业经济，42（2）：93-96．

陈南江，庄伟光，2018．健康中国战略下创新发展广东康养优质旅游研究[J]．广东经济，260（3）：32-37．

陈其兰，2017．中药材产业选择、特性及展望：以贵州省为例[J]．当代经济（7）：48-50．

陈睿，2019．数字经济时代旅游产业发展思路初探：以重庆市两江新区为例[J]．旅游纵览（下半月），291（6）：82．

陈胜良，潘慧，高欣，等，2019．健康养老养生产业模式创新：以广西健康养老养生产业发展为例[J]．经济与社会发展，17（4）：35-41．

陈文福，2005．西南喀斯特地区经济可持续发展研究[D]．成都：四川大学．

陈煜，李娜，童宗睿，等，2018．广东特色天然材料在大健康产业中的应用现状及发展：以河源市为例[J]．热带农业科学，38（6）：111-117．

陈月桥，毛德文，吴凤兰，等，2021．发展广西少数民族地区中医药产业以振兴村级集体经济的路径浅析[J]．广西医学，43（18）：2271-2273．

程臻宇，2018．区域康养产业内涵、形成要素及发展模式[J]．山东社会科学（12）：141-145．

崔之久，高全洲，刘耕年，等，1996．夷平面、古喀斯特与青藏高原隆升[J]．中国科学（D辑），26（4）：378-385．

邓三龙，2017．打造国际知名的森林康养目的地[J]．新湘评论，215（11）：54-55．

邓万里，周大茂，2016．打造大健康医药产业示范区[J]．当代贵州（18）：36-37．

邓沂，马波，汪荣斌，2015．老龄化背景下安徽省中医养老产业发展对策的探讨[J]．中国卫生产业，12（29）：8-11．

丁宁宁，2010．国际养生养老“产业”发展趋势[J]．政策瞭望（9）：48-49．

丁文珺，熊斌，2022．加快推进健康养老产业发展[J]．宏观经济管理，463（5）：67-75，84．

杜能，1986．孤立国同农业和国民经济的关系[M]．吴衡康，译．北京：商务印书馆．

段晓梅，2012．旅游型城市大健康产业发展机制研究：以桂林市为例[J]．Scientific Research：50-53．

樊秀峰，康晓琴，2013．陕西省制造业产业集聚度测算及其影响因素实证分析[J]．经济地理，33（9）：115-119，160．

范松梅，白宇飞，2020．中国体育产业发展与体育系统人力资源投入关系的实证分析[J]．北京体育大学学报，43（9）：48-56．

范月蕾，毛开云，陈大明，等，2017．我国大健康产业的发展现状及推进建议[J]．竞争情报，13（3）：4-12．

冯秋瑜，2017．养老养生产业与民族医药融合发展研究：以桂西H市为例[J]．广西民族大学学报（哲学社会科学版），39（3）：43-47．

冯佺光，2011．养老社会工程及其产业化发展[J]．重庆理工大学学报（社会科学），25（6）：24-31．

符天俊，2017．多要素融合发展，构建产业竞争力：海南省“候鸟型”养生养老产业项目建设的思考[J]．中国工程咨询（8）：44-45．

付琳，2017．焦作健康养老服务产业发展和休闲养生地建设研究[J]．现代经济信息（21）：485-486．

宫洁丽，王志红，翟俊霞，席彪，2011．国内外健康产业发展现状及趋势[J]．河北医药，33（14）：2210-2212.
龚三乐，吴定伟，温雪，等，2019．广西健康养老养生产业投资环境分析[J]．改革与战略，35（2）：116-124.
关鹏，潘禹臣，刘东业，2017．国内健康养生产业分析[J]．南方农机，48（6）：190，192.
关晓光，黄琦，何畅，等，2020．黑龙江省中医时尚养生产业发展的对策研究[J]．中国医药导报，17（6）：185-188.
关雪凌，2019．健康产业创新生态系统构建及发展对策研究[J]．卫生经济研究，36（10）：61-64.
高凤莲，段会娟，2010．产业集聚与经济增长研究概述[J]．科技进步与对策，27（24）：147-150.
广西中医药大学赛恩斯新医药学院，2016．深入推进应用转型 创新改革协同育人模式[J]．广西中医药，39（2）：2.
郭艳华，阮晓波，周晓津，2014．广州发展健康产业的思路与对策建议[J]．广东科技，23（5）：50-55.
海青山，金亚菊，2017．大健康概念的内涵和基本特征[J]．中医杂志，58（13）：1085-1088.
韩秋，王欢欢，沈山，2019．我国康养产业发展的实践路径[J]．旅游纵览（下半月），297（12）：110-112.
韩欣欣，徐颖剑，章涤凡，等，2017．云南中医药健康产业发展趋势及特征分析[J]．中国医药导报，14（18）：168-171.
何冬梅，王增文，2019．养老产业与区域经济耦合协调度时空演变研究：以江苏省为例[J]．管理现代化，39（2）：16-22.
何莽，2017．基于需求导向的康养旅游特色小镇建设研究[J]．北京联合大学学报（人文社会科学版），15（2）：41-47.
何莽，2017．中国康养产业发展报告（2017）[M]．北京：社会科学文献出版社.
何秋洁，杨翕雅，陈国庆，2022．共享经济背景下四川产业融合发展创新路径研究[J]．黄河科技学院学报，24（10）：39-44.
何秋洁，赵睿，陈国庆，2021．健康产业功能区与主体功能区协同发展路径研究：以成都市为例[J]．攀枝花学院学报，38（1）：46-55.
何星亮，2013．文化功能及其变迁[J]．中南民族大学学报（人文社会科学版），33（5）：33-41.
何勇，黄建华，申良法，2018．天府中医药文化引领成都大健康产业生态圈建设的思考[J]．先锋（1）：43-45.
何渝煦，2017．云南省中医药健康养生旅游的现状与对策[J]．旅游研究，9（2）：16-21.
贺爱忠，张凡，2019．湖南省大健康产业主导产业选择研究[J]．商学研究，26（3）：92-99.
胡丽华，2018．营利性养老服务机构的建设与发展研究：以广西为例[J]．经济研究参考，2895（47）：77-81.
胡启相，叶金龙，杨少杰，等，2019．打造昆明北部生物产业研发创新基地，支撑昆明大健康产业示范区建设[J]．产业科技创新，1（1）：1-3，14.
黄柳，2018．基于供给侧结构性改革推进湖南健康养老产业发展研究[J]．湖南行政学院学报，111（3）：16-21.
黄瑞玲，2019．乐业：有机农业产业 助推旅游养生业有效发展[J]．广西经济（3）：67-68.
黄雪丽，张蕾，2019．森林康养：缘起、机遇和挑战[J]．北京林业大学学报（社会科学版），18（3）：91-96.
姜军亮，2018．论西南民族体育文化的地域性[J]．贵州民族研究，39（10）：132-136.
姜睿，苏舟，2012．中国养老养生地产：内涵、前景与开发策略[J]．华东经济管理，26（12）：44-48.
金碚，2019．关于大健康产业的若干经济学理论问题[J]．北京工业大学学报（社会科学版），19（1）：1-7，84.
敬静，凌雪梅，袁淑兰，2010．四川生物医药 CRO 公共服务平台建设与发展策略研究：基于 SWOT 分析范式[J]．科技管理研究，30（1）：43-44，48.
鞠川阳子，2009．银发产业三维产业链的潜力[N]．第一财经日报，2009-10-30.
康佳丰，栗荣剑，罗炜斌，2016．区域养老均衡化问题研究[J]．宏观经济管理（9）：43-46.
蓝毓营，韦兆钧，徐方明，等，2012．广西中医药产业政策法规体系研究[J]．大众科技，14（8）：159-161.
雷顺群，2017．大健康的核心思想和中心内容[J]．中医杂志，58（2）：91-95.
李泊溪，2001．中药现代化产业推进战略的若干思考[N]．中国经济时报，2001-08-14（007）.
李常官，2013．基于钻石模型的广西玉林市中医药产业竞争优势分析[J]．学术论坛，36（11）：110-112.
李晨辉，2010．广西与东盟合作发展中医药产业的探讨[J]．广西轻工业，26（1）：67-68.
李刚剑译，阿尔弗雷德 • 韦伯，1997．工业区位论[M]．北京：商务印书馆.
李高聪，2014．中国南方喀斯特地貌全球对比及其世界遗产价值研究[D]．贵阳：贵州师范大学.
李江，刘文蕾，梁钰，2015．中国大健康产业全要素生产率分析[J]．中国人口 • 资源与环境，25（S2）：62-64.
李姣，陈科全，贾引狮，2016．广西中医药知识产权保护问题与对策分析[J]．现代商贸工业，37（19）：146-148.

李铭，高丽萍，马华，2020．健康产业助力云南“健康生活目的地”建设路径探究[J]．云南社会科学，236（4）：152-158.
李秋蓉，2020．普洱“百草根”美食文化旅游节对民族药膳健康养生产业的思考[J]．普洱学院学报，36（1）：75-77.
李松岸，张婕好，2019．湖南省健康产业发展的机遇、挑战及对策研究[J]．山西农经（11）：43-45.
李小刚，刘平，2015．自贡特色休闲体育旅游发展刍议[J]．中华文化论坛，114（10）：177-180.
李旭东，张善余，2006．贵州喀斯特高原人口分布与自然环境定量研究[J]．人口学刊（3）：49-54.
李哲，罗寅，白鸿雋，2021．云南大健康产业可持续发展路径分析与思考：基于产业投资视角[J]．科技和产业，21（9）：247-253.
林俊清，2001．贵州喀斯特与非喀斯特地貌分布面积及其特征分析[J]．贵州教育学院学报（自然科学）（4）：43-46.
林映梅，2017．用发展新理念引领健康产业发展：以湖南省为例[J]．中共云南省委党校学报，18（5）：141-144.
刘昌平，殷宝明，2011．发展养老产业 助推老龄经济[J]．学习与实践（5）：25-31.
刘邓，2020．全域旅游视野下健康养生旅游发展对策[J]．农村经济与科技，31（3）：102-103.
刘方柏，2019．四川农村发展健康产业问题探究[J]．四川农业与农机，227（3）：6-9.
刘海平，汪洪波，2020．“大健康”视域下中国城市社区“体医融合”健康促进服务体系的构建[J]．首都体育学院学报，32（6）：492-498.
刘欢，马珂，2015．建设养生养老基地问题研究：以河南省信阳市为例[J]．改革与开放（11）：89-90.
刘蕾，鄢章华，2016．大数据背景下大健康产业的小应用发展模式研究[J]．管理现代化，36（6）：19-21.
刘萍，2017．四川民族地区旅游经济论析[J]．黑龙江民族丛刊，161（6）：53-57.
刘庆余，弭宁，2016．全域旅游视野下健康养生旅游发展对策[J]．旅游学刊，31（11）：4-6.
刘杨星，黄毅，2018．西部民族地区乡村旅游扶贫机理与路径选择：以四川阿坝藏族羌族自治州为例[J]．农村经济，433（11）：73-79.
刘瑶，廖菁，2017．湖南省医养产业发展策略研究探讨[J]．湖南中医杂志，33（4）：198-200.
刘治彦，王琪延，龚江辉，2015．生态休闲养生城市评价指标体系构建[J]．企业经济（12）：45-50.
罗伊·哈罗德，1981．动态经济学[M]．北京：商务印书馆.
罗勇，高爽，2019．异质性人力资本、产业转移和产业结构优化[J]．工业技术经济，38（12）：41-50.
麻益军，2013．“农家乐”与养生（养老）产业经济的融合研究：以丽水市为例[J]．安徽农业科学，41（6）：2559-2561.
马克思，2014．资本论[M]．郭大力，王亚南，译．上海：上海三联书店.
孟军本，2019．孟子养老思想指导下的陕南山区防返贫机制研究：基于养生养老产业的视角[J]．中国经贸导刊（中）（2）：65-67.
孟艳春，2010．中国养老模式优化探析[J]．当代经济管理，32（9）：56-58.
孟艳春，2011．中国养老模式与优化路径探析[J]．河北学刊，31（1）：129-132.
莫海量，2012．广西养老环境的地域特征与养老产业发展模式研究[J]．规划师，28（S2）：258-261.
倪郭明，朱菊萍，李思慧，2018．大健康产业发展的国际经验及对我国的启示[J]．卫生经济研究（12）：64-68.
倪萍，双凡，2018．基于云南省生物医药与大健康产业的专利分析与布局建议[J]．科技和产业，18（6）：29-35.
宁泽璞，刘东亮，肖德华，等，2015．基于 SWOT-PEST 分析的湖南省健康养生产业发展研究[J]．湖南中医杂志，31（9）：196-199.
潘慧，余宇新，2019．发达国家发展养老养生产业经验及其启示[J]．改革与战略，35（2）：107-115.
齐谋甲，1991．依靠技术进步，发展我国医药事业[J]．经济工作通讯（5）：8.
邱希，杜振巍，2021．“健康中国 2030”背景下全民健身与全民健康深度融合发展的基本态势及发展策略[J]．武汉体育学院学报，55（11）：41-49.
屈双荣，2003．基于 GIS 重庆岩溶区景观格局状况分析[D]．重庆：西南农业大学.
任小巧，倪健，杜守颖，等，2014．贵州中药产业发展现状及战略思考[J]．中国中医药信息杂志，21（2）：1-4.
申珅，2019．边疆民族地区大健康产业发展问题探究：以云南省昆明市为例[J]．中共云南省委党校学报，20（4）：112-116.
申珅，2021．云南健康产业发展路径探析[J]．创造，29（9）：39-41.
沈映春，贾雨洁，2019．京津冀一体化过程中区域产业与人才结构协调适配度研究[J]．税务与经济（4）：41-49.

双凡，2022．大健康产业背景下云南民族医药保护与发展问题研究[J]．未来与发展，46（7）：13-19．
苏昌贵，魏晓，刘雨婧，等，2018．产业融合视域下健康养老产业发展研究：以郴州市为例[J]．经济地理，38（1）：135-141．
苏乃坤，2013．立足秦岭生态优势发展养老养生产业[J]．产业与科技论坛，12（24）：33-34．
苏汝劼，张寰宇，2018．利用互联网金融发展中国健康产业的模式和途径分析[J]．宏观经济研究（3）：118-124，147．
唐钧，2020．大健康与大健康产业的概念、现状和前瞻：基于健康社会学的理论分析[J]．山东社会科学（9）：81-87．
唐亚林，张潇，2019．国家健康养老养生产业发展政策体系的历史演变及发展模式的转型研究[J]．广西财经学院学报，32（3）：1-13．
田香兰，2010．养老事业与养老产业的比较研究：以日本养老事业与养老产业为例[J]．天津大学学报（社会科学版），12（1）：29-35．
王波，甄峰，沈丽珍，等，2012．健康产业发展与健康城规划探析：以秦皇岛市南戴河国际健康城为例[J]．规划师，28（7）：36-40．
王禅，杨肖光，白冰，等，2014．美国健康产业发展及对我国的启示[J]．中国卫生经济，33（12）：116-119．
王芳，李响，2019．依托山水生态资源发展健康养生养老产业[J]．低碳世界，9（11）：316-317．
王锋，杨政水，2017．大健康产业发展模式的构建与选择：以贵州省铜仁市为例[J]．农村经济与科技，28（17）：196-200．
王汇闽，陈瑶，南美花，2019．贵州省中医药产业扶贫长效机制建设研究[J]．法制与社会（14）：179-180．
王会儒，姚忆，2017．“传统养生体育+医疗+养老”的老年健康干预模式构建[J]．中国体育科技，53（3）：8-13．
王世杰，张信宝，白晓永，2015．中国南方喀斯特地貌分区纲要[J]．山地学报，33（6）：641-648．
王淑娟，2012．区域合作视角下京津冀、环渤海旅游产业带协调机制研究[J]．学术探索（2）：87-90．
王维，马静，李宏扬，2018．我国养老产业区域发展环境分析与评价[J]．商业经济研究（15）：185-189．
王伟，陈懿，覃亚宁，等，2015．新常态下中药制造企业生产经营问题及对策研究[J]．中国商论（23）：17-19．
王文娟，杜晶晶，2015．“医药分开”政策对医疗费用的影响机制探索：医生收入、医院收入的中介效应[J]．中国软科学（12）：25-35．
王文龙，2019．城市生产要素下乡带动乡村振兴的实现机制研究：基于湖州休闲养老产业典型案例分析[J]．经济体制改革，214（1）：82-87．
王秀华，2015．发展大健康产业-培育新的经济增长点[J]．法制与经济·经济观察：120-122．
王艺润，金鑫，杨恺钧，2019．中国康养产业开发建设适宜性评价指标体系研究综述[J]．现代商业（15）：10-11．
王永厅，2018．中国西南喀斯特地区贫困治理问题研究[D]．西安：陕西师范大学．
温锋华，吕迪，2013．转型期中国养老产业基地系统规划框架初探[J]．中国人口·资源与环境，23（S2）：484-487．
温宇航，张晓英，林雨真，2018．新经济时代广东老年健康旅游产业发展对策研究[J]．现代商业，503（22）：48-49．
吴端生，曾宏喜，黄红林，等，2015．湖南省生物医药产业发展现状与对策研究[J]．中国医药导报，12（27）：129-133．
吴黎围，熊正贤，2020．区块链视域下康养休闲特色小镇同质化问题及破解：以云贵川地区为例[J]．湖北民族大学学报（哲学社会科学版），38（3）：64-72．
吴雪，2021．智慧养老产业发展态势、现实困境与优化路径[J]．华东经济管理，35（7）：1-9．
吴铀生，2015．民族医药文化产业生存环境与发展路径探索：以四川民族地区为例[J]．西南民族大学学报（人文社科版），36（8）：141-146．
吴玉明，2017．深化医药卫生体制改革攻坚　为健康广东建设注入强大动力[J]．广东经济，253（8）：15-21．
夏文澜，2018．对重庆发展大健康产业的建议[J]．重庆行政（公共论坛），19（1）：85-86．
肖丽萍，吕红培，彭秀婷，等，2018．云南生物医药与大健康产业发展现状研究[J]．现代商业，508（27）：78-79．
肖潇，王瑷琳，2019．成都饮食文化旅游资源的开发研究[J]．地理教学（6）：8-12．
谢凌凌，2019．广西健康养老养生产业需求现状调查与对策分析[J]．广西财经学院学报，32（3）：14-25．
熊丹，许小君，2016．四川民族地区“旅游兴县”特色县域经济研究：以平武县为例[J]．贵州民族研究，37（7）：167-171．
熊康宁，肖时珍，刘子琦，等，2008．“中国南方喀斯特”的世界自然遗产价值对比分析[J]．中国工程科学，10

（4）：17-28.
熊素玲，2022. 广西大健康与旅游产业的融合发展[J]. 社会科学家（9）：42-47，55.
徐虹，于海波，2022. 大健康时代旅游康养福祉与旅游康养产业创新[J]. 旅游学刊，37（3）：10-12.
徐黄诚，2020. 探索培训新路径　建设大健康产业高技能工人队伍[J]. 四川劳动保障，421（8）：32.
徐位良，2012. 广东民族医药健康产业基地的现状分析与对策研究[J]. 右江民族医学院学报，34（4）：523-525.
徐颖剑，陈丽萍，杨丽宏，等，2017. 云南中医药健康产业人才培养现状及对策研究[J]. 中国医药导报，14（34）：78-81.
徐颖剑，高矗群，2020. 云南中医药健康产业新业态发展研究[J]. 经济研究导刊，440（18）：51-52，65.
薛佳，2017. 成都茶文化创意旅游产业发展研究[J]. 福建茶叶，39（5）：102-103.
郇波，邹长青，田月，等，2019. 辽宁省健康养老产业发展现状及对策[J]. 中国健康教育，35（6）：572-575.
鄢行辉，2010. 我国民族传统养生产业开发研究[J]. 人民论坛（23）：168-169.
严丽萍，李国隆，刘晟，等，2018. 发展大健康产业，助推县域经济转型升级[J]. 中国行政管理（1）：145-147.
颜静婷，2020. 福建武夷山养生养育养老产业发展研究[J]. 农村经济与科技，31（6）：183-184.
杨复卫，温涛，2022. 养老产业发展中金融政策工具的优化选用与配置方案[J]. 安徽大学学报（哲学社会科学版），46（2）：148-156.
杨静，2019. 京津两地传统体育养生文化与养老服务业融合模式的案例研究[J]. 中华武术（研究），8（11）：84-90.
杨立国，刘沛林，李强，等，2017. 旅游小镇成熟度评价指标体系与实证研究：以首批湖湘风情文化旅游小镇为例[J]. 经济地理，37（7）：191-197.
杨立雄，余舟，2019. 养老服务产业：概念界定与理论构建[J]. 湖湘论坛，32（1）：24-38，2.
杨婷婷，2021. 贵州与东盟加强中医药产业合作[J]. 中医药管理杂志，29（7）：194.
杨晓勇，田野，徐兰，2020. 大健康视野下乌江山峡康养旅游基地的开发与利用[J]. 教育文化论坛，12（4）：108-113.
杨智涛，2012. 以湛江遂溪为例探讨养生养老旅游发展策略[J]. 旅游纵览（下半月）（11）：101-102.
易艳阳，周沛，2020. “共享养老”：社区居家养老产业创新发展路径[J]. 理论月刊，459（3）：88-95.
殷文明，2022. “健康中国”视域下云南体育旅游产业可持续发展研究[J]. 经济研究导刊，500（6）：124-126.
于博，韩跃红，孟庆红，等，2022. 云南健康产业系统动力学模型研究[J]. 卫生软科学，36（2）：20-25.
于博，万宠菊，陈婷，等，2018. 云南健康产业发展资源优势分析[J]. 现代商贸工业，39（22）：6-7.
余裕昌，陈志强，章浩军，等，2019. 生态优势下健康养生养老产业发展展望与思考：以福建省龙岩市为例[J]. 中医药管理杂志，27（23）：1-6.
曾芳芳，朱朝枝，2020. 新冠肺炎疫情背景下康养休闲农业发展研究[J]. 华北水利水电大学学报（社会科学版），36（2）：1-4.
曾慧婷，戴迪，何小群，等，2022. 大健康背景下药食两用药渣的资源化利用研究实践与策略[J]. 中国中药杂志，47（14）：3968-3976.
曾锦辉，2019. 云浮市建设现代特色南药试验区 推进大健康产业集聚发展[J]. 农产品质量与安全，99（3）：54-55.
翟阳，刘小龙，蒋咏玲，等，2021. 基于中医药乡村振兴的广西乡村地区中医药旅游产业发展的路径探讨[J]. 大众科技，23（5）：143-145.
张伯礼，2010. 中药现代化科技产业基地建设回顾与展望[J]. 中国科技投资（3）：24-25.
张车伟，邓仲良，2019. 探索“两山理念”推动经济转型升级的产业路径：关于发展我国“生态+大健康”产业的思考[J]. 东岳论丛，40（6）：34-41，191.
张车伟，赵文，程杰，2018. 中国大健康产业：属性、范围与规模测算[J]. 中国人口科学（5）：17-29，126.
张丽青，司建平，2011. 河南省发展中医药产业的战略意义[J]. 中医学报，26（11）：1306-1308.
张文斌，黄徐骏，奚卫红，等，2019. 遂昌县森林休闲养生产业发展的思考[J]. 中国林业经济（4）：90-91.
张文富，邹清祥，韦兆钧，2022. 基于 SWOT 分析广西中医药产业发展现状及对策研究[J]. 大众科技，24（4）：177-180.
张文菊，2015. 产业融合视角下的西南地区养生养老旅游发展战略研究：以广西桂林为例[J]. 南宁职业技术学院学报，20（3）：97-100.
张新生，王剑锋，张静，2015. 我国养老产业转型和优化发展的思考[J]. 湖南科技大学学报（社会科学版），18

（3）：111-115.
张艳芳，刘治彦，2018. 基于 Urbansim 优化提升首都核心功能的动态模拟研究：以战略性新兴产业为例[J]. 中国流通经济，32（10）：121-128.
张郧，吴振华，2015. 产业链视角下养老产业发展研究[J]. 科技进步与对策，32（24）：62-64.
章涤凡，常浩娟，于博，等，2020. 云南中医药产业创新集群发展和竞争力提升研究[J]. 中国医药导报，17（30）：193-197.
赵波，周楠锋，苟婷婷，2018. 四川省山区农业休闲旅游资源的开发与策略研究[J]. 西南师范大学学报（自然科学版），43（10）：150-153.
赵立春，王雪，于今，2021. "一带一路"背景下桂港澳中医药创新合作圈发展研究[J]. 中医药管理杂志，29（11）：1-4.
赵立春，于培良，于今，等，2019a. "一带一路"背景下广西—东盟中医药国际创新合作圈发展研究[J]. 中医药管理杂志，27（19）：1-4.
赵立春，钟余特，唐农，等，2019b. 广西中医药大健康产业国际创新合作思路探析[J]. 中医药管理杂志，27（13）：7-10.
赵淑婧，2020. 多元模式下的康养产业发展趋势分析：基于养老、康复、养生三方面[J]. 农村实用技术（2）：115-116.
周红欢，2011. 创建贵州省中药材专业性贸易市场可行性的初步分析[J]. 中国医药指南，9（3）：160-161.
周彦伶，2019. 百色市中药材种植业产业化发展研究[D]. 南宁：广西大学.
朱建定，杨学英，杨正伟，2019. 生态文明建设背景下云南康养旅游产业发展探析[J]. 西南林业大学学报（社会科学），3（6）：90-95.
朱婕，2015. 四川省农业生态旅游功能区差异分析及发展建议[J]. 中国农业资源与区划，36（7）：129-133.
朱茜，2019. 全面解析康养产业：中国的养老事业新"风口"[J]. 现代商业银行（22）：86-88.
祖鹏，2019. 休闲养生旅游与生态农业耦合评价指标体系研究[J]. 农业展望，15（12）：32-35，43.
ALHAJAJ K E，MOONESAR I A，2023. The power of big data mining to improve the health care system in the United Arab Emirates[J]. Journal of Big Data，10（1）：1-33.
BERRY B J I，BASKIN C W，WALTER C，1967. Central places in southern Germany[J]. Economic Geography，43（3）：275-276.
BRANSTON J，RUBINI L，SUGDEN R，et al.，2006. The healthy development of economies：a strategic framework for competitiveness in the health industry[J]. Review of Social Economy，64（3）：301-329.
COMBES P P，DURANTON G，OVERMAN G H，2005. Agglomeration and the adjustment to the spatial economy[J]. Papers in Regional Science，84（3）：311-349.
GUO R，2019. On the development of healthy tourism industry in Shandong province under the background of big data[J]. Journal of Physics：Conference Series，1302（2）：022012.
HALL C M，2003. Health and spa tourism [M]// HUDSON S. International sport & adventure tourism. New York：Haworth Press.
HOOVER E M，1937. Location theory and the shoe and leather industries[M]. Cambridge：Harvard University Press.
ISARD W，1956. Location and space-economy：a general theory relating to industrial location，market areas，land use，trade，urban structure[M]. New York：John Wiley&Sons.
KRUGMAN P，1991. Increasing returns and economic geography[J]. Journal of Political Economy（99）：483-499.
KRUGMAN P，VENABLES T，1995. Globalization and the inequality of nations[J]. Research Institute of Industrial Economics，110（4）：857-880.
LIU X，CHAU K Y，LIU X，et al.，2023. The progress of smart elderly care research：a scientometric analysis based on CNKI and WOS[J]. International Journal of Environmental Research and Public Health，20（2）：1086.
LOSCH A，1939. The economics of location[M]. New Haven：Yale University Press.
MARSHALL A，1890. Principles of economics：an introductory（9th Ed）[M]. London：Macmillan.
MARY A H，CAROL A B，GULLION L，1999. The ethical issues confronting managers in the sport industry[J]. Journal of Business Ethics，20：51-66.

MUELLER H，KAUFMAN E L，2001．Wellness tourism：market analysis of a special health tourism segment and implications for the hotel industry[J]．Journal of Vacation Marketing，7（1）：5-17.

OHLIN B，1933．Interregional and International Trade[M]．Cambridge，MA：Harvard University Press.

PORTER M，1990．Competitive advantage of nations[J]．Harvard Business Review，68（2）：73-93.

PORTER M，1998．Clusters and the new economics of competition[J]．Harvard Business Review，76（6）：77-90.

RICARDO D，1817．On the principles economy and taxation[M]．London：John Murray.

SAMYDURAI A，REVATHI K，KARTHIKEYAN L，et al.，2022．An enhanced entity model for converting relational to non-relational documents in hospital management system based on cloud computing[J]．IETE Technical Review，39（6）：1-14.

SEO J K，LEE S E，2022．Hospital management，supervisor support and nurse speaking-up behaviours：the mediating role of safety culture perception[J]．Journal of Nursing Management，30（7）：3160-3167.

SUN F，2022．Construction principles of physical fitness training objective system based on machine learning and data mining[J]．Security and Communication Networks（5）：1-11.

TOMOYA M，SMITH T E，2015．On the spatial scale of industrial agglomerations[J]．Journal of Urban Economics，89：1-20.

WEBER A，1909．Theory of the location of industries[J]．Economic Geography，7（1）：106-110.

WEN-TAI，HSU，2012．Central place theory and city size distribution[J]．Economic Journal（122）：903-932.

WU H W，KUMAR P，YU C W，et al.，2022．A global challenge for smart and healthy care homes for the elderly[J]．Indoor and Built Environment，31（7）：1733-1737.

WU H，SONG X，CHENG B，et al.，2022．Effect evaluation of TCM preventive health management guiding the health management of elderly diabetes[J]．International Journal，5（1）：10-14.

ZHU H，2022．Spatial matching and policy-planning evaluation of urban elderly care facilities based on multi-agent simulation：evidence from Shanghai，China[J]．Sustainability，14（23）：16183.

附表　中国南方喀斯特地区的市县区名单

贵州省			
贵阳市*	南明区、云岩区、白云区、观山湖区、修文县、花溪区、乌当区、开阳县、清镇市、息烽县	遵义市*	红花岗区、汇川区（遵义市）、播州区（遵义县）、余庆县、绥阳县、正安县、道真县、务川县、凤冈县、湄潭县、仁怀市、桐梓县、习水县
六盘水市*	钟山区、六枝特区、水城县、盘州市	毕节市*	七星关区、大方县、黔西县、金沙县、织金县、纳雍县、威宁县、赫章县
安顺市*	西秀区、平坝区、普定县、紫云县、关岭县、镇宁县	黔西南*	兴义市、兴仁县、普安县、晴隆县、安龙县、贞丰县、册亨县、望谟县
铜仁市*	万山区、江口县、碧江区、印江县、松桃县、思南县、玉屏县、德江县、沿河县、石阡县	黔南州*	都匀市、福泉市、荔波县、贵定县、瓮安县、独山县、平塘县、罗甸县、长顺县、龙里县、惠水县、三都县
黔东南	凯里市、黄平县、施秉县、麻江县、岑巩县		
广西壮族自治区			
桂林市*	雁山区、叠彩区、秀峰区、象山区、七星区、灵川县、永福县、临桂县、恭城县、龙胜县、阳朔县、灌阳县、平乐县、全州县、荔浦县、兴安县	柳州市*	城中区、鱼峰区、柳南区、柳北区、柳江县、柳城县、鹿寨县、融安县、融水县
南宁市*	江南区、西乡塘区、武鸣县、宾阳县、横县、隆安县、上林县、马山县	来宾市*	兴宾区、合山区、象州县、忻城县、武宣县、金秀县
贺州市*	八步区、钟山县、富川县、昭平县	崇左市*	扶绥县、江州区、龙州县、天等县、大新县、凭祥市、宁明县
贵港市*	覃塘区、桂平区	河池市*	金城江区、宜州市、环江县、罗城县、东兰县、凤山县、南丹县、天峨县、大化县、巴马县、都安县
百色市*	右江区、西林县、田林县、隆林县、乐业县、凌云县、田阳县、田东县、平果县、德保县、靖西县、那坡县	梧州市	蒙山县
湖南省			
邵阳市*	双清区、大祥区、北塔区、邵东县、新邵县、邵阳县、隆回县、洞口县、绥宁县、新宁县、城步县、武冈县	郴州市*	北湖区、苏仙区、桂阳县、宜章县、永兴县、嘉禾县、临武县、汝城县、桂东县、安仁县、资兴市
怀化市*	鹤城区、中方县、阮陵县、辰溪县、溆浦县、会同县、麻阳县、新晃县、芷江县、靖州县	永州市*	零陵区、冷水滩区、祁阳县、东安县、双牌县、道县、江永县、宁远县、蓝山县、新田县、江华县

续表

湖南省			
湘西州*	吉首市、泸溪县、凤凰县、花垣县、保靖县、古丈县、永顺县、龙山县	张家界*	永定区、武陵源区、慈利县、桑植县
衡阳市	衡阳县、衡南县、衡东县、祁东县、耒阳市、常宁县	娄底市	娄星区、双峰县、新化县、冷水江市、涟源市
株洲市	株洲县、攸县、茶陵县、醴陵县	常德市	澧县、临澧县、桃源县、石门县
益阳市	桃江县、安化县	湘潭市	湘潭县、湘乡市
岳阳市	临湘市		
四川省			
宜宾市	筠连县、珙县、兴文县	广元市	广元市、旺苍县
泸州市	叙永县、古蔺县	巴中市	南江县、通江县
绵阳市	绵阳市、江油市、安州区	达州市	万源市、达州市、宣汉县
雅安市	芦山县、宝兴县	成都市	都江堰市、邛崃市、大邑县
凉山州	雷波县、美姑县、昭觉县、冕宁县、盐源县	乐山市	乐山市、峨眉山市
攀枝花市	盐边县	广安市	华蓥市
德阳市	绵竹市		
云南省			
昆明市*	五华区、盘龙区、西山区、官渡区、石林县、嵩明县、富民县、禄劝县、宜良县、呈贡区、寻甸县	昭通市	昭阳区、彝良县、威信县、大关县、永善县、鲁甸县、巧家县、盐津县、镇雄县
曲靖市	麒麟区、沾益县、马龙县、宣威市、富源县、师宗县、罗平县、会泽县、陆良县	红河州	个旧市、开远市、蒙自县、建水县、泸西县、弥勒县、屏边县、河口县
文山州	文山市、砚山县、西畴县、马关县、麻栗坡县、丘北县、广南县、富宁县	玉溪市	红塔区、江川县、通海县、华宁县、易门县、澄江县
丽江市	古城区、玉龙县、华坪县、宁蒗县	临沧市	永德县、镇康县、沧源县、耿马县
迪庆州	香格里拉县、维西县、德钦县	保山市	隆阳区、施甸县
广东省			
韶关市*	武江区、曲江区、乐昌市、乳源县、仁化县、翁源县、新丰县	清远市*	英德市、连州市、连南县、阳山县、清新县
云浮市	云城区、罗定市、云安县、新兴县	肇庆市	怀集县、封开县
河源市	连平县、东源县	阳江市	阳春市
重庆市			
南川区、武隆县、酉阳县、秀山县、石柱县、奉节县、巫山县、云阳县、巫溪县、合川区、垫江县、万州区、彭水县、黔江区、城口县、璧山县			

* 表示该区域为整体归入喀斯特地区。

后　记

我国南方喀斯特地区独特的地理地貌和丰富的多民族文化造就其多样化的健康产业。自党的十八大以来，南方喀斯特地区迎来了巨大的发展机遇并形成了广阔的消费市场。特别地，该区域借助我国乡村振兴战略和大数据发展战略积极规划和发展大健康产业并取得了显著的发展成绩。同时，相关健康产业为区域的经济高质量发展和产业转型升级做出了重大贡献。为了更好地提炼南方喀斯特地区大健康产业的发展经验，指明其未来的发展路径，作者及团队成员经过三年多时间开展本书稿的撰写工作。

作者及团队成员对我国南方喀斯特地区的大健康产业持续开展了近十年的跟踪研究，在科学出版社的支持下和部分读者的鼓励下，作者及团队成员将相关研究成果呈现，从而形成本书。本书从国务院相关部门和各喀斯特区域政府的官方网站和地方统计年鉴及网站整理了相关数据资料和文献内容。本书既借鉴了部分学者的一些观点，也借鉴了相关部门的政策规划及其他企事业单位的工作总结等内容。在此，作者对以上相关机构及其工作人员及部分学者等表示诚挚的感谢。需要说明的是，尽管作者已经对相关文献内容和数据资料尽可能做了标注，但也难免挂一漏万，若还有遗漏之处敬请谅解。作者对本书的结构脉络和政策建议做了最大的努力，但作者及团队成员对我国南方喀斯特地区的经济建设和社会发展等情况还存在认识局限性，若有不足之处，恳请相关专家和读者给予批评指正。

最后，作者再次感谢科研团队的学生们，如赵海东、杨钰玲、杜可、沈晓芳、陈春丽、陈克杰、王惠雁、田钦瑞、黄子璇和莫忠广等。他们为本书收集了大量的研究资料。感谢科学出版社及本书的责任编辑万瑞达为本书的编辑出版付出的辛勤劳动。他们的支持和帮助为本书的完成和出版提供了重要的保障，作者谨向他们表示诚挚的谢意！